UM253459

総合診療徹底攻略
100のtips

根本隆章
川崎幸病院感染制御科

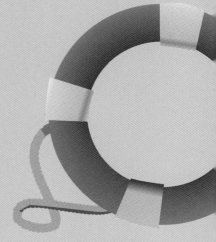

中外医学社

序

　筆者が総合内科の門を叩いてから約10年が経過したが，その時から比べると総合内科に関する良書は爆発的に増え，また研修施設も増えたため，以前よりも総合内科が学びやすくなったことは間違いない．これも全国で総合内科を実践されている指導医の先生方の努力の結晶であると思う．

　そのような中である日，筆者のもとに総合内科に関する本の執筆依頼が届いた．「教育に熱心な先生がいると聞いたので，ご依頼させていただきました．」とのことで，本当にありがたいお話であった．この分野には心の底から尊敬できる偉大な指導医が多数おり，そのようなスーパードクターからみると並みの総合内科医である筆者が何を書けるか考えてみた．

　日常診療に於いて，総合内科医の診療に触れたことのある医師であれば当たり前であることも，専門研修のみを受けてきた医師からするとなかなか理解の及ばないことがあると度々感じることがあった．このような状況をふまえ，自分が経験した症例を通じて，日常的にみられるが，あまり知られていない事例を中心に（一部マニアックな症例も含まれていますが，ご愛嬌でお許し願いたい），100例を厳選した．実際に筆者が経験し，ピットフォールを回避できた症例集である．医学生，初期研修医，後期研修医，総合内科を研修しなかった専門診療科の先生方，開業医の先生方を対象に，なるべく読みやすいように，短く，簡潔にという点に重点を置いて解説した．本書を通じて，内科的なマネジメントが向上し，最終的に患者さんをHAPPYにできるような診療を実践できる医師が一人でも増えることを願っている．

　なお，細心の注意を払って執筆したが，一人で書き上げたため，至らない点もあるかと思う．是非，多々ご指摘，ご叱正を頂けたらありがたいと思っている．

　本書の執筆に当たり多くのアドバイスをくださった西﨑　光弘先生，徳田　安春先生，土田　浩生先生，川田　剛裕先生，岡　秀昭先生，西迫　尚先生，松本　謙太郎先生，半田　寛先生にこの場を借りて感謝申し上げます．また，発展途中で

あり，まだまだ未熟な筆者にこのような出版の貴重な機会を与えてくださった中外医学社の関係者の方々にこの場を借りて御礼申し上げます．この本の執筆を通して，自分の成長を実感できました．

　最後になるが，いつも陰ながら支えてくれている妻 悠香と長女 茉侑にも心から感謝を申し上げたい．ありがとう．

　2017年4月

根本　隆章

Contents

A 循環器

1. 肺炎？ 心不全？ …………………………………………………… 1
2. 心房細動が止まらない 次の一手は!? ……………………………… 5
3. 心窩部痛で受診した高齢女性 実は!? ……………………………… 8
4. 高齢男性の両下腿浮腫 原因は？ …………………………………… 11
5. 右季肋部痛がないけど，胆のう炎でよい？ ……………………… 14
6. 感冒？ 実は!? ………………………………………………………… 17
7. のどが痛いです 風邪ですか？ …………………………………… 20
8. 歩くと息切れがします 原因は？ ………………………………… 23
9. 胸郭によって心臓が変形する？ …………………………………… 26
10. 胸痛，不明熱の原因は!? …………………………………………… 29

B 呼吸器

11. 呼吸器症状のない肺炎 ……………………………………………… 32
12. フルオロキノロン処方は結核の除外が済んでから！ …………… 36
13. 誤嚥性肺臓炎と誤嚥性肺炎の違いについて ……………………… 39
14. 繰り返す鼻出血をみたら …………………………………………… 42
15. 肺気腫は身体所見で発見できる!? ………………………………… 46
16. 繰り返す肺炎 原因は？ …………………………………………… 49
17. 感冒ですか？ 肺炎かもしれませんよ！ ………………………… 52
18. 気管支喘息がよくならない 何を考えるか？ …………………… 55
19. 第三世代セフェム系抗菌薬内服で改善しない肺炎 ……………… 58
20. 結核が疑われた肺炎 ………………………………………………… 61

C 消化器

- 21 イレウス症状の原因は!?……………………………………………65
- 22 高齢者の突然発症の腹痛，腹部膨満感の原因は？………………68
- 23 One-Day-FUO の原因は!?……………………………………………71
- 24 まるで喀痰のような白血球便！……………………………………74
- 25 急に生じた腹水とイレウス　原因は？……………………………77
- 26 PPI 不応性 GERD 症状の原因は!?…………………………………80
- 27 突然発症の高齢者の腹痛，発熱　診断は!?………………………83
- 28 PMR にみえて，実は!?………………………………………………86
- 29 乳がん患者に生じた急性腸炎………………………………………89
- 30 胃薬が有効な咳嗽……………………………………………………92

D 神経

- 31 意外なドネペジルの副作用…………………………………………95
- 32 けいれんを認めないてんかんもあり得る!?………………………98
- 33 高齢者の万引きは実は病気かもしれない…………………………101
- 34 意識障害をみたらバイタルサインに注目…………………………104
- 35 長引く頑固な頭痛の原因は？………………………………………107
- 36 言葉が通じない　認知症？…………………………………………110
- 37 不明熱をきたす頭蓋内疾患…………………………………………113
- 38 急激に衰弱した高齢女性……………………………………………116
- 39 よく眠る高齢者………………………………………………………119
- 40 頭痛なのに脳梗塞!?…………………………………………………122

E 代謝・内分泌

- 41 若年女性の発熱，腹痛………………………………………………126

42	発熱，関節痛の原因は？	129
43	急激な耐糖能悪化の原因は？	132
44	高血圧診療の落とし穴	135
45	発熱，頭痛，意識障害で受診，髄膜炎？	139
46	高アンモニア血症を伴うけいれん，意識障害で受診，原因は？	142
47	倦怠感，脱力というとらえどころのない症状を呈したケース	145
48	徐々に増悪する歩行障害の一例	149
49	急激に発症する糖尿病	152
50	認知症と診断する前に	155

F 血液

51	急に生じた出血傾向	158
52	担がん患者の発熱の診断は？	161
53	血液疾患で腸閉塞!?	164
54	High level LDH をみたら	167
55	急速に増大する腹腔内腫瘍	170
56	出現しては消えるリンパ腫症状	173
57	繰り返す伝染性単核球症	176
58	好酸球増多症	179

G 腎・泌尿器

59	繰り返す下腹部の炎症	184
60	意外と多い低ナトリウム血症を呈するこの疾患	187
61	低リン血症の意外な原因	190
62	血圧が低めの腎盂腎炎をみたら	193
63	血清クロール値が 118 mEq/L!?	195

64	運動したあとに生じる急性腎不全	198
65	フルオロキノロンが効かない腎盂腎炎	201
66	AKIを呈したカルシウムアルカリ症候群	205

H 膠原病

67	高齢者の関節リウマチ	208
68	胸が腫れて痛い　肋軟骨炎？	211
69	Gentle Liar Wolf	214
70	突然動かなくなった高齢者をみたら	217
71	軟骨が腫れて痛い	220
72	顎の症状に注目	224
73	長引く薬の熱	227
74	プロカルシトニン陽性だから細菌感染症ですか？	230

I 感染症

75	骨を断たれるほど痛い発熱	233
76	急激に生じる発熱とショック	236
77	成人発症パルボウイルス感染症は小児例と異なる	239
78	菌血症は多彩なプレゼンテーションを有する	242
79	緊急性のある下肢の痛み	245
80	伝染性単核症をみたら	248
81	再発する多発性皮膚潰瘍	251
82	その奥にある病態	256
83	右の腋が腫れて痛い	259
84	左側のみに出現する多発塞栓症	262
85	梅毒の検査評価	266

86　神経梅毒のフォローアップについて……………………………270

J 精神科
　87　突然発症する死への恐怖……………………………273
　88　長引く微熱の原因……………………………276
　89　繰り返す原因不明の消化管出血……………………………279

K 薬剤・その他
　90　しゃっくり（吃逆）が止まらない……………………………282
　91　高体温？　発熱？……………………………286
　92　半夏厚朴湯が著効した嚥下障害……………………………289
　93　ビスホスホネートの投与期間……………………………292
　94　PPI は骨折のリスクになるクスリである……………………………296
　95　ARB＋NSAIDs 使用後の腎機能低下……………………………299
　96　骨を脆くする利尿薬……………………………302
　97　市販の風邪薬でもご注意を！……………………………305
　98　スタチンは糖尿病のリスクを上げる……………………………308
　99　NSAIDs の副作用……………………………311
　100　ベンゾジアゼピンは賢く処方する……………………………314

Index………317

1 肺炎？ 心不全？

A 循環器

Example

往診スタッフO：先生，呼吸困難を訴えている方の往診依頼が入りました！　お願いいたします．
Dr.N：わかりました！　どんな患者さんかわかりますか？
往診スタッフO：カルテをすぐに取り寄せます．私もよく覚えていないのですが，呼吸器内科の先生が普段みておりまして，肺炎の診断で2日前から抗菌薬が投与されていました．
Dr.N：そうですか．それでは参りましょう．はじめまして．医師のNです．
家族I：よろしくお願いします．5日前より咳と鼻汁がでました．徐々にご飯が食べられなくなって，息が苦しいというようになってきました．
Dr.N：痰はありますか？
家族I：痰は水っぽい痰が多くあります．血は混じっていないようです．
Dr.N：息苦しさは寝ているときと座っているとき，どちらが辛そうでしたか？
家族I：そういえば，座っているほうが楽だといって，クッションを入れて頭を上げています．
Dr.N：そうですか．少し診察させてください．

> 患者さんはベッド上で頭を上げて，努力呼吸の状態であった．若干呼気の延長が認められ，血圧132/60 mmHg，脈拍90/分，呼吸28/分であった．45°頭部を挙上したところ，頸静脈が張っており（胸骨角上，7 cm），両下肢の圧痕性浮腫も認められた．胸部聴診上は，呼吸音は清で明らかなラ音は聴取できなかった．心音は整，心尖部に左側へ放散するLevine II/VI程度の収縮期雑音を認めるのみで，III音は認められなかった．心尖拍動の最強点は左方へ移動がみられた．

往診スタッフO：先生カルテが届きました．
Dr.N：ありがとう！！　SpO_2を測ってもらえるかな？

カルテの情報では，79歳男性，高血圧，脂質異常症，脳梗塞の既往があり，ADLは室内歩行．5日前より呼吸困難があり，微熱があるため，普段みている担当医が肺炎と診断．レボフロキサシンの投与が2日前より開始されていた．

家族I：先生，薬を飲んでおりますが，一向によくなる気配はありません．何とか他の薬で治療を考えていただけないでしょうか．

往診スタッフO：先生，SpO_2は91％です．心電図もとりましたが，以前の検査結果と変化はないようです．

Dr.N：ありがとう．Iさん，拝見させていただいた印象からは肺炎ではなくて，心不全を起こしている可能性があります．もちろん，肺炎と心不全は症状が似ていて，区別が難しいことがあります．また時に合併することもあります．検査をすればより詳細な病態を知ることができるので，受診をされたほうがよいと思います．

　内服治療を希望されているようですが，心不全を起こしている原因も現段階ではわからないですし，原因によっては緊急の処置が必要となることもあります．点滴の治療を行ったほうがよくなる可能性が高いので，入院精査，加療をお勧めいたします．

家族I：そうですか．よくわかりました．よろしくお願いします．

後日，感冒を契機とした，虚血性心筋症による慢性心不全急性増悪の診断で入院加療となり，利尿薬主体の治療により心不全が改善し，無事に退院となった．

Explanation

肺炎と心不全（※ここで述べる心不全は Clinical Scenario 分類 II を指すことにいたします）は似たような症状をきたし，時に鑑別が難しく，判断に迷う時があります．BNP測定，心臓超音波検査や胸部CTを行うことによって鑑別できる可能性は高まりますが，在宅診療やクリニックで診療する際にはこれらに頼らずに判断する必要があります．

　心不全や肺炎は確立された診断基準が存在するわけではなく，複数の所見を組み合わせて診断されることが一般的です．心不全の既往歴を有する場合や頸静脈怒張，心尖拍動の左方移動，III音は心不全の可能性を高める所見です．逆に労作性呼吸困難が認められない場合は，心不全をほぼ否定してもよいというくらい，感度の高い所見であります[1]．

一方で，発熱，膿性喀痰，片側に水疱性ラ音を有する場合は，肺炎の存在を示唆します[2] 表1 ．

表1 心不全と肺炎を診断する時に有用な症状，身体所見[1-4]

	可能性を高める所見	可能性を低める所見
心不全	心不全の既往 S_3ギャロップ 頸静脈怒張 肝頸静脈逆流現象 心尖拍動の移動	労作性呼吸困難なし 心尖拍動移動なし
肺炎	盗汗・倦怠感・発熱・頻呼吸・多量の喀痰の存在	咽頭痛の存在 鼻汁の存在

この 表1 には載っておりませんが，個人的には起坐呼吸や体重増加または明らかに全身浮腫が認められる場合は心不全を示唆する所見として有用ではないかと思います．

また，テキサス州のサウス・ウェスタン・メディカル・センターの研究グループが調査した研究[5]で，心不全を示唆する所見としてベンダプニア（bendopnea）が報告されています．これは上半身を前屈みにした時に息切れが生じるというもので，この研究では，心不全患者さん102名中，29名が体を前屈みにして，平均8秒で呼吸困難を生じたようです．ベンダプニアは非侵襲的に評価でき，覚えておくと便利です．

実臨床において，時に肺炎と心不全は合併することがあります．そのような際には，診察のみで見分けることは困難でありますので，病院への紹介（もしくは検査）を考慮する必要があります．

※訪問診療では超音波検査が施行可能であり，心臓のみではなく，肺エコーも活用してください 図1-3 ．

胸水とconsolidationがあると肺炎らしい所見です．
consolidationは低エコーにみえ，呼吸により形が変わらない点が胸水と異なります．

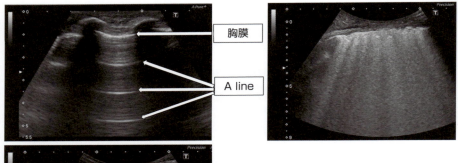
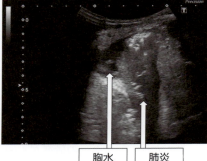

（上左）図1　正常肺エコー像
正常肺では，胸膜と平衡に A line が認められる．
（上右）図2　心不全の肺エコー所見
縦に走る B line が 3 本以上あり，B line 同士の幅が 7 mm 以内の場合に有意となります．
（下）図3　肺炎の肺エコー所見

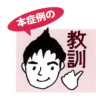

心不全と肺炎の鑑別には，詳細な心不全の身体診察を取ること，特に起坐呼吸や心尖拍動の左方移動は重要所見です．

● 参考文献

1) Davie AP, Francis CM, Caruana L, et al. Assessing diagnosis in heart failure: which features are any use? QJM. 1997; 5: 335-9.
2) Diehr P, Wood RW, Bushyhead J, et al. Prediction of pneumonia in outpatients with acute cough--a statistical approach. J Chronic Dis. 1984; 37: 215-25.
3) Cayley WE Jr. Diagnosing the cause of chest pain. Am Fam Physician. 2005; 72: 2012-21.
4) Wang CS, FitzGerald JM, Schulzer M, et al. Does this dyspneic patient in the emergency department have congestive heart failure? JAMA. 2005; 394: 1944-56.
5) Thibodeau JT, Turer AT, Gualano SK, et al. Characterization of a novel symptom of advanced heart failure: bendopnea. JACC Heart Fail. 2014; 2: 24-31.

2 心房細動が止まらない　次の一手は!?

Example

研修医S：おはようございます！　先生，1件ご相談がありまして．
Dr.N：おはよう！　どうしたの？　やけに疲れた顔をしているね．
研修医S：実は昨日の当直で，ICU入院中の患者さんの状態が落ち着かなくて．高血圧，心房細動，橋本病の既往がある65歳の女性で，腰痛に対して神経ブロックを行い，それによる腸腰筋膿瘍，重症敗血症でICU入院中の方です．腸腰筋膿瘍に対しては，ドレナージを行い，K. pneumoniaeが検出され，感受性を有する第二世代セフェム系抗菌薬を投与しております．準夜帯までは落ち着いていたのですが，深夜帯に入ってから，心拍数が140/分が続いているとのことでDr callがありました．
Dr.N：なるほど．急に心拍数が増えたのですね．洞性頻脈ですか？
研修医S：脈は不整で，モニターでは心房細動でした．下大静脈の虚脱はなかったので，極端な脱水はないと思います．呼吸数の変化もなかったですし，感染症の悪化の可能性も低いと思ったので，対症的にレートコントロールを考えました．血圧は特に下がっていなかったので，ベラパミルの点滴投与を2回行いました．
Dr.N：治療の反応はいかがでしたか？
研修医S：まったく反応がなく，ジゴキシンの点滴も行いましたが，反応はありませんでした．ランジオロールの持続点滴を行ったところ，心拍数120/分となったので，そのまま様子をみました．
Dr.N：そうですか．お疲れ様でした．なぜ，治療反応性が乏しかったのですかね．一緒に診に行きましょうか．
研修医S：よろしくお願いします！

　看護記録をみてみると，確かに頻脈が持続していた．診察上も特に以前と変わりないようだ．カルテをチェックすると，内服薬のなかにチラージン®が含まれていた．

Dr.N：チラージン®の内服は継続しているのですか？
研修医 S：重症管理中も経鼻胃管から継続投与しております．あっ!!
Dr.N：そうですね．中止してみましょう．あと，TSH，FT_4も測定しましょう．

心拍数は徐々に落ち着き，ランジオロールの点滴静注も終了となった．数日後，TSH 測定感度以下，FT_4 が 2.5 ng/dL と高値であった．

Explanation

心房細動は，心房が1分間に 450〜600 回の頻度で不規則に興奮し，その興奮波が房室結節へ無秩序に伝わるために，心拍が不規則になる不整脈です．原因はさまざまで，加齢により罹患しやすくなります．日本では欧米諸国よりも心房細動の有病率は低いものの，高齢者が増加している超高齢化社会において，心房細動はよくみる疾患となっており[1]，カテーテルアブレーションや除細動など，専門的な治療を要する場合以外では，一般内科医がマネジメントする疾患であると思います．

本ケースのように急に心房細動が生じた時に，心房細動自体の治療のみにとらわれることなく，誘因となりうる要因をしっかり特定することが大切です．誘因となりうる要因は，外科的手術，感染症，急性心筋梗塞，アルコール多飲，甲状腺中毒症，急性心膜炎，肺塞栓症を含む急性呼吸器疾患などです．

新規発症の心房細動に遭遇したときに評価すべき項目としては以下の項目が推奨されています[2]．

- 血算
- 血清電解質
- トロポニン T　心電図
- 胸部単純写真　BNP（心不全徴候を呈したとき）
- TSH（TSH<0.5 mU/L で有意と判断する）

特に急性冠症候群，肺塞栓症，甲状腺機能亢進症を見逃さないことが重要です．本症例のように，甲状腺機能低下症に対してチラージン®を投与している患者さんでは甲状腺ホルモン過剰になることがあり，TSH や甲状腺ホルモンのチェックが必要です．

また，高齢者に甲状腺機能亢進症が生じる場合，甲状腺機能亢進症特有の症状を呈さず，比較的症状に乏しいことがあります．興奮や振戦ではなく，抑うつ状態を呈したり，体重減少で悪性腫瘍が疑われたり，急激に心房細動や心不全をきたしたり，時には浮腫状顔貌から甲状腺機能低下症と誤認される場合などがあり

ます．masked hyperthyroidsm といわれ[3]，高齢者の増加に伴って診療する機会が増えてくると思います．

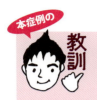

心房細動をみたら，甲状腺機能亢進症，虚血性心疾患，肺塞栓などのその奥に隠れている病態がないかを必ず確認する．高齢者では，典型的な甲状腺機能亢進症状を呈さないこともある．

● 参考文献

1) Inoue H, Fujiki A, Origasa H, et al. Prevalence of atrial fibrillation in the general population of Japan: an analysis based on periodic health examination. Int J Cardiol. 2009; 137: 102-7.
2) Phang R, Olshansky B. Management of new onset atrial fibrillation. Up to date. This topic last updated: Aug 02, 2016.
3) 紫芝良昌．他疾患とよく誤診される甲状腺疾患．日内会誌．1990; 79: 910-6.

3 心窩部痛で受診した高齢女性　実は!?

Example

看護師 S：先生，救急外来に腹痛の高齢女性が来院しています．診察お願いできますか？
Dr.N：わかりました．すぐに行きます！

　救急外来に到着すると冷や汗をかいて，心窩部のあたりをおさえている 85 歳の女性がストレッチャーで搬送されてきた．救急隊の情報では，高血圧と脂質異常症で当院かかりつけであり，ADL は自立している方だった．

Dr.N：まずは，バイタルサインを測定してください！　同時にモニター装着，ルート確保もお願いします．
看護師 S：血圧 164/56 mmHg，脈拍 106/分（不整），体温 37.1℃，呼吸 24/分，SpO$_2$ 95％（室内気）です．
Dr.N：ありがとうございます．おなかはいつから痛いのですか？
患者 O：今朝（来院 3 時間前）から，突然痛くなって．吐き気もあって，1 回吐きました．ずっと同じくらいの痛みです．

　心窩部に圧痛があるが，筋性防御などの腹膜刺激症状はなさそうであった．

Dr.N：わかりました．（おや？　モニターで ST が上昇しているぞ）すぐに心電図もお願いします！
看護師 S：はい！　先生，心電図です．

　そこには V2〜V4 誘導で ST 上昇が認められた．トロポニン T も陽性であり，急性心筋梗塞の可能性が高く，循環器内科医にコンサルテーションを行い，緊急経皮的冠動脈カテーテル検査が行われた．

循環器医師 I：冠動脈造影を行いましたが，有意な狭窄はありませんでした．しかし，左室造影でタコツボ状の心臓が認められました．たこつぼ心筋症と診断しました．

Dr.N：そうでしたか．迅速な対応をしてくださりありがとうございました．それで，タコツボ心筋症の原因は何でしたか？

循環器医師 I：それがわからないのです．先生に何かお考えはありますか？

Dr.N：突然発症の心窩部痛ですので，血管や消化管が破れた，詰まった，ねじれたなどの病気が考えられます．脈も不整でしたし，出血がないのであれば，何らかの塞栓症はいかがでしょうか？

> 緊急で造影 CT が行われ，上腸間膜動脈に塞栓，上部消化管に広範な壊死が認められ，緊急手術となった．

Explanation

タコツボ心筋症は，胸痛，心電図での ST 上昇，トロポニン T 上昇などが認められ，急性心筋梗塞と臨床像が非常に似ています．しかし，心筋梗塞で認められるような冠動脈に閉塞の所見や冠動脈の支配領域に一致する壁運動障害が認められません．さまざまな原因によって，過剰に分泌されたカテコラミンによって生じる心筋症で，心基部のみ収縮することから，まるでタコツボのような形の収縮像を認める病気です 表1．

表1　たこつぼ心筋症の診断に有用な所見

- 一過性左室収縮機能不全
  冠動脈の支配領域に一致しない局所的な異常が一般的です．
- 冠動脈閉塞やプラークの破綻が認められない
  仮に認められたとしても，壁運動障害が冠動脈の支配領域に一致していなければ可能性があります．
- 心電図で ST 上昇や陰性 T 波，QTc 延長，新たなトロポニンの上昇
- 褐色細胞腫，心筋炎が除外されている

1990 年に本邦で初めての症例報告がなされ，徐々に認知されるようになってきました．急性冠症候群と思われる症例の約 1～2％に認められます[1-3]．

約 80％以上は女性であったとの報告もあり[4,5]，高齢女性の疾患であるというイメージです．

実際の診療では，症状のみでは見分けがつかない急性冠症候群に準じて対応さ

れることが多く，冠動脈造影，左室造影が行われるので，虚血性心疾患や心筋炎が見逃されることは少ないと思います．その他の鑑別診断として，褐色細胞腫の除外が必要となってきますが，褐色細胞腫については，頭痛，発汗，頻脈を伴っていたり，今までも同様のエピソードを繰り返しているようであれば，work upを検討すればよいと思われます．

本症は，ストレス心筋症という異名もあり，身体的・精神的ストレスによりカテコラミンの過分泌により心筋症が生じると考えられています．ある報告によると，誘因は以下の通りでした[5]．

- 身体的要因（36%）：急性呼吸不全，外科術後，骨折，中枢神経疾患，感染症など
- 精神的要因（27.7%）：失神，パニック，恐怖，不安，怒り，人間関係や経済的な悩みなど
- 両者の併存（7.8%）
- 誘因なし（28.5%）

本疾患を疑った際には，積極的に誘因の有無を問診して，特に生命予後に関係する身体的な要因を見逃さないようにすることが重要です．

本症例の **教訓** タコツボ心筋症をみたら，その原因となる身体的・精神的ストレスを見逃さない．

●参考文献

1) Kurowski V, Kaiser A, von Hof K, et al. Apical and midventricular transient left ventricular dysfunction syndrome (tako-tsubo cardiomyopathy): frequency, mechanisms, and prognosis. Chest. 2007; 132: 809-16.
2) Gianni M, Dentali F, Grandi AM, et al. Apical ballooning syndrome or takotsubo cardiomyopathy: a systematic review. Eur Heart J. 2006; 27: 1523-9.
3) Prasad A, Dangas G, Srinivasan M, et al. Incidence and angiographic characteristics of patients with apical ballooning syndrome (takotsubo/stress cardiomyopathy) in the HORIZONS-AMI trial: an analysis from a multicenter, international study of ST-elevation myocardial infarction. Catheter Cardiovasc Interv. 2014; 83: 343-8.
4) Akashi YJ, Goldstein DS, Barbaro G, et al. Takotsubo cardiomyopathy: a new form of acute, reversible heart failure. Circulation. 2008; 118: 2754-62.
5) Templin C, Ghadri JR, Diekmann J, et al. Clinical features and outcomes of takotsubo (stress) cardiomyopathy. N Engl J Med. 2015; 373: 929-38.

4 高齢男性の両下腿浮腫　原因は？

A 循環器

研修医 H：先生，68歳の男性の方で，数カ月前からの両下腿浮腫と息切れが徐々に増悪してきたとのことで受診されているのですが，入院精査でよろしいでしょうか．

Dr.N：わかりました．既往歴など，患者さんの情報を教えてください．

研修医 H：はい．既往は，高血圧のみで，40 pack・year の喫煙歴があります．飲酒歴，家族歴はありません．職業は大工です．内服薬は，アンギオテンシン受容体拮抗薬を服用しております．

　両下腿浮腫は，特に日内変動はなく，slow pitting edema でした．息切れは，明らかに労作時に増悪し，安静で軽快するようです．体温 36.5℃，血圧 100/88 mmHg，脈拍 100/分，呼吸 18/分，SpO_2 94%（室内気）でした．診察上は，心音整，雑音なし，心膜摩擦音や過剰心音はありませんでした．呼吸音は，右側の下方で減弱しており，明らかな水疱音は聴取できませんでした．頸静脈は怒張しており，推定中心静脈圧は 14 cmH_2O です．なお，両下腿には浮腫以外は，圧痛，発赤などは認められませんでした．

　肺塞栓を考えていますので，造影 CT を施行しようと思います．

Dr.N：なるほど．確かに肺塞栓の鑑別はあがりますね．他にはありませんか？　胸部単純写真では特に所見はなかったのでしょうか？

研修医 H：胸部単純写真上は，右胸水貯留のみでした．

Dr.N：長期の安静や最近の手術歴はありますか？

研修医 H：それは，ありません．

Dr.N：ところで，随分と脈圧が低いですね．造影 CT もいいですが，何らかの右心不全，心タンポナーデや収縮性心膜炎，かなり稀ですが，拘束性心筋症などの鑑別もあがります．造影 CT よりも先に心臓超音波検査を行ってみませんか？

研修医 H：そのようにいたします．

　心臓超音波検査を施行した結果，収縮性心膜炎の所見が認められた．収縮性

> 心膜炎の原因精査のため，また肺塞栓症除外のため，造影 CT が施行され，右下葉に肺腫瘍が認められた．精査の結果，肺がんと診断され，遠隔転移も認められたため，緩和治療が行われた．

Explanation

収縮性心膜炎は，心膜が何らかの原因で固くなり，心臓の拡張が障害される疾患です．心臓の拡張が障害されるため，低圧な右心系に障害が初めに生じやすいです．右心不全症状である息切れや浮腫が主な症状であり，頸静脈怒張，クスマウル徴候，奇脈，心膜ノック音，末梢性浮腫，胸腹水貯留などが身体所見として認められます[1]．なかには，胸痛や腹部症状をきたすこともあるようです[2]．本症の頻度はそれほど高くないので，同じような病態を呈する肺塞栓症，心タンポナーデ，右室梗塞などの鑑別診断として考慮されることが一般的です．

心臓超音波検査を行えば，心膜の肥厚そのものがみえたり，拡張早期に血液の流入が速やかに起こっている所見などが認められ[1]，診断はそれほど難しくないと思われます．

収縮性心膜炎の原因は多彩です 表1．約半数が術後や放射線治療後なので病歴の段階で疑えますが，これらが認められなかったとき，見逃すと予後が悪い悪性腫瘍の検索が重要となってきます．

表1 収縮性心膜炎の原因疾患（Bertog SC, et al. J Am Coll Cardiol. 2004；43：1445-52[3]）

特発性もしくはウイルス性：42〜61%
心臓手術後：11〜37%
放射線照射後：2〜31%
結合組織病：3〜7%
結核，化膿性心膜炎後：3〜15%
悪性腫瘍，外傷，薬剤，アスベスト，サルコイドーシス，尿毒症：1〜10%

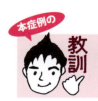

本症例の教訓　収縮性心膜炎をみたら，膠原病，悪性腫瘍を見逃さない．

● **参考文献**

1) Adler Y, Charron P, Imazio M, et al. 2015 ESC Guidelines for the diagnosis and management of pericardial diseases: The Task Force for the Diagnosis and Management of Pericardial Diseases of the European Society of Cardiology (ESC) Endorsed by: The European Association for Cardio-Thoracic Surgery (EACTS). Eur Heart J. 2015; 36: 2921-64.
2) Ling LH, Oh JK, Schaff HV, et al. Constrictive pericarditis in the modern era: evolving clinical spectrum and impact on outcome after pericardiectomy. Circulation. 1999; 100: 1380-6.
3) Bertog SC, Thambidorai SK, Parakh K, et al. Constrictive pericarditis: etiology and cause-specific survival after pericardiectomy. J Am Coll Cardiol. 2004; 43: 1445-52.

5 右季肋部痛がないけど，胆のう炎でよい？

Example

研修医Y：先生，昨日の夜に入院となった患者さんがおります．
Dr.N：どんな方ですか？
研修医Y：75歳女性で，1週間以上発熱が続くとのことで昨晩に来院されました．既往歴は，子宮筋腫のみで数十年前に開腹手術が行われています．他には特異的な症状はありませんでした．海外渡航歴，動物接触歴，森林散策歴，シックコンタクト，抜歯歴などもありません．バイタルサインでは，微熱以外は特に異常なく，身体所見上もはっきりした所見はありません．
Dr.N：眼瞼結膜や手指などにも所見はないのですね？
研修医Y：ありませんでした．血液検査上で，胆道系酵素の上昇が認められており，胆のう炎の仮診断で入院となっております．
Dr.N：右季肋部の圧痛や画像で胆のう炎の所見はあるのですか？
研修医Y：それがないのです．絶食と補液，セフメタゾールの点滴を開始しました．
Dr.N：少し強引な診断だと思います．まずは一緒に診に行きましょう！

診察上，口腔内に齲歯があるくらいで，確かに所見はありませんでした．

Dr.N：急性に生じた原因不明の発熱ですね．現段階では，膠原病などは考えにくいので，感染症，特に感染性心内膜炎や深部膿瘍，椎体炎を念頭に work up をしましょう．血液培養は採取していますか？
研修医Y：血液培養は2セット採取しています！
Dr.N：いいですね！　まずは，胸腹部造影CTと心臓超音波検査をオーダーしてください．このように診断がつかない場合で，状態が安定している場合は，抗菌薬をひとまず止めて様子をみることも一つの方法として考慮されます．その代わり，注意深く経過を追います．心内膜炎が考慮される場合は，眼瞼結膜や手足の指先の所見，心雑音の変化について入念に診察します．
研修医Y：わかりました．

当日に行われた造影 CT では特に所見は認められなかった．3 日後，血液培養から *Streptococcus agalactiae* が検出された．経胸壁心臓超音波検査では所見は認められなかったが，経食道心臓超音波検査で，僧帽弁に 5 mm の疣贅が認められ，感染性心内膜炎の確定診断となった．後日，腰椎 MRI が施行されたが，特に骨髄炎の所見は認められなかった．

Explanation

本症例のように発熱のみで手がかりがない場合，頻度の高い感染症の精査から行われることが一般的であり，まずは深部膿瘍，血管内感染症，骨感染症を考えて精査を行います．具体的には，造影 CT（胸腹部が一般的ではあるが，場合によっては，頸部や頭部も行う必要がある）や心臓超音波検査，椎体の造影 MRI が選択されます．もちろん，血液培養は抗菌薬投与前に採取すべきで，忘れてはならない検査です．抗菌薬を投与してしまうと原因菌の検出率が低下してしまうため，血液培養は必ず抗菌薬投与前に採取することが基本です．

これらの検査で断定できない場合は，ウイルスやリケッチア，コクシエラ，バルトネラなどに代表される非定型細菌，結核など，診断が難しい感染症の可能性，もしくは非感染性疾患の可能性も考えつつ診断を進めることになります．

日常診療のなかで，意外と感染性心内膜炎の頻度は高く，見逃されていることが多い疾患であると感じています．感染性心内膜炎のいくつかのゲシュタルトを知り，丁寧に身体診察を行うことで多くの場合診断が可能となります．

感染性心内膜炎の症状は，以下のように分けて理解するとよいです．

- 感染に伴う全身症状：発熱（認められないこともある），倦怠感，関節痛，筋痛，食欲不振，体重減少，盗汗
- 菌塊が血流に乗って他部位に転移することによる症状：眼内炎，脳梗塞，腎梗塞，化膿性関節炎に関する症状
  （2 カ所以上の異なる部位の感染症をみたら感染性心内膜炎を考える）
- 心臓弁破壊による心不全症状：呼吸困難

身体診察としては，眼瞼結膜の点状出血や眼底の Roth 斑，心雑音（認められないこともある），Janeway 病変や Osler 結節などの末梢サインが重要で，一過性にしかみられないこともあるため，毎日チェックすることが重要です．

これらの症状や身体所見など，発熱や心雑音，疣贅といった感染性心内膜炎の特徴といった所見がなくても感染性心内膜炎のことはよくあり，否定してはなりません．確実に否定ができない場合には血液培養を 3 セット採取して，注意深い

経過観察（心雑音や眼瞼結膜，四肢末梢の評価を毎日行う）を行ってください．

炎症症状，複数箇所の感染症をみたら血液培養を採取する．

● 参考文献

1) Habib G, Lancellotti P, Antunes MJ, et al. 2015 ESC Guidelines for the management of infective endocarditis: The Task Force for the Management of Infective Endocarditis of the European Society of Cardiology (ESC). Endorsed by: European Association for Cardio-Thoracic Surgery (EACTS), the European Association of Nuclear Medicine (EANM). Eur Heart J. 2015; 36: 3075-123.
2) Baddour LM, Wilson WR, Bayer AS, et al. Infective endocarditis in adults: diagnosis, antimicrobial therapy, and management of complications: A scientific statement for healthcare professionals from the American Heart Association. Circulation. 2015; 132: 1435-86.
3) Cahill TJ, Prendergast BD. Infective endocarditis. Lancet. 2016; 387: 882-93.

6 感冒？ 実は⁉

研修医 Y：外来の患者さんの報告をさせてください．
Dr.N：お願いします．
研修医 Y：46 歳の女性です．既往は特にありませんが，血清コレステロール値が高値であると健診で指摘されています．3 日前から微熱と咽頭痛が出現したようです．その他，鼻汁と咳嗽も認められています．身体所見上でも，軽度の咽頭発赤のみでした．診断は感冒で，対症療法で経過観察しようかと思います．
Dr.N：バイタルサインは特に問題ないですか？
看護師 T：先生，Y 先生が診察した患者さん，ぐったりして，ベンチに横たわっています．バイタルサインを図ったら，体温 38℃，血圧 104/68 mmHg，脈拍 100/分，呼吸 22/分，SpO_2 97%（RA）です．
研修医 Y：すみません．バイタルサインでは，頻脈，頻呼吸がありました．
Dr.N：発熱で不感蒸泄が増えて脱水になったり，発熱で頻脈になることは感冒でもあり得ると思います．しかし，呼吸が速いのは少し気になりますね．心配なので，私も診察しますね．こんにちは．医師の N です．
患者 F：先生，体がしんどいです．座っているのが辛くて．
Dr.N：先ほど，喉の痛みや咳，鼻水があることは伺いました．他に何かしんどい症状はありますか？
患者 F：胸のあたりに違和感があります．呼吸も若干苦しいような気がします．
Dr.N：ちょっと診察しますね．

> 頸静脈怒張はなく，呼吸音も異常なし．心音は不整なく，雑音，過剰心音，心膜摩擦音は聴取できなかった．下肢に浮腫も認められなかった．

Dr.N：F さん，風邪にしては少し具合が悪そうなので，血液検査とレントゲン，心電図を検査させてください．

患者 F：よろしくお願いします．

> 検査の結果，血清 CK 450 IU/L，炎症反応が認められ，心電図では全誘導でST 上昇が認められた．心膜炎・心筋炎が疑われ，循環器内科病棟に入院となった．入院後に心肺停止状態となり，経皮的心肺補助が行われ，劇症型心筋炎と診断された．

Explanation

急性心筋炎は，さまざまな原因で心筋に炎症が生じ，心臓の機能が障害される疾患です．原因は以下のように多彩です　表1．

表1　心筋炎の原因（Caforio AL, et al. Eur Heart J. 2013; 33: 2636-48[1]）

微生物	細菌，ウイルス，真菌，原虫
心筋中毒性をもつもの	アルコール，コカイン，カテコラミン，ヒ素，一酸化炭素，アントラサイクリン系やシクロホスファミドの薬剤
過敏反応を起こすもの	抗菌薬，利尿薬，リチウム，ドブタミン，虫刺症，蛇咬症，破傷風
全身疾患	セリアック病，膠原病，肉芽腫性疾患，好酸球増多症，炎症性腸疾患，川崎病，甲状腺中毒症
放射線障害	

最も多いのはウイルス性で，なかでもコクサッキー B 型やインフルエンザの頻度が高いです．実際には，心筋炎の原因特定は，困難なことが多く，心臓以外の所見で合致するものが存在する場合には診断可能かもしれません．

臨床経過によって，以下の 4 つに分類されます[2]．
① 劇症型：誘因となるウイルス感染発症後，2 週間以内に心不全を生じる．
② 急性型：心収縮低下が生じて DCM へ移行することもある．
③ 慢性活動型：再発を繰り返して徐々に心収縮が低下，線維化が進行する．
④ 慢性持続型：慢性的に炎症が存在し，胸痛や動悸を有するが心収縮低下は生じない．

このなかで，劇症型は初期に診断を見逃すと心停止となって来院されることもあり，見逃しは避けたいものです．残念な話ですが，初期診断ができず，不幸な転帰をたどることにより，医事紛争に発展している例もあります．

では，どのように劇症型心筋炎を拾い上げるか？　残念ながら劇症型心筋炎には，特異的な症状や所見に乏しいです．そのようななかで心筋炎を疑うポイントは，

- 易疲労感や運動機能低下
- 胸痛・胸部不快感を伴う感冒症状
- 原因不明の洞性頻脈，頻呼吸
- 全身状態の悪化

などであり，これらが存在する場合は，心筋炎の work up を考慮してください．心筋逸脱酵素の測定や心電図，胸部単純写真を撮影し，所見があるようであれば循環器内科に相談のうえ，心臓超音波や心臓 MRI 検査，カテーテル検査が考慮されます．

状態が悪そうな発熱患者，胸部症状の患者さんでは劇症型心筋炎を鑑別から外さない．

● 参考文献

1) Caforio AL, Pankuweit S, Arbustini E, et al. Current state of knowledge on aetiology, diagnosis, management, and therapy of myocarditis: a position statement of the European Society of Cardiology Working Group on Myocardial and Pericardial Diseases. Eur Heart J. 2013; 33: 2636-48.
2) Lieberman EB, Hutchins GM, Herskowitz A, et al. Clinicopathologic description of myocarditis. J Am Coll Cardiol. 1991; 18: 1617-26.

7 のどが痛いです　風邪ですか？

> **Example**
>
> 看護師 Y：先生，患者さんの診察をお願いします．69歳の男性で，高血圧で当院かかりつけの患者さんです．昨日からの咽頭痛のようです．昨晩，研修医のM先生がみていて，ロキソニン®処方で帰宅となっています．

Dr.N：わかりました．こんにちは！　のどの痛み，よくなりませんか？

患者 F：昨日からのどが痛くて，昨日もらった薬も効きません．別の薬を出してください．

Dr.N：昨日からですね．鼻水と咳はありますか？

患者 F：鼻水と咳はないです．食事もとれています．

Dr.N：どのような痛みですか？　徐々に出現しましたか？　急ですか？　ずっと続いていますか？

患者 F：のどの奥が痛くて，動くと痛みが出てきて，休むと楽になります．痛くなるときは比較的急に出てきます．繰り返しのどが痛む感じです．

Dr.N：胸は痛くありませんか？　あと肩が痛かったり，冷や汗が出たりはしませんか？

患者 F：胸や肩は痛くありません．そういえば，のどの痛みが出るときは，少し汗が出ます．先生，風邪じゃないのですか？

> 咽頭の診察を行ったが，特に異常所見は認められなかった．

Dr.N：看護師Yさん，心電図とモニター，バイタルサインの測定，採血，ルート確保をお願いします！　あと，研修医のM先生もよんでください．
のどの痛みは風邪ではなくて，心臓から来ている痛みかもしれません．重大な病気の可能性もあるので，急いで検査と処置をさせてください．

患者 F：わかりました．よろしくお願いします．

心電図上では，ST上昇は認められず，血液検査上でも心筋逸脱酵素の上昇は認められなかった．しかし，労作時に出現する突然発症の痛みであり，不安定狭心症が疑われたので，バイアスピリンを服用，硝酸薬の点滴投与を行いつつ，循環器専門病院へ転送となった．冠動脈造影の結果，左冠動脈回旋枝に有意狭窄が認められ，経皮的冠動脈カテーテル治療が行われた．

Explanation

　近年，急性冠症候群という概念が提唱され，早急なカテーテル治療が必要な患者層を初期の段階で評価し，予後改善が図られるようになりました．

　胸痛を主訴に受診される患者さんは多く，それらの中から狭心痛らしい胸痛を拾い上げることが大切です．そのためには，何が狭心痛らしくて，狭心痛らしくないのかを把握しておくことが重要です．以下に示す典型的狭心痛は虚血性心疾患の診断に有用です 表1．

表1 典型的狭心痛の定義（Diamond GA, et al. J Clin Invest. 1980; 65: 1210-21[1]）

- 胸骨の裏側にある不快感，疼痛である．
- 労作あるいは感情ストレスによって増悪する．
- 安静やニトログリセリンによって速やか（30秒〜10分）に改善する．

3つあり：典型的狭心痛　2つ：非典型的狭心痛　1つ以下：非狭心痛

　狭心痛であった場合，既往歴や家族歴などを含む冠血管のリスク因子を速やかに聴取し，心電図，血液検査を行い，早期に診断をつけることが重要です．

　狭心痛は，時に放散痛を伴うことがあり，肩や首，咽頭の痛みを呈することがあります．逆にこれらの部位に突然痛みが出現した場合には，狭心症の放散痛を考える必要があります．その際のポイントは，痛みを有する部位に他覚的所見がないか，非常に軽微であるという点です．特に咽頭や両側の肩への放散の陽性尤度比は高く，重要な症状です[2]．

　咽頭痛の原因としては，感冒をはじめとする軽症な疾患がほとんどですが，急性喉頭蓋炎，扁桃周囲膿瘍，Ludwig angina，Lemierre syndrome，急性くも膜下出血，虚血性心疾患などの命に関わる疾患が隠れていることがあるので，常にこれらの killer sore throat は意識するように心がけたいものです．

訴えのある部位に所見がない場合は，放散痛を疑う．

● 参考文献

1) Diamond GA, Forrester JS, Hirsh M, et al. Application of conditional probability analysis to the clinical diagnosis of coronary artery disease. J Clin Invest. 1980; 65: 1210-21.
2) Berger JP, Buclin T, Holler E, et al. Right arm involvement and pain extension can help to differentiate coronary diseases from chest pain of other origin: a prospective emergency ward study of 278 consecutive patients admitted for chest pain. J Intern Med. 1990; 227: 165-72.

8 歩くと息切れがします 原因は？

看護師 T： 先生，患者さんの診察をお願いします．65 歳の男性で，主訴は息切れです．既往には高血圧と CKD の既往があるようです．

Dr.N： わかりました！ H さん，お入りください．

患者 H： 先生，歩くとどうも息が苦しくて．何とかしてください．

Dr.N： 歩くと息が苦しいのですね？ いつからですか？ 横になると苦しい，起きた方が楽であるという症状はありますか？

患者 H： 1 週間前くらいからかな．寝ているときは苦しくないです．動くと息切れがして，少し休むと楽になります．

Dr.N： 何分くらい休むと楽になりますか？ 胸痛など，他には困っている症状はありませんか？

患者 H： 4, 5 分くらいかな．他に症状はありません．

Dr.N： 息が吐きにくい症状はありますか？ あと，タバコは？

患者 H： 息は，吐きにくくはないです．タバコは若いときに数年吸ったくらいで，もう何十年も吸っていません．

Dr.N： わかりました．それでは診察させてください．

> バイタルサインは，血圧 134/58 mmHg，脈拍 98/分，呼吸 16/分，SpO₂ 94%（室内気）．眼瞼結膜蒼白，気管短縮，呼吸補助筋の肥大，頸静脈怒張，心音・呼吸音の異常は認められなかった．

Dr.N： ありがとうございます．診察上はっきりした所見が認められないので，検査をさせてください．心電図，胸部 X 線，血算，生化学，血ガスをお願いします．

> 心電図，血液所見も特に異常が認められなかった．胸部 X 線で，右下肺野に浸潤影があり，胸部 CT を追加することとなった．同時に循環器医師に相談し，

> 心臓超音波検査をお願いした．

循環器専門医 K：心臓の動きはいいですね．弁膜症もなさそうです．心臓は問題ないですね．
Dr.N：わかりました．

> 胸部 CT では楔状の浸潤影が胸膜直下に認められた．肺塞栓症が疑われ，造影 CT を追加した結果，右肺動脈に塞栓が認められた．労作性息切れの原因は，肺塞栓症であった．後日，プロテイン S 欠損症の診断がつき，抗凝固療法が継続された．

Explanation

　肺塞栓症は，典型的には骨折や手術後，立ち上がった直後に，急激に呼吸が苦しくなって診断されるというパターンを思い浮かべる方が多いと思います．しかし，肺塞栓症は程度によっては無症状のこともあり，また必ずしも呼吸苦や胸痛のみを訴える訳ではありません．

　多くの症例では，入院中に生じた下肢静脈血栓症によるものですが，入院している患者さんのみに生じる訳ではなく，このケースのように一般外来に歩いて訪れることもあります．また，PICC（peripheral inserted central catheter）が上肢に挿入されている場合には，上肢由来の血栓が肺塞栓症を生じることもあります．このように典型的なパターンを呈さないこともあります．

　肺塞栓の一般的な症状は以下の通りです 表1 ．

表1 肺塞栓症の症状（Stein PD, et al. Am J Med. 2007; 120: 871-9[1]）

症状	割合
呼吸困難（安静時もしくは労作時）	73%
胸膜痛	44%
下腿後面もしくは大腿部の疼痛，腫脹	44%
咳嗽	37%
起坐呼吸	28%
喘鳴	21%
血痰	13%

　やはり呼吸苦や胸痛は多く認められていますが，咳嗽や起坐呼吸，喘鳴など，一見心不全や喘息などのその他の呼吸器疾患を想起してしまうような症状も認め

られています．呼吸器症状の鑑別には常に肺塞栓症は考慮すべきです．

また，肺塞栓は腹痛や徐脈，失神，背部痛，吃逆で受診されることも報告されています．ある報告によると腹痛が主訴であった症例は全体の6.7%を占めるといわれていました．理由は解明されておりませんが，肺梗塞による胸膜炎，うっ血によるグリソン鞘や感覚神経終末の牽引，肝うっ血，腸間膜の微小血管の閉塞などの機序が推測されています[2]．失神や徐脈については，副交感神経反射によるもの[3]，吃逆は，肺梗塞に伴う横隔膜刺激によって生じるもの[4]といわれております．

肺塞栓症は治療方法が存在する疾患であるうえ，時に致死的経過をたどることがあるため，早期診断は非常に重要です．このようにさまざまな症状で受診することがあることも認識しておく必要があると思います．

本症例の教訓 肺塞栓症は非典型的な症状を呈することがよくある．

● 参考文献

1) Stein PD, Beemath A, Matta F, et al. Clinical characteristics of patients with acute pulmonary embolism: data from PIOPED II. Am J Med. 2007; 120: 871-9.
2) Majidi A, Mahmoodi S, Baratlooand A, et al. Atypical presentation of massive pulmonary embolism, a case report. Emerg (Tehran). 2014; 2: 46-7.
3) Arthur W, Kaye G. The pathophysiology of common causes of syncope. Postgrad Med J. 2000; 76: 750-3.
4) Hassen GT, Singh MM, Kalantari H, et al. Persistent hiccups as a rare presenting symptom of pulmonary embolism. West J Emerg Med. 2012; 13: 479-83.

9 胸郭によって心臓が変形する？

Example

研修医F：先生，1件ご相談してもよろしいでしょうか．
Dr.N：もちろん！
研修医F：18歳男性で，主訴，既往は特にありません．近所のお医者さんに受験のため，健康診断を受けに行ったようです．その際に，心雑音を指摘されました．心疾患の可能性が考えられるため，まずは精査をお願いしたいということで，当院へ紹介となりました．
　Review of system をとりましたが，たまに労作時の息切れと胸痛が認められるようです．バイタルサインは正常で，全身状態良好です．心尖部に左側へ放散する Levine II/VIの収縮期雑音が聴取されます．呼吸音は問題なく，頸静脈の怒張などもありません．
　何らかの先天性心疾患でしょうか？　心臓超音波を予約したいと思います．
Dr.N：心電図や胸部単純写真では異常はありませんでしたか？
研修医F：はい．心電図，胸部は正面像のみですが，異常はありませんでした．
Dr.N：私も診察してみますね．

　診察上，確かに研修医Fの聴取した通りの心雑音が認められた．それ以外に，やせており，前胸部が扁平で，胸部の前後径が小さいような印象を受けた．

Dr.N：胸部単純写真は側面像も追加してみてください．心臓超音波も必要だと思います．
研修医F：はい，わかりました．側面像は何を評価するためなのでしょうか？
Dr.N：胸椎の生理的弯曲を評価するためです．胸郭をみると，前後径が小さいようにみえましたので，straight back 症候群とそれに伴う僧帽弁逸脱症の可能性を考えました．

　胸部単純写真では，胸椎の生理的弯曲の消失が認められた．

心臓超音波では、僧帽弁逸脱症が認められ、循環器内科へ紹介となった。Straight back 症候群に伴う僧帽弁逸脱症と診断された。

Explanation

　Straight back 症候群は胸椎の生理的弯曲が減少して胸郭の前後径が減少することにより、心大血管が前後からパンケーキのように圧迫され、特に胸痛、呼吸困難、心雑音などを認める疾患です。前後からの圧迫により心臓が全体的に左側へ移動して、胸部単純写真で大きくなってみえることがあります。胸部単純写真の側面像で診断されます 図1.

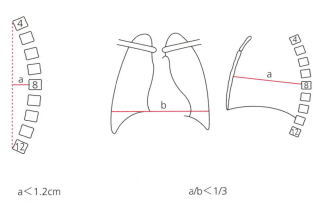

a＜1.2cm 　　　　　　　a/b＜1/3

図1　Straight back 症候群の評価方法
（Kambe M. JMAJ. 2006; 49: 176-9[1]）

　1960年に初めて報告され、当初は心疾患を疑わせるような症状や身体所見、胸部単純写真を呈するものの心疾患ではなかったため、pseudoheart disease といわれておりました。しかし、その後の画像診断法の進歩により、僧帽弁逸脱症と合併することが多いことが判明してきました。本症に僧帽弁逸脱症を合併する割合は、約6割との報告が多いです[2,3]。

　認められやすい症状としては胸痛や呼吸困難で、心雑音としては心尖部での収縮期雑音、肺動脈弁と三尖弁閉鎖音亢進、第2音の呼吸性分裂が認められます。この聴診所見は、大動脈のねじれ、右室流出路・肺動脈への圧迫などにより生じているものと推測されています。

　本症は、単純な胸郭変形のみで、心疾患を合併しない場合もあります。また、仮に弁膜症の合併が認められたとしても、多くは予後良好で治療が不要なケース

がほとんどです．しかし，僧帽弁逸脱症が進行すれば僧帽弁閉鎖不全症による心不全を生じることもあるので，本症を考慮した際には，心臓超音波検査で僧帽弁逸脱症の評価をする必要がある[4]ことを覚えておいてください．

呼吸器症状，心雑音をみたら胸郭もチェックする．Straight back 症候群は心臓弁膜症を合併することがある．

● 参考文献

1) Kambe M. Straight back syndrome and respiratory failure. JMAJ. 2006; 49: 176-9.
2) Grillo HC, Wright CD, Dartevelle PG, et al. Tracheal compression caused by straight back syndrome, chest wall deformity, and anterior spinal displacement: tech niques for relief. Ann Thorac Surg. 2005; 80: 2057-62.
3) Ansari A. The "straight back" syndrome: current perspective more often associated with valvular heart disease than pseudoheart disease: a prospective clinical, electrocardiographic, roentgenographic, and echographic study of 50 patients. Clinical Cardiology. 1985; 8: 290-305.
4) Salomon J, Shah PM, Heinle RA. Thoracic skeletal abnormalities in idiopathic mitral valve prolapse. Am J Cardiol. 1975; 36: 32-6.

10 胸痛，不明熱の原因は !?

A 循環器

Example

研修医 T：外来の患者さんでご相談させてください！
Dr.N：どうぞ！
研修医 T：83 歳の男性で，高血圧，アルツハイマー病の既往があって，施設入所中の方です．5 日前からの 38℃台の発熱，今朝から胸痛を訴えられたとのことで来院されました．胸痛について，ご本人にお聞きしたのですが，よくわからないとのことで，胸痛の詳しい性状は不明です．施設の方によると，起床後から胸痛を訴えられているようで，どうも深呼吸すると痛みが増強するようです．体温 38.2℃，血圧 154/68 mmHg，脈拍 94/分，呼吸 18/分，SpO$_2$ 96%（室内気）です．身体所見上は，頸静脈怒張，心膜摩擦音，呼吸音の異常は認められていません．血液検査，尿検査，胸部単純，心電図を行いましたが，白血球の増加と炎症反応上昇のみで，他には特異的な所見は認められておりません．心膜炎，心筋炎は心配なので，循環器内科にコンサルトはしようと思います．
Dr.N：そうですね．血液培養は採取するようにしましょうか．
研修医 T：はい，わかりました！
研修医 T：心臓超音波検査では，心のう水の貯留はなく，心膜炎は否定的なようです．抗生剤で様子をみるように指示が出ました．
Dr.N：そうですか．しかし，熱源が不明なので，それでは少し不安ですね．私も診察してみましたが，確かに異常所見はありませんね．胸腹部の造影 CT まで撮りましょうか．深部膿瘍，血管内感染，特に感染性動脈瘤は画像検査でないと診断ができないので，そこまで詰めましょう．それで所見がなければ，経過をみつつ診断していきますか．
研修医 T：はい，わかりました．

　造影 CT を施行し，深部膿瘍は指摘できなかったが，胸部下行大動脈に限局的な壁肥厚が認められ，感染性大動脈瘤が疑われた．心臓血管外科にコンサルトし，外科的治療が行われ，黄色ブドウ球菌による感染性動脈瘤と診断された．

Explanation

感染性動脈瘤は，全動脈瘤の 0.85％を占める比較的稀な疾患です[1]が，動脈瘤の大きさと破裂に相関関係がなく，急激に増大し破裂することがあるため，早期診断が求められる疾患です．以前は，なかなか生前診断されることはなく，剖検で発見される症例が多かったのですが，画像診断の進歩により診断されることが増えてきました．

感染性動脈瘤は感染した部位によって症状が異なります 表1 ．

表1 感染性動脈瘤の臨床症状〔Spelman D. Overview of infected（mycotic）arterial aneurysm[2]〕

血管閉塞に伴う症状
● 脳血管障害（失語　嗄声など）
● 腸間膜虚血（上腸管膜動脈にできた時，塞栓を起こす）　末梢虚血
血管破裂に伴う症状
● くも膜下出血（脳血管が破裂）
● 消化管出血（動脈と消化管が交通）
● 血痰（肺動脈に感染して破裂）
● 血腫（表面の動脈が破裂）
その他
● 心不全（動脈と静脈が交通してシャントが形成）
● 神経障害（動脈瘤が神経を圧迫）

四肢など，表面に走行する動脈に感染した場合では，局所の炎症所見が認められるため，見逃されることは少ないと思います．このようなケースでは，蜂窩織炎や血栓性静脈炎との鑑別が必要になると思います．

しかし，大動脈や腸骨動脈などの体の深部を走行する動脈に感染が生じた場合，動脈瘤が増大したり破裂する以前の段階では，腹痛や背部痛が時に認められるかもしれませんが，発熱や関節痛，倦怠感などの全身性炎症症状のみのこともよくあり，疑いをもって画像検査を行わなければ発見が難しいです．

本症を疑うためのポイントは本症のリスクファクターを理解することだと思います．感染性動脈瘤のリスクファクターを以下の 3 つに分けて理解すると覚えやすいです[3,4]．

- 解剖学的な異常：偽性動脈瘤などの動脈損傷や動脈瘤，動脈硬化
- 免疫不全の存在：糖尿病，アルコール多飲，ステロイド投与，化学療法，悪性腫瘍

・先行感染の病歴：肺炎，胆のう炎，尿路感染，心内膜炎，憩室炎，蜂窩織炎，骨髄炎

体内のどこかに細菌感染症が存在し，免疫力が低く，動脈内に傷がある人というイメージでしょうか．

これらのリスクファクターを有している不明熱患者さんで，どうしても発熱の原因が特定できない場合には，造影CTまで検討してください．

動脈硬化や免疫不全を有する場合の不明熱の鑑別疾患に感染性大動脈瘤を忘れない．

● 参考文献

1) Chan FY, Cr awford ES, Coselli JS, et al. In site prosthetic graft replacement for mycotic aneurysm of the aorta. Ann Thorac Surg. 1989; 47: 193-203.
2) Spelman D. Overview of infected（mycotic）arterial aneurysm. Up to date. This topic last updated: Oct 12, 2015.
3) Johansen K, Devin J. Mycotic aortic aneurysms. A reappraisal. Arch Surg. 1983; 118: 583-8.
4) Oderich GS, Panneton JM, Bower TC, et al. Infected aortic aneurysms: aggressive presentation, complicated early outcome, but durable results. J Vasc Surg. 2001; 34: 900-8.

11 呼吸器症状のない肺炎

Example

モーニングカンファレンスにて．

研修医Y：朝方に発熱と意識障害で入院された方がおります．48歳男性，主訴は発熱，意識障害です．脂質異常症の既往がありますが，特に内服薬はありません．奥様の話によると2日前から発熱，倦怠感があり，徐々に話しかけても，応対がちぐはぐになったようです．今朝，よびかけに反応がないため，救急要請となりました．体温は39℃，血圧140/78 mmHg，脈拍90/分，呼吸数26/分でした．髄膜刺激症状はありませんでしたが，血液培養を2セット採取して，髄液検査を行いましたが，特に異常所見はありませんでした．髄膜炎ではないのでしょうか？

Dr.N：急性の発症の発熱，意識障害の患者さんですね．免疫不全や入院に関連する要素がありませんので，まずは市中感染，特に重症感染症をきたす疾患を考えて初期対応に当たる必要があると思います．髄膜炎の可能性も十分に考えられますので，髄液検査を行ったことはいいと思いますよ．ところで，他には身体所見で異常はありませんでしたか？ 個人的には，バイタルサイン上，比較的徐脈なので，意識障害も考慮するとレジオネラ肺炎を考えたいところですが．

研修医Y：呼吸音は問題ありませんでした．他にも異常所見はありませんでした．下痢などの消化器症状もありません．

Dr.N：わかりました．それでは，身体所見で異常が出にくい疾患を念頭に検査をしていきましょう．Fever-work-up に必要な検査は，血液培養，尿検査，胸部単純写真が基本でしたね．わかっている検査情報はありますか？

研修医Y：採血上，肝機能障害，低Na血症，炎症反応上昇が認められています．血清CK値も高いです．

Dr.N：やはりレジオネラを疑わせる検査所見ですね．胸部単純写真はいかがでしょうか？

研修医Y：先ほど撮影して，そろそろ画像がアップされる頃です．左下肺野に浸潤

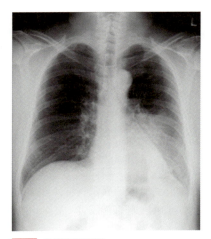

図1 胸部単純写真

　影がありますね！ 図1
Dr.N：レジオネラ肺炎が疑われます．ただ，重症肺炎として肺炎球菌の可能性は否定できないので，両者を考えて初期治療を行いましょう．

　尿中レジオネラ抗原が陽性であり，CTRX＋AZM の点滴投与が開始された．この症例に関しては，感染源の特定には至らなかった．

Explanation

　レジオネラ肺炎は，異型肺炎の一部に分類されることがありますが，個人的には，独立項目として取り扱った方がよいと考えています．確かにレジオネラ菌は非定型細菌という枠組みの中に分類されますが，マイコプラズマ肺炎とは全く異なる臨床像をもち，また重症度や予後も異なるからです．

　レジオネラ肺炎は，肺炎という名前をもちながら，肺外症状で受診することも多いです．特に，下痢などの消化器症状や意識障害をはじめとするさまざまな神経症状は，なかなかレジオネラ肺炎の診断を想起しくい主訴だと思われますので，しっかり認識しておく必要があります．

　レジオネラ肺炎の症状は以下の4つに分けて理解してください[1-6]．
・肺炎らしい症状：咳嗽（41〜92％），呼吸困難（25〜62％），胸痛（13〜35％）

- 全身症状：悪寒（42〜77％），発熱（88〜90％），頭痛（40〜48％）
  筋痛，関節痛（20〜40％）
- 消化器症状：下痢（21〜50％），嘔気，嘔吐（8〜49％）
- 神経学的異常（4〜53％）

このようにみると，約半数が消化器症状や神経症状を呈することがわかります．レジオネラ肺炎を疑う決定的な症状や所見はありませんが，レジオネラ肺炎のゲシュタルトを覚えておくと疾患を想起しやすいと思います．レジオネラ肺炎のゲシュタルトは以下の通りです[3]．

- 肺炎らしくない症状：
  消化器症状（特に下痢）　神経学的異常（特に意識障害）
- 検査異常：低ナトリウム血症　肝機能障害　高クレアチンキナーゼ血症　血尿
- 非定型肺炎らしい所見：
  喀痰で白血球が多数認められるが，細菌がみえない場合やβラクタム系抗菌薬やアミノグリコシド系抗菌薬が無効である点

個人的な経験上，レジオネラ肺炎は高熱を呈しやすく，炎症反応の上昇も比較的高値を呈することが多いです．この他，喫煙者や細胞性免疫不全者もリスクとなりうるので，ステロイド使用者に上記の所見が認められた場合にも積極的にレジオネラ肺炎を考慮する必要があります．

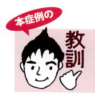

原因不明の消化器症状，神経症状はレジオネラ肺炎を考慮する．

● 参考文献

1) Fraser DW, Tsai TR, Orenstein W, et al. Legionnaires' disease: description of an epidemic of pneumonia. N Engl J Med. 1977; 297: 1189-97.
2) Kirby BD, Snyder KM, Meyer RD, et al. Legionnaires' disease: report of sixty-five nosocomially acquired cases of review of the literature. Medicine (Baltimore). 1980; 59: 188-205.
3) Mulazimoglu L, Yu VL. Can Legionnaires disease be diagnosed by clinical criteria? A critical review. Chest. 2001; 120: 1049-53.
4) Fang GD, Fine M, Orloff J, et al. New and emerging etiologies for community-

acquired pneumonia with implications for therapy. A prospective multicenter study of 359 cases. Medicine (Baltimore). 1990; 69: 307-16.
5) Roig J, Aguilar X, Ruiz J, et al. Comparative study of *Legionella pneumophila* and other nosocomial-acquired pneumonias. Chest. 1991; 99: 344-50.
6) Yu VL, Kroboth FJ, Shonnard J, et al. Legionnaires' disease: new clinical perspective from a prospective pneumonia study. Am J Med. 1982; 73: 357-61.

12 フルオロキノロン処方は結核の除外が済んでから！

Example

研修医 Y：先生，外来の患者さんで入院を検討しているのですが．
Dr.N：どのような患者さんですか？
研修医 Y：68 歳の女性です．高血圧と脂質異常症，狭心症の既往がある方で，ADL は自立されております．約 3 カ月前に 2 週間続く湿性咳嗽に対して，近医にて肺炎の診断でレボフロキサシンが処方されています．その後，咳嗽は消失し，普段通りの生活が送れていたようです．しかし，約 2 週間前頃より再度湿性咳嗽が出現し，微熱も伴ってきたようです．今回は，2 カ月前よりもひどく感じたため，近医ではなく，直接当科外来を受診されました．
Dr.N：その患者さんはやせ形ですか？
研修医 Y：はい，やせていて顔色も悪そうです．
Dr.N：念のため，先生はサージカルマスクを N95 マスクに付け替えましょう．本人にもサージカルマスクを着用していただき，個室の診察室へすぐに移動しましょう！
研修医 Y：はい！
Dr.N：T さん，初めまして．医師の N です．
患者 T：よろしくお願いします．咳がなかなか止まらなくて，体がだるいです．先生，また肺炎でしょうか？
Dr.N：T さん，つらそうですね．まずは診察といくつかの検査をさせてください．痰は出ますか？
患者 T：はい．ゲホゲホッ……
Dr.N：T さん，結核の可能性が否定できないので，まずはこの痰を検査させてくださいね．このあと，診察してレントゲンの撮影もさせてください．
患者 T：結核ですか．そういえば，4 カ月前に入院した親族のお見舞いに行ってきたのですが，結核と診断されていました．
Dr.N：そうですか．これはいよいよ結核の可能性が高まりましたね．結核は空気感染といって，同じ空間にいただけでも感染してしまう微生物です．マスク着用

と隔離対応などを行わせていただきますが，ご了承ください．
患者T：わかりました．よろしくお願いします．

喀痰抗酸菌染色の結果，ガフキー3号であった．胸部単純写真でも右下葉に肺炎像が認められた．後日，肺結核と診断された．

Explanation

結核は空気感染しうる微生物であり，周囲へ与えるインパクトは大きいので，的確に診断して可能な限り結核の見逃しは避けたいところです．

結核はどの臓器にも感染しますが，最も多いのは肺結核です．肺結核を診断するきっかけとして重要なポイントは，呼吸器症状や慢性炎症症状とリスクファクターです 表1．

表1 結核を積極的に考えるシチュエーション（Zachary KC. Tuberculosis transmission and control[1]）

1. 2週間以上の慢性咳嗽に発熱，盗汗，体重減少，血痰のうち一つ認める．
2. HIV感染者に原因不明の発熱，咳嗽を認める．
3. 結核のハイリスク患者※で
   - 2週間以上の原因不明の呼吸器症状を有する．
   - 1週間以内に改善しない肺炎が認められる．
   - 結核を疑う画像所見を有する．

※結核のハイリスク患者
- 最近，結核患者と接触をした人，結核の検査で陽性反応を示した人
- HIV感染者，薬物中毒者
- 移民もしくは海外出身者で渡航5年以内の場合や流行地域に住んでいる人
- 低所得者，医療的なケアを受けていない人
- 以下の基礎疾患を有する
  糖尿病，ステロイドや免疫抑制薬投与中，慢性腎不全，悪性腫瘍，10％以上の体重減少，珪肺，胃摘出者，空回腸バイパス者

肺炎と肺結核は時に鑑別が困難で，そのような時は上記のリスクをしっかりと聴取することが重要です．結核のリスクありの場合，喀痰抗酸菌検査を提出し，初期治療薬としてフルオロキノロン系抗菌薬の処方を避ける必要があります．フルオロキノロン系抗菌薬は，結核菌に対して抗菌活性を有し，結核治療のセカンドラインに位置づけられています．結核の除外が不十分な状況で，フルオロキノロン系抗菌薬を単独で投与してしまうと，キノロン耐性菌が増加し，さらに診断が3週間程度遅れる[2,3]といわれています．しかも，結核診断前のフルオロキノ

ン系抗菌薬曝露により死亡リスクが1.8〜6.9倍増加する[4]とも報告されています．フルオロキノロン系抗菌薬で一度軽快した肺炎は結核を疑うくらいの慎重さをもっていただけるとよいと思います．

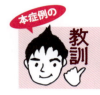

本症例の教訓　フルオロキノロン系抗菌薬を安易に肺炎患者，もしくは呼吸器症状が主訴の患者に投与すべきでない．

● 参考文献

1) Zachary KC. Tuberculosis transmission and control. Up to date. This topic last updated: Sep 28, 2016.
2) Wang JY, Hsueh PR, Jan IS, et al. Empirical treatment with a fluoroquinolone delays the treatment for tuberculosis and is associated with a poor prognosis in endemic areas. Thorax. 2006; 61: 903-8.
3) Yoon YS, Lee HJ, Yoon HI, et al. Impact of fluoroquinolones on the diagnosis of pulmonary tuberculosis initially treated as bacterial pneumonia. Int J Tuberc Lung Dis. 2005; 9: 1215-9.
4) van der Heijden YF, Maruri F, Blackman A, et al. Fluoroquinolone exposure prior to tuberculosis diagnosis is associated with an increased risk of death. Int J Tuberc Lund Dis. 2012; 16: 1162-7.

13 誤嚥性肺臓炎と誤嚥性肺炎の違いについて

> **Example**
>
> **Dr.N**：先ほど入院した患者さんのことを教えていただけますか？
>
> **研修医 H**：はい．88 歳女性の方で，パーキンソン病と高血圧，脳梗塞の既往があります．施設入所中で ADL はベッド上，胃瘻から経管栄養を投与されている方です．これまで何回も誤嚥性肺炎で入院歴があります．昨日，経管栄養が早めに投与されてしまい，一度嘔吐したようです．その 30 分後から，喘鳴，喀痰増加，発熱が認められ，当院へ救急搬送となりました．
>
> 酸素化が少し悪く，酸素 5 L 投与下で，SpO_2 が 91％でした．胸部単純写真で，右下肺野に新たな浸潤影が認められています．他に異常所見は認められず，誤嚥性肺炎と考えました．挿管は希望されませんでしたので，絶食，補液，抗菌薬投与を行っております．

Dr.N：そうですか．喀痰のグラム染色所見はいかがでしたか？

研修医 H：膿性の喀痰が採取できました．弱拡大で白血球と扁平上皮が混ざっている所見が認められました．強拡大では細菌は若干みられますが，それほど多くはありませんでした．

Dr.N：なるほど，それは興味深い喀痰所見ですね．

研修医 H：何か特別な所見でしたでしょうか？

Dr.N：診断を決定しようとする時に，目の前の患者さんの病歴や身体所見，検査所件などで，常に自分が考えている所見と合わないところはないか確認する姿勢は，診断を見逃すことの防止につながります．この患者さんは誤嚥性肺炎と合わないところはありますか？

研修医 H：いつも診療している誤嚥性肺炎の患者さんと同じように思います．今までも誤嚥性肺炎を繰り返していますし．

Dr.N：そうですか．誤嚥性肺臓炎という概念は知っていますか？

研修医 H：今まであまり意識したことはなかったです．

Dr.N：それでは，これを機会にまとめてみましょう．

誤嚥性肺炎は，口腔内の常在細菌を誤嚥することにより生じる細菌感染症で，誤嚥性肺臓炎は化学性肺臓炎ともいわれ，胃酸を誤嚥して生じる胃酸による化学性の炎症です．両者は似ていますが，異なる臨床概念です 表1．

表1 誤嚥性肺炎と誤嚥性肺臓炎[1-5]

誤嚥性肺炎	誤嚥性肺臓炎
● 時に無症状であるが，典型的にはゆっくりした経過で発症する． ● 悪寒がない． ● 喀痰グラム染色で多菌種が認められる（主に嫌気性菌が関与するため，腐敗臭を伴い，培養は特異的な細菌が検出されないことが多い）． ● 肺異常陰影が重力荷重域に存在する（立位であれば下葉に，臥位であれば下葉の上部や上葉の後部に陰影が存在する）． ● 時に肺化膿症や膿胸を伴う． 歯周病が存在することが多い．	● 顕著な呼吸困難が突然始まる． ● 発熱は通常微熱程度である． ● チアノーゼや広範囲に水疱性ラ音が聴取される． ● 喀痰グラム染色で典型的には白血球のみが認められる（細菌は認められない）． ● 通常，臥位で発症するので，下葉の上部や上葉の後部に陰影が存在する． ● 12％が急激にARDSに移行し死亡する． ● 62％が胸部異常影を認めず，速やかに改善する． ● 26％が一時改善を認めるものの，二次的に細菌感染を生じたり，酸の曝露によるARDSとなる．

これらは似たような症状を呈しますが，両者の違いを理解して病歴を聴取すれば，ある程度区別することが可能であると思います．

前者には抗菌薬の投与が必要ですが，後者の場合，仮に診断が確実についているのであれば，極論をすれば抗菌薬は不要です．しかし，現実的には，両者が合併することもあり，入院当初は抗菌薬を投与せざるを得ないことが多いです．

誤嚥性肺臓炎の場合，細菌感染の合併がなければ治療開始後48～72時間の時点で浸潤影が認められないことが多いです．よって，抗菌薬投与を開始して，3日目に浸潤影がはっきり認められず，呼吸状態も落ち着いているようであれば，抗菌薬を終了することが可能です．誤嚥性肺臓炎の存在を理解することで，不要な抗菌薬の使用量を減ずることができると考えています．

誤嚥性肺臓炎の存在を知る．両者の違いを意識して誤嚥性肺炎を診療してほしい．

●参考文献

1) Bartlett JG. Anaerobic bacterial infections of the lung and pleural space. Clin Infect Dis. 1993; 16: S248-55.
2) Finegold SM. Aspiration pneumonia. Rev Infect Dis. 1991; 13: S737-42.
3) Bartlett JG. Anaerobic bacterial pneumonitis. Am Rev Respir Dis. 1979; 119: 19-23.
4) DePaso WJ. Aspiration pneumonia. Clin Chest Med. 1991; 12: 269-84.
5) Bynum LJ, Pierce AK. Pulmonary aspiration of gastric contents. Am Rev Respir Dis. 1976; 114: 1129-36.

14 繰り返す鼻出血をみたら

Example

研修医T：37歳女性で，主訴は呼吸困難です．特に既往はありません．1カ月前からの徐々に増悪する労作時呼吸困難で受診され，Hbが5 g/dL台ということで精査入院となりました．他に自覚症状は認められず，食欲不振や体重減少もありませんでした．便の性状については覚えていないとのことです．

Dr.N：Hb 5 g/dLですか．一般外来を受診したということは，徐々に生じた貧血のようですね．その他の情報はいかがですか？

研修医T：はい．喫煙歴は認められず，飲酒はビール1本/日のようです．家族歴はありません．仕事は会社員です．診察上，眼瞼結膜と手掌が蒼白で，眼球結膜に黄染は認められず，心音，呼吸音ともに問題ありませんでした．表在リンパ節の腫脹，肝脾腫，さじ状爪はありませんでした．

Dr.N：よく診察していますね．他にはありませんでしたか？

研修医T：特に気になりませんでした．

Dr.N：わかりました．赤血球の大きさと鉄代謝，reticulocyte production index（RPI），他の血球はいかがでしょうか？

研修医T：正球性正色素性貧血で，フェリチンは70 ng/dLと正常範囲内です．RPIは計算上2でした．他の血球は減少，著明な増加はありません．

Dr.N：骨髄に問題がある可能性は低そうですね．既に確認していると思いますが，血球像では溶血の所見はないのですね？

研修医T：はい．電話で検査室に確認しました．

Dr.N：そうすると，比較的急性（恐らく3カ月以内）に生じた出血性貧血が考えられますので，消化管の精査が必要になりますね．診察で何かないか，一緒に診に行きましょう．

診察したところ，手掌と口唇に毛細血管拡張あり，家族に鼻出血の有無を聞いたところ，鼻血が出やすい家系であり，本人にもたびたび鼻血のエピソード

が認められた．

　消化管の精査では異常が認められず，耳鼻科診察で，鼻腔の奥に鼻出血の痕があり，Osler 病と診断された．胸部 CT で肺動静脈瘻が認められ 図1 ，放射線科へ治療の依頼がなされた．

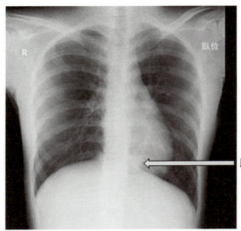

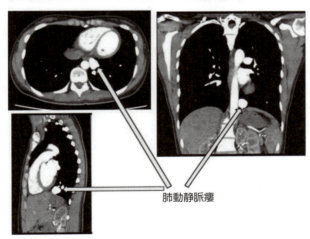

図1　胸部単純写真と胸部造影 CT

遺伝性毛細血管拡張症は，異常な血管構造により鼻出血や消化管出血と起こす家族性の疾患として 19 世紀に報告され[1,2]，Rendu らによって広められ，Osler-Weber-Rendu 病としてよばれるようになりました．

有病率は，5000〜8000 人に 1 人といわれています[3]が，ほとんどは診断されずにいるものと思われます．

本症は，遺伝的な要因により，毛細血管拡張と動静脈奇形が生じる疾患です．毛細血管拡張は，鼻粘膜，胃・十二指腸粘膜（頻度は少ないが大腸粘膜にも生じえます），口唇，舌，頬粘膜，指先に認められることが多いです．このことより，鼻出血や消化管出血を起こすことがあり，三次的に鉄欠乏性貧血を生じます．

本症を診断するきっかけとなるポイントは，
- 持続性そして再発性の鼻出血
- 多発性皮膚粘膜毛細血管拡張
- 消化管毛細血管拡張や肺，肝，脳動静脈奇形
- 一親等以内の家族歴

です．

家族歴を聴取できれば，診断は容易であると思われますが，家族の中には診断されていないケースや把握していない場合もあると思われます．鼻出血を繰り返す場合や原因不明の鉄欠乏性貧血をみた際には本症を考慮することが大切です．

また，動静脈奇形によって生じる症状として，
- 肺動静脈奇形：動静脈シャントによる息切れや奇異性塞栓，出血
- 脳動静脈奇形：出血，周囲の脳虚血，けいれん
- 肝動静脈奇形：出血，門脈圧亢進，肝機能障害

などがあり，稀ではあるかもしれませんが，認識しておく必要があります．

特に本症と診断した場合，肺動静脈奇形の有無をスクリーニングすることが推奨されており[4]，胸部造影 CT を施行し，適宜専門家へのコンサルトを考慮してください（ちなみに，脳と肝臓の動静脈奇形のルーチンスクリーニングは，議論のあるところで，現段階では強く推奨されている状況ではありません）．

繰り返す鼻出血や家族歴を有する場合は，毛細血管拡張や動静脈瘻の検索を行う．

●**参考文献**

1) Sutton HG. Epistaxis as an indication of impaired nutrition, and of degeneration of the vascular system. Medical Mirror. 1864; 1: 769-81.
2) Legg W. A case of haemophilia complicated with multiple naevi. Lancet. 1876; ii: 856-7.
3) Dakeishi M, Shioya T, Wada Y, et al. Genetic epidemiology of hereditary hemorrhagic telangiectasia in a local community in the northern part of Japan. Hum Mutat. 2002; 19: 140-8.
4) Faughnan ME, Palda VA, Garcia-Tsao G, et al. International guidelines for the diagnosis and management of hereditary haemorrhagic telangiectasia. J Med Genet. 2011; 48: 73-87.

15 肺気腫は身体所見で発見できる⁉

Example

往診スタッフ S：N 先生，新しく入居された方がいるので，診察をお願いできますか？

Dr.N：もちろん！ 初めまして，医師の N です．よろしくお願いします．

患者 F：よろしくお願いします．先生，私は元気ですよ．ただ，血圧が高いから，血圧の薬を出してくれればいいですよ．

Dr.N：そうですか．元気だと思えることはすばらしいことですよね！ 初めてお会いしたことですし，少し F さんのことを教えてください．

患者 F：いいですよ．

Dr.N：F さんは 75 歳で今までは高血圧の治療を受けてきたのですね？ 他に入院や通院を要する病気を指摘されたことはありますか？

患者 F：特にないよ．あ，膝が悪くて，湿布と注射を受けています．膝が痛くて，一人暮らしができないから施設に御世話になることになりました．

Dr.N：そうでしたか．薬のアレルギーの有無，またタバコ，お酒は飲まれますか？

患者 F：アレルギーはないよ．お酒はビール 1 本/日程度だけど，1 日タバコは 1 箱くらい吸うね．もう，50 年は吸っているよ．

Dr.N：そうですか．階段を上るときや歩いたときに息切れはありませんか？

患者 F：そういえば，ここ数カ月，少し動いただけで，息切れがするようになってきました．年のせいだと思っていたけど．

Dr.N：そうなのですね．体重は減っていませんか？

患者 F：体重はここ数年で 10 kg 近く減ったよ．膝にはいいかなと思っていたけど．

Dr.N：気になる症状がありますので，まずは診察させてください．

　診察したところ，甲状軟骨頂点と胸骨上縁が 3 cm の距離であり，気管短縮が認められた．また胸鎖乳突筋も目立ってみえ，心尖拍動も座位で心窩部に強く触れた．胸郭の動きを観察すると Hoover 徴候がみられた．

Dr.N：肺気腫というタバコによって肺に障害をきたす疾患の可能性があります．この病気はタバコを辞めることが一番大切なのですが，禁煙はできそうですか？
肺がんの心配もあるので，一度検査もしてみましょう．

患者：禁煙は，先生がいうなら考えてみるよ．

Explanation

肺気腫は，主に喫煙によって肺組織が破壊されることにより，気道が狭窄することによって，気流制限が生じる疾患です．
初期に症状を呈することは少ないですが，ある程度進行すると労作時息切れや慢性咳嗽，喀痰増加が認められます．

診察上では，胸部打診にて鼓音を呈し，聴診で呼吸音減弱[1]，胸郭前後径の増加，口すぼめ呼吸，呼吸補助筋の発達，呼気時の頸静脈怒張の明瞭化，Hoover徴候[2]などが認められます．低酸素状態ではチアノーゼを，高二酸化炭素状態では羽ばたき振戦を認めることもあります．

病歴や身体所見で感度が高い情報・身体所見は，1度の喫煙歴，呼吸困難，Hoover徴候で，特異度が高い所見は，70本/年以上の喫煙歴，90メートル歩行での呼吸困難，樽状胸，肺胞呼吸音減弱，気管短縮（※1），心窩部で心尖拍動が最強に触れる（※2）などです[3-5]．

※1．気管短縮

胸骨上縁より甲状軟骨頂点までの距離が4cm未満の場合を気管短縮とします．これは，肺が過膨張になることにより，縦隔と気管が下方へ牽引されたために生じます．

※2．心窩部で心尖拍動が最強に触れる

肺が過膨張となることにより，左右両側から心臓が圧迫されることにより，心臓が時計軸方向にローテーションします．それにより心尖部が内側（中央側）に移動します．また，右心系に負荷がかかることにより，右室の動きが亢進することにより，心窩部で心尖拍動を触知しやすくなります．ただし，この所見を取る場合，座位で診察することが必要です．

肺気腫で最も重要な介入は禁煙であり，早ければ早いほど予後が改善します．よって，喫煙歴を有する患者さんの診察を行う際には常に上記の所見に注意を払い，肺気腫の診断を早期につけられるようにしたいものです．
可能であれば，このような所見を呈する前に禁煙を勧めて，喫煙関連疾患の発症を予防することが理想的です．

すべての患者さんに喫煙歴を聴取する．喫煙歴が認められた場合，呼吸状態と頸部の所見に注意する．

●参考文献

1) Badgett RG, Tanaka DJ, Hunt DK, et al. Can moderate chronic obstructive pulmonary disease be diagnosed by historical and physical findings alone? Am J Med. 1993; 94: 188-96.
2) Lemyze M, Bart F. Hoover sign. CMAJ. 2011; 183: E133.
3) Holleman DR Jr, Simel DL. Does the clinical examination predict airflow limitation? JAMA. 1995; 273: 313-9.
4) Garcia-Pachon E. Paradoxical movement of the lateral rib margin (Hoover sign) for detecting obstructive airway disease. Chest. 2002; 122: 651-5.
5) Straus SE, McAlister FA, Sackett DL, et al. The accuracy of patient history, wheezing, and laryngeal measurements in diagnosing obstructive airway disease. CARE-COAD1 Group. Clinical assessment of the reliability of the examination-chronic obstructive airways disease. JAMA. 2000; 283: 1853-7.

16 繰り返す肺炎　原因は？

研修医 N：N 先生，外来から発熱の患者さんが入院されたのですが，ご報告してもよろしいでしょうか？

Dr.N：もちろん！　どんな患者さんですか？

研修医 N：84 歳の女性で，昨日より悪寒，戦慄を伴う発熱で来院されました．他に，湿性咳嗽と呼吸困難があります．胸部単純写真で，左中肺野に浸潤影が認められました．既往は，食事運動療法のみでフォローされている糖尿病と高血圧，2 度の肺炎が認められています．

Dr.N：他に指摘されている疾患はないのですね？

研修医 N：はい，ないようです．ADL は自立されていて，自宅で娘さんと 2 人暮らしです．

Dr.N：他に診察所見で気になるところはありましたか？

研修医 N：特にありませんでした．

Dr.N：わかりました．喀痰は採取できましたでしょうか？

研修医 N：はい，できました．

Dr.N：いかがでした？　グラム陽性双球菌がみえましたでしょうか？

研修医 N：そうですね．肺炎球菌性肺炎だと思います．

Dr.N：了解しました．ところで，気になる点があるのですが．

研修医 N：何でしょうか？

Dr.N：肺炎に 2 回，罹患しているようですが，原因はわかっていますか？

研修医 N：以前のサマリーをみると 2 回とも肺炎球菌性肺炎です．

Dr.N：そうでしたか．今回，治療以外に行うべきことはありますか？

研修医 N：他に，ですか？　ワクチンの接種でしょうか．

Dr.N：それも大切なことですね．5 年以内に接種していないようであれば肺炎球菌ワクチンを接種しましょう．免疫不全のスクリーニングをしませんか．白血球数，白血球分画，CD4/8，免疫グロブリン，補体をチェックしましょう．特に肺炎球菌感染を繰り返しているので液性免疫能が気になります．ちなみに，脾臓

はありますよね？

研修医 N：はい．脾臓は画像で確認できました．

> 精査の結果，IgM；197 mg/dL，IgG；測定感度以下，IgA；測定感度以下と免疫グロブリンがすべて低値で，胸腺腫と思われる腫瘍性病変が認められた．Good 症候群の診断で，免疫グロブリンの補充も同時に行われた．

Explanation 感染症を繰り返し発症したり，なかなか治癒しない場合には，免疫不全の評価をする必要があります．免疫不全といっても，いくつかのタイプがあり，以下のように整理して考えると理解がしやすいです 表1．

表1 免疫不全のタイプと生じやすい（重症化しやすい）感染症
（大曲貴夫．Intensivist. 2010；1：121-9[11]）

免疫不全のタイプ	生じやすい感染症もしくは病態
非特異的免疫不全	熱傷や化学療法による消化管粘膜障害による細菌の侵入
細胞性免疫不全 （T 細胞障害）	細菌：ノカルジア，レジオネラ，リステリア ウイルス：EBV，CMV，HSV，VZV，HBV，HVC，JCV，HHV6 真菌：カンジダ，アスペルギルス，クリプトコッカス 　　　ニューモシスチス・イロベチ，ムコール 原虫：トキソプラズマ，糞線虫
液性免疫不全 （B 細胞障害， 補体欠損， グロブリン不足）	肺炎球菌，インフルエンザ桿菌 b 型，髄膜炎菌
好中球減少症	外界と接している部位の感染症 （口腔，消化管，肛門，眼，カテーテル挿入部） （7 日以内；緑膿菌，腸内細菌，ブドウ球菌 　7 日以降；カンジダ，アスペルギルス）

　免疫不全の治療は，生じている感染症の治療の他に，原因となっている免疫不全への対応も必要となります．免疫不全のタイプの同定のアプローチは，闇雲に検査を行うのではなく，生じている感染症からどの免疫不全のタイプであるかを考慮して進めます．

　非特異的免疫不全は，皮膚や粘膜障害によって生じるため，問診や診察で評価が可能です．細胞性免疫不全を考慮する場合は，使用薬剤や CD4/8 比やリンパ球数，抗 HIV 抗体を，液性免疫を考慮する場合は，脾臓の有無，免疫グロブリン，

蛋白電気泳動を，好中球減少に伴う免疫不全の場合は，好中球数を測定し，血液塗抹所見を評価するとそれぞれの免疫不全の有無を評価ができます 表2 .

表2 免疫不全を疑ったときに評価する項目（Deane S, et al. Int Arch Allergy Immunol. 2009; 150: 311-24[2]）

- 血算と分画（末梢血スメア），
  リンパ球（B細胞・T細胞サブセットとNK細胞のフローサイトメトリーでの定量）
- IgM, IgG, IgA, IgEの定量，検尿（蛋白尿があれば尿蛋白の電気泳動）
- 補体（CH_{50}, C_3, C_4）
- 血糖と脂質を含む代謝検査，血清カルシウム値
- 抗HIV抗体（場合により抗HTLV-1抗体）

時に成人においても先天性免疫不全症が隠れていることがあります．成人でよくみられるものとして，common variable immunodeficiency（CVID）があります[3]．もし，免疫不全の原因が不明である場合，先天性免疫不全を考慮し，その場合には遺伝子検査が必要となりますので，専門家にコンサルテーションする必要があります．

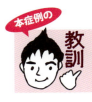

免疫不全は4つに分けて考える．それぞれの免疫不全で発症しやすい日和見感染がある．

● 参考文献

1) 大曲貴夫．免疫不全と重症感染症　総論．Intensivist. 2010; 1: 121-9.
2) Deane S, Selmi C, Naguwa SM, et al. Common variable immunodeficiency: etiological and treatment issues. Int Arch Allergy Immunol. 2009; 150: 311-24.
3) Cunningham-Rundles C, Bodian C. Common variable immunodeficiency: clinical and immunological features of 248 patients. Clin Immunol. 1999; 92: 34-48.

17 感冒ですか？　肺炎かもしれませんよ！

> **Example**
>
> **研修医 T**：N 先生，外来の患者さんの報告をさせていただきます．
> **Dr.N**：もちろんです！　どんな患者さんでしたか？
> **研修医 T**：70 歳男性で，高血圧，前立腺肥大症の既往があり，当院外来通院中です．5 日より 38℃の発熱と咳嗽が出現したため，昨日に当院外来を受診されました．昨日は感冒の診断で，アセトアミノフェンとデキストロメトルファンで帰宅となっています．しかし，咳嗽や発熱は改善せず，症状が重度とのことで受診されています．全身状態は良好にみえます．バイタルサインは体温 37.9℃，血圧 140/68 mmHg，脈拍 110/分，Sat 97%（室内気），呼吸数 20/分です．呼吸音はしっかり聴取しましたが，特に水疱性ラ音や呼吸音減弱は認められませんでした．採血上は白血球 5000/mm^3 で，CRP 3.5 mg/dL でした．

Dr.N：なるほど．昨日受診時のバイタルサインと診察所見はどうでしたか？
研修医 T：昨日のバイタルサインは体温 37.8℃，血圧 136/62 mmHg，脈拍 108/分，Sat 97%（室内気），呼吸数 18/分です．呼吸音は特に所見がないように記載されています．
Dr.N：そうですか．先生は感冒だと思いますか？
研修医 T：はい．全身状態も良好ですし，水疱性ラ音も聞こえませんし，感冒でいいと思うのですが．
Dr.N：そうですか．ちなみに安静時ではなく，歩行時に息切れが出るか聞きましたか？
研修医 T：聞いていませんでしたので，確認してきます．
Dr.N：お願いします．
研修医 T：動くといつもよりも辛いようです．すぐに息が上がってしまうといっておりました．
Dr.N：労作時呼吸困難があるようですね．バイタルサインの変化も認められていますし，肺炎の可能性があります．呼吸音に異常がないようですが，単純写真で確認しましょう．

研修医 T：はい，承知しました．

> 胸部単純写真で，右下肺野に気管支透亮像を伴う浸潤影が認められ，後日，喀痰から *Moraxella catarrahlis* が検出された．市中肺炎の診断で抗菌薬の投与が行われ，症状の改善が認められた．

Explanation

一般内科外来には発熱，咳嗽を主訴に受診される患者さんが多数いらっしゃいます．その患者さんの多くは，ウイルス性上気道炎ですが，発症して2週間以内の急性咳嗽の鑑別としては，百日咳，マイコプラズマ肺炎，細菌性肺炎の頻度が高く，特に細菌性肺炎は診断可能で特異的な治療法が存在するという点で臨床的な重要度は最も高いです．

感冒と細菌性肺炎の決定的な違いは，下気道に炎症を有するか否かであり，ガス交換を行う下気道が障害されると出現する症状である呼吸困難は，基本的には感冒の症状ではありません．

肺炎と感冒を鑑別するスコアがあります 表1．また，肺炎らしさを予測する方法もあります 表2．

それほど高くはありませんが，3点以上で肺炎の可能性が上がるため，3点以上で単純写真を撮影することを勧められています．

表1 Herckerling score（Heckerling PS, et al. Ann Intern Med. 1990; 113: 664-70[1]）

所見	項目数	LR
体温＞37.8℃	0	＜0.19
心拍数＞100回/分	1	0.19
水泡音	2	0.59
呼吸音減弱	3	2.1
	4	6.3

表2 Diehrの肺炎予測ルール（Diehr P, et al. J Chronic Dis. 1984; 37: 215-25[2]）

鼻汁あり	−2点
咽頭痛あり	−1点
寝汗あり	+1点
筋肉痛あり	+1点
1日中みられる喀痰	+1点
呼吸数＞25/分	+2点
体温≧37.8℃	+2点

咳がある患者に用いるもので，点数が高ければ高いほど，肺炎の可能性が上がるというものです．

この両者に共通していることは，バイタルサインの異常です．特に，脈拍，呼吸回数，体温です．バイタルサインの異常，症状が強い（具体的には，夜間眠れない咳，大量の膿性喀痰，血痰などです），全身状態が悪いときには，単純写真を撮影して，肺炎の精査を行った方がよいでしょう．

逆に，咽頭痛や鼻汁などの下気道以外の症状が存在する場合は，広い部位の炎症を示唆し，ウイルス性感染の可能性が高くなります．

本症例の教訓　頻脈，頻呼吸，呼吸苦を訴える急性咳嗽患者では肺炎を考える．

● 参考文献

1) Heckerling PS, Tape TG, Wigton RS, et al. Clinical prediction rule for pulmonary infiltrates. Ann Intern Med. 1990; 113: 664-70.
2) Diehr P, Wood RW, Bushyhead J, et al. Prediction of pneumonia in outpatients with acute cough--a statistical approach. J Chronic Dis. 1984; 37: 215-25.

18 気管支喘息がよくならない 何を考えるか？

> **Example**
>
> **研修医 T**：N 先生，喘息の患者さんで相談させていただきたいのですが．
>
> **Dr.N**：もちろん．先生ならこの前，一緒に喘息の治療をしたから，何か通常の経過と違った問題があるのかな？
>
> **研修医 T**：はい，46 歳の女性で，気管支喘息の既往がありまして，先日も同様の発作が出現して入院されました．両側に wheeze が聴取され，気管支喘息に矛盾がないと考えて，β刺激薬の吸入とステロイドの経口投与を行いました．
>
> **Dr.N**：さすがは先生ですね．1 回で教えたことを実行できていますね．
>
> **研修医 T**：ありがとうございます．若干，喘鳴はよくなったのですが，もう 1 週間くらい経つのに，まだ喘鳴が残っております．喘息の診断が間違っているのでしょうか？
>
> **Dr.N**：確かに普通の喘息にしては，治りが遅いですね．肺炎や気胸を合併していることはありませんか？
>
> **研修医 T**：X 線でしか確認はしておりませんが，入院後にフォローした胸部単純写真では，そのような陰影は指摘できませんでした．
>
> **Dr.N**：わかりました．一緒に診察に行きましょう．
>
> 診察上，確かに両側に wheeze が残存している．心不全を示唆する所見も乏しく，入院後もすっきりしない感じであった．薬剤の服用もしっかり行えており，血管炎を示唆する症状，所見は認められなかった．
>
> **Dr.N**：確かに悩ましいですね．難治性喘息としての work up が必要と思います．この状況で行うべき検査はありますか？
>
> **研修医 T**：喀痰中の好酸球と IgE でしょうか．
>
> **Dr.N**：いいですね．他には？
>
> **研修医 T**：胸部 CT でしょうか．

Dr.N:難治性の場合,異物や悪性腫瘍,肉芽腫性疾患の可能性を考えることが必要だと思います.あと,アスペルギルス抗体,喀痰真菌培養を提出しませんか?
研修医 T:アレルギー性気管支肺アスペルギルス症ですね!

検査の結果,アスペルギルス IgE-RIST,アスペルギルス抗原がともに陽性で喀痰からも *Aspergillus fumigatus* が培養された.イトラコナゾールの内服も行い,喘息の改善が認められた.

Explanation

急性発症の喘鳴が認められ,大多数の喘息の診断は難しくありません.反復して認められている場合,患者自身が診断をして来院されることもあります.しかし,喘息のようにみえて喘息ではない Mimic Asthma というものが存在し,診断の早期閉鎖に陥らないためにも,喘息の診断を下す際には,必ず意識しておきたいものです 表1 .

表1 Mimic Asthma (Wenzel S. Evaluation of severe asthma in adolescents and adults[1])

心不全	
慢性閉塞性肺疾患	肺気腫　気管支拡張症
好酸球関連疾患	アレルギー性気管支肺アスペルギルス症　好酸球性肉芽腫症
中枢気道の問題	逆説的声帯運動　中枢気道閉塞
その他	特発性器質化肺炎　過敏性肺臓炎　サルコイドーシス

日常臨床において,気管支喘息は特に心不全と肺気腫との鑑別が問題となります.

心不全に関しては,比較的高齢発症である場合や心疾患の既往や心血管リスクファクターを有する場合には積極的に疑い,胸部単純写真や心臓超音波検査,BNP 測定などを検討します.

肺気腫に関しては,長期の喫煙歴を有する場合に疑います.時には喘息と肺気腫が併存することもあります(気管支喘息-COPD オーバーラップ症候群).

それ以外の疾患に関しては頻度が比較的低いため,まずは気管支喘息として治療を開始して,治療反応性が乏しいときや新たな症状が認められた場合に考慮することが多いと思われます.そのような際には,好酸球関連疾患,中枢気道の問

題（例えば，肺がんの中枢気道狭窄），特発性器質化肺炎，過敏性肺臓炎，サルコイドーシス以外に細菌性肺炎や気胸を疑って，胸部CTなどの画像精査が必要となります．また，喫煙や胃食道逆流も喘息の悪化要因になるので，治療反応が悪い場合には確認してください．

喘息がよくならない場合は，慢性閉塞性肺疾患，心不全，好酸球関連疾患，中枢気道の問題を考える．

● 参考文献
1) Wenzel S. Evaluation of severe asthma in adolescents and adults. Up to date. This topic last updated: Mar 17, 2016.

19 第三世代セフェム系抗菌薬内服で改善しない肺炎

Example

往診スタッフ S：先生，T 先生が普段訪問診療されている方で，緊急往診の要請がありました．診察をお願いできますか？

Dr.N：行きましょう！

往診スタッフ S：65 歳の男性です．脳梗塞の既往があり，若干の右下肢筋力低下が残っている方です．ADL は杖歩行で，家の周囲は歩けますが，通院が難しいとのことで訪問診療を行っております．普段は元気な方ですが，5 日前に 38℃の発熱，喀痰，咳嗽が出現し，往診を行いました．肺炎の可能性があるとのことで，第三世代セフェム系抗菌薬の内服薬が処方されました．その後も，発熱が続き咳も治まらないとのことで，往診の再依頼の連絡がありました．

Dr.N：普段，お食事はご自分で摂れていて，むせ込むようなことはありませんでしたか？

往診スタッフ S：訪問看護師の報告によると，むせ込むようなことはないとのことです．

Dr.N：わかりました．こんにちは．O さん．医師の N です．

患者 O：先生，来てくれてありがとうございます．どうも熱と咳が治まらなくて．薬が効いている感じがしません．

Dr.N：内服はしっかりされているようですね．診察させてください．診察上，右側胸部に pan inspiratory crackle が認められ，他には有意な所見はなく，診察上は市中肺炎の診断で矛盾しなさそうです．

Dr.N：前回の往診時に，喀痰検査とか出ていますか？

往診スタッフ S：ちょっと待ってください．あります．こちらです．

Dr.N：ありがとう．痰は Geckler 4 で肺炎球菌か．扁平上皮なしと．O さん，改めて診察させていただきましたが，今までの検査と総合して考えると，やはり肺炎で矛盾しないと思います．比較的状態が安定しているので，入院しなければならないことはありませんが，入院して点滴を受ける治療も選択可能です．もしくは，他の内服の抗菌薬を処方しますので，それで経過をみますか？

患者 O：入院は避けたいですね．他のお薬の処方をお願いします．

ペニシリン系抗菌薬を十分用量を処方し，後日，症状は改善した．

Explanation

初診外来での不明熱の紹介患者さんや救急外来でのさまざまな症状で受診される患者さんのなかで，経口第三世代セフェム系抗菌薬が使用されている患者さんはよくみかけます．多くは気管支炎，咽頭炎，中耳炎などの上気道感染症や肺炎が否定できない下気道感染症，皮膚軟部組織に対して投与されております．これらの感染症は，グラム陰性桿菌が原因となることは少なく，広くグラム陰性桿菌をカバーする第三世代セフェム系抗菌薬は，不必要にスペクトラムが広域です．よって，これらの感染症に第一選択薬として使用されるのは，適切ではなく，副作用のリスクもあるので，望ましい診療とはいえません．

さらに経口第三世代セフェム系抗菌薬は，薬剤によっては bioavailability が低く，そのような薬剤を選択してしまうと，十分な効果を発揮できない可能性があります 表1．

表1 第三世代セフェム系抗菌薬の bioavailability[1-4]

セフジニル（セフゾン®）	25%
セフポドキシム（バナン®）	50%
セフチブテン（セフテム®）	75〜90%
セフカペン（フロモックス®）	不明
セフジトレン（メイアクト®）	14%

アレルギーや *Clostridium difficile* 感染症などの副作用や合併症も特別少ない訳ではなく，使用するメリットがデメリットを上回ることはかなり限られた状況であるといえます．

これらの背景より，アメリカ感染症学会のガイドラインでも溶連菌性咽頭炎で，第三世代セフェム系抗菌薬の推奨はされていません[5]．

個人的には，経口第三世代が使用されてもよい状況として，フルオロキノロン系抗菌薬にアレルギーを有する患者さんで，BLNAR による感染症を外来で治療する場合のみくらいでしょうか．

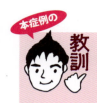

本症例の教訓
経口第三世代セフェム系抗菌薬の吸収率はさまざまであり,低いものも多く,時に治療効果が不十分になることがあり得る.

● 参考文献
1) Cefdinir. Drug information. In: Up to date.（Accessed on October 14, 2016.）
2) Cefpodoxime. Drug information. Up to date.（Accessed on October 14, 2016.）
3) Owens RC, Nightingale CH, Nicolau DP. Ceftibuten. An Overview. Pharmacotherapy. 1997; 17: 707-20.
4) Cefditoren. Drug information. Up to date.（Accessed on October 14, 2016.）
5) Shulman ST, Bisno AL, Clegg HW, et al. Clinical Practice Guideline for the Diagnosis and Management of Group A Streptococcal Pharyngitis: 2012 Update by the Infectious Diseases Society of America. Clin Infect Dis. 2012; 55: e86-102.

20 結核が疑われた肺炎

Example

研修医T：先生，1件症例のご相談があります．
Dr.N：どうしました？
研修医T：26歳の女性で既往歴はない方です．入院10日前より38℃の発熱と乾性咳嗽が出現し，入院4日前に近医を受診したようです．左上肺の肺炎の診断でセフポドキシムとアジスロマイシンを処方されましたが，改善しませんでした．動物接触歴や海外渡航歴，温泉への入浴，シックコンタクトなどもありません．
Dr.N：患者さんの職業と結核患者との接触はいかがですか？
研修医T：職業は睫毛エクステンションで，結核患者さんとの接触はありません．診察上，呼吸音は清で心音は問題ありませんでした．血液検査では，白血球 10000/μg，CRP 16.3 mg/dL と炎症反応が認められ，若干の肝機能障害があります．胸部単純写真では，右下肺野と左上肺野に気管支血管陰影不明瞭化が認められております 図1．
Dr.N：なるほど．上方に陰影があるので，結核の除外をしなければなりませんね．
研修医T：はい．既に3回喀痰抗酸菌培養を提出し，検鏡，PCR陰性が確認できています．T-spot，ツベルクリン反応も陰性でした．
Dr.N：入院後はいかがですか？
研修医T：入院後は，セフトリアキソンのみ点滴とし，徐々に解熱し，炎症反応も低下してきております．しかし，咳嗽が継続しています．
Dr.N：マイコプラズマ肺炎の可能性はいかがでしょうか？ 初めにアジスロマイシンが十分に効かなかった理由は不明ですが，亜急性の経過，重度の咳嗽，身体所見で異常が認められない，肝機能障害などの所見が揃っています．若干の改善が認められているのも，マイコプラズマという自然治癒してしまうこともある微生物ならではの経過かもしれません．
研修医T：なるほど．念のため，マイコプラズマ迅速抗体を検査しましたが，陰性でした．

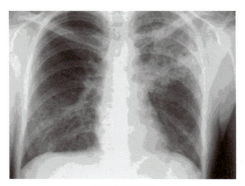

胸部単純写真

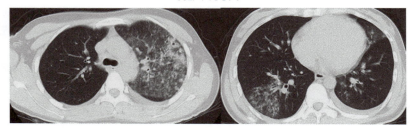

胸部 CT 写真

図1 胸部単純写真および胸部 CT 写真

Dr.N：その検査は，感度，特異度が低いので，参考程度にしておいた方がいいでしょう．喀痰マイコプラズマ抗原検査かペア血清での抗体価測定をしてください．

　その後，無治療で症状は軽快し，胸部単純写真の陰影も改善した．後日，マイコプラズマ抗体（CF）で 32 倍から 512 倍への上昇が認められた．

Explanation

　Mycoplasma pneumoniae による感染症は，大半が無症状で，自然治癒してしまう感染症です．症状を呈する場合は，呼吸器感染が最も多く，非定型肺炎を生じます．呼吸器外にも合併症を生じることもあり 表1 ，その割合は約 5〜10％といわれています．

表1 マイコプラズマの肺外症状（Baum SG. *Mycoplasma pneumoniae* infection in adults[1]）

溶血	寒冷凝集素症
皮膚症状	軽度の紅斑性黄斑丘疹または水疱性発疹 Stevens-Johnson syndrome
神経症状	脳炎，髄膜炎，末梢神経障害，横断性脊椎炎，脳神経麻痺，小脳失調
心臓合併症	不整脈，心不全，心電図異常，心筋炎
その他	多関節炎，横紋筋融解，糸球体腎炎，肝炎，膵炎，前部ぶどう膜炎，水疱性中耳炎

　マイコプラズマは主に上気道から侵入し，感染を生じてもほとんどは上気道炎を起こす程度で，肺炎に移行するのは3〜10％くらいといわれています[2]．特徴は，頑固な咳嗽で，咳をしすぎて吐きそうになってしまうような咳嗽を呈します．基礎疾患がない，比較的若い人に多いことや白血球増加が認められない，胸部身体所見が正常，喀痰が少ないなど，自覚症状に比べて他覚的所見が軽度であるため，マイコプラズマ感染症は軽症であるというイメージがもたれやすいという印象があります．

　しかし，時に重症肺炎や急性呼吸促迫症候群（ARDS），肺血栓塞栓症，血液凝固障害が生じ，呼吸不全や死亡に至ることが報告されています．これらは，若く，基礎疾患のない男性に認められやすい傾向があります[3,4]．よって，マイコプラズマ感染症でも高熱を呈したり，時に重症化しうることを認識しておく必要があります．

　Mycoplasma pneumoniae は，気管支上皮細胞を好み，典型的には気管支肺炎のパターンを呈します．そのような病態の結果，胸部単純写真では網状結節状陰影，斑状浸潤陰や気管支壁肥厚などとして認められ，胸部CTでは，小葉中心性陰影やtree-in-bud様の結節影，スリガラス陰影，気管支血管束の肥厚が認められます[5]．よって，結核との鑑別が必要となることもあります．

　診断の方法として有用な方法は，喀痰が採取可能であればPCRもしくはマイコプラズマ抗原検査を施行し，喀痰採取ができない場合はマイコプラズマ抗体（EIA法）を受診当初と2 or 3週間後に測定し，ペア血清を評価します[6]．ペア血清法はゴールドスタンダードな診断方法ですが，診断する頃には治療が終了しているため，実際には，臨床診断で治療に介入することが多いです．

本症例の教訓
初めに診断がつかなくても,その後の経過も加味すると診断可能となることがある.マイコプラズマ感染症も時に重症化することがあり得る.

● 参考文献

1) Baum SG. *Mycoplasma pneumoniae* infection in adults. Up to date. This topic last updated: Mar 10, 2016.
2) Mansel JK, Rosenow EC, Smith TF, et al. *Mycoplasma pneumoniae* pneumonia. Chest. 1989; 95: 639-46.
3) Chan ED, Welsh CH. Fulminant *Mycoplasma pneumoniae* pneumonia. West J Med. 1995; 162: 133-42.
4) Kannan TR, Hardy RD, Coalson JJ, et al. Fatal outcomes in family transmission of *Mycoplasma pneumoniae*. Clin Infect Dis. 2012; 54: 225-31.
5) Muller NL, Franquet, T, Lee KS. Viruses, Mycoplasma, and Chlamydia. In: Imaging of Pulmonary Infections. Philadelphia: Lippincott Williams and Wilkins; 2007. p. 94.
6) Waites KB, Talkington DF. *Mycoplasma pneumoniae* and its role as a human pathogen. Clin Microbiol Rev. 2004; 17: 697-728.

21 イレウス症状の原因は!?

研修医 T：先生，発熱と嘔吐の患者さんが入院されました．フィードバックを頂けますでしょうか．

Dr.N：了解です．

研修医 T：68 歳のアメリカ人男性の D さんです．胆石症，30 年来の糖尿病の既往がありますが，治療はされていないようです．5 日前に心窩部痛，嘔気，嘔吐が出現し，その後も腹部膨満感，嘔吐が持続するため，当院を受診されました．体温 39.3℃，血圧 145/68 mmHg，脈拍 97/分，呼吸数 16/分，SpO_2 97%（室内気），歩行できず，腹部を抑えて目を閉じ，苦悶様顔貌を呈していました．腹部は膨満，軟，全体に圧痛あり，打診で鼓音を呈していました．心窩部に開腹後の手術痕があり．癒着性イレウスに伴う bacterial translocation を考えました．血液培養を 2 セット採取して，絶食，補液，抗菌薬の点滴投与を開始しております．

Dr.N：私もそのように思います．他には症状はありませんでしたか？

研修医 T：特に訴えはありませんでした．

翌日に血液培養（4/4）で B 群溶連菌が検出され，合計 14 日間の投与で終了となった．感染性心内膜炎の所見は認められず，経過良好で退院となった．

退院 8 日後．

研修医 T：先生，D さんが腰痛で再来院されました．整形外科を受診されているようです．

Dr.N：一緒に行きましょう．

整形外科で腰椎 MRI が施行され，第 10 胸椎から第 1 腰椎レベルの椎間板炎と診断された 図1 ．

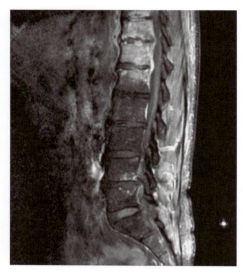

図1 腰椎MRI（STIR像）

Dr.N：前回の入院中に腰痛の訴えがあったか，確認しましょう．

研修医T：我々には訴えることはありませんでしたが，看護師さんにはたびたび訴えがあったようです．

Dr.N：そうですか．前回の入院中から腰痛があったのなら，前回の入院時に椎体炎を起こしていた可能性があります．その際に，腰椎MRIを施行していれば，もっと早く診断をつけられていたかもしれませんね．同じような症例に遭遇した場合は，見逃さないようにして，次に生かしましょう．

研修医T：はい．ありがとうございます．

Explanation

実際に腹部膨満，便秘，嘔吐などのイレウス症状をみた際には，まずは腹部手術の既往と内服薬を聴取します．それらがはっきりしない場合は，大腸閉塞，小腸閉塞，イレウス（麻痺性イレウスやOgilvie症候群などの非閉塞性の病態）に分けて考えるとよいと思います 表1 ．

腸管閉塞の場合は，画像検査が診断ツールのメインとなりますが，イレウスの場合，全身的な要因が原因となることもあり，病歴や随伴症状などから隠れている病態を探す必要が出てきます．そのような全身的な要因の中に椎体炎も含まれ

表1 腸閉塞の分類[1-3]

腸閉塞のタイプ	原因となる疾患
小腸閉塞	術後の癒着，ヘルニア，胆石，小腸腫瘍，異物，腸重積，小腸壁内血腫
大腸閉塞	大腸腫瘍，S状結腸捻転，術後や近傍の炎症による癒着，腸重積
イレウス（非閉塞）	外傷，重症内科疾患，腹腔内の炎症や出血・悪性腫瘍，薬剤，腹部手術，腰椎麻酔

るのかもしれません．

　一般的に，化膿性脊椎炎の臨床症状は，背部痛や発熱であり，炎症が周囲の神経まで及べば，下肢筋力低下，しびれなどの神経根症状を伴います．個人的に，このようにイレウス症状を主訴に受診された化膿性脊椎炎を2例経験しています．2013年の消化器外科学会に同じような症例報告[4]があり，椎体炎はイレウス症状を呈することがありうると思われます．この報告では腰痛にイレウス症状を伴う場合には椎体炎を考慮すべきであると述べられています．

　このように椎体炎でイレウス症状が認められる原因として考えられうる病態は，全身性の炎症反応により生じた二次的な腸管麻痺，電解質異常による腸管麻痺などです．残念ながら現時点では，症例報告が散見されるのみで，病態生理を解説した文献は見当たらず，推測の域を出ません．

椎体炎でもイレウス様症状を呈することがある．

●参考文献

1) Bordeianou L, Yeh DD. Epidemiology, clinical features, and diagnosis of mechanical small bowel obstruction in adults. Up to date. This topic last updated: Jun 21, 2016.
2) Yeh DD, Bordeianou L. Overview of mechanical colorectal obstruction. Up to date. This topic last updated: Aug 31, 2015.
3) Vanek VW, Al-Salti M. Acute pseudo-obstruction of the colon (Ogilvie's syndrome). An analysis of 400 cases. Dis Colon Rectum. 1986; 29: 203-10.
4) 加藤達史, 佐多律子, 楊 知明, 他. 腸閉塞症状を呈した化膿性脊椎炎症例の検討. 第68回日本消化器外科学会総会. 2013.

22
高齢者の突然発症の腹痛，腹部膨満感の原因は？

Example

研修医 F：N 先生，外来の患者さんの相談をしてもよろしいでしょうか？

Dr.N：もちろんです．

研修医 F：ありがとうございます．80 歳の女性で，パーキンソン病，高血圧の既往がありますが，内服薬でコントロール良好です．ADL は自立しております．3 日前，起床した時に腹部膨満感を自覚し，当院を来院されました．嘔吐や下痢，腹痛，冷汗はありませんでした．腹部膨満が持続し，昨日より下腹部痛が徐々に悪化してきたため，受診されました．全身状態は良好で，バイタルサインも特に問題ありません．腹部を診察したところ，腹部が膨隆しているのみで下腹部に軽度の圧痛あり，腸蠕動は問題ないように思いました．

Dr.N：なるほど．症状は急に現れたのでしょうか？

研修医 F：起床時には既に自覚していたようで，発症機転については不明です．なお，鼠径部にもヘルニアなどは認められませんでした．あまり診断名としては使用したくありませんが，便秘として対応してもよろしいでしょうか？

Dr.N：実際に便秘なのでしょうか？

研修医 F：いえ，一昨日に排便があったようです．

Dr.N：そうですか，私も診察いたしますね．

研修医 F：よろしく願いします．

> 診察上，著明な腹部膨満があり，打診上で明らかな鼓音を呈していた．今朝から排ガスはないとのことで，腹部手術歴はないが，何らかの腸閉塞が疑われたため，腹部 X 線を撮影した．

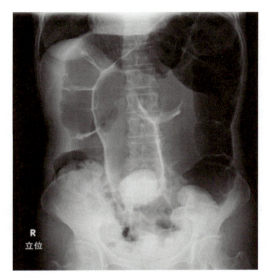

図1 腹部単純写真（立位）

研修医 F：教科書でみた coffee been sign ですね．すぐに CT を撮影して，消化器内科の先生にコンサルトします．

Explanation

　S 状結腸捻転症は，S 状結腸が腸間膜を軸に捻れることにより closed loop による大腸閉塞と腸間膜の捻れが血管を巻き込むため，血流障害による消化管壊死，穿孔をきたす疾患です．本邦のイレウス症例の 3〜10％を占めるようです[1-3]．S 状結腸は係蹄が緩く，固定点同士が近接しているため捻転をきたしやすいのです．特に，解剖学的に S 状結腸間膜が長く幅の広い患者に捻転が生じやすいといわれております[4]．

　一般的に活動性の低い高齢者に多く，循環器，神経筋，精神疾患や便秘の存在がリスクとなりえますが，S 状結腸が長いなどの解剖学的な異常が認められる場合には，小児や若年者にも生じることがあります．

　緩徐発症の腹痛，腹部膨満感，嘔気，便秘などが初期症状として出現し，嘔吐はすぐには出現せず，数日後に伴ってくることが多いです．虚血が生じれば強い腹痛や発熱，バイタルサイン異常などが出現してきます．

　本ケースのように発症してからすぐに受診した場合，強い腹痛の頻度も低く，見過ごされてしまいがちです．疾患を見逃さないコツは，

- 活動性の低い高齢者
- 神経精神疾患の既往
- 腹部が膨満している

　これらをみた際には，最低でも腹部単純写真を撮影しておくことです．しかし，腹部単純写真では約 60％しか所見を呈さないという報告[5]もあるので，強く疑われる場合には，腹部造影 CT を施行する必要があります．壊死に陥っていなければ，内視鏡的に整復することも可能であるため，早期の診断が重要です．

活動性の低い高齢者や精神疾患を有する患者さんにおいて，突然発症の腹部膨満をみたら，S 状結腸捻転の可能性を考慮する．

● 参考文献

1) Ballantyne GH, Brandner MD, Beart RW Jr, et al. Volvulus of the colon. Incidence and mortality. Ann Surg. 1985; 202: 83-92.
2) Friedman JD, Odland MD, Bubrick MP. Experience with colonic volvulus. Dis Colon Rectum. 1989; 32: 409-16.
3) Hiltunen KM, Syrjä H, Matikainen M. Colonic volvulus. Diagnosis and results of treatment in 82 patients. Eur J Surg. 1992; 158: 607-11.
4) Halabi WJ, Jafari MD, Kang CY, et al. Colonic volvulus in the United States: trends, outcomes, and predictors of mortality. Ann Surg. 2014; 259: 293-301.
5) Mangiante EC, Croce MA, Fabian TC, et al. Sigmoid volvulus. A four-decade experience. Am Surg. 1989; 55: 41-4.

23 One-Day-FUO の原因は!?

研修医 Y：N 先生，昨日，発熱で来院された患者さんについて，ご相談があるのですが，よろしいでしょうか？　本日，外来でフォローすることになっていて，先生のご意見を含めて診療に当たりたいと思っています．

Dr.N：もちろん，いいですよ！　どんな患者さんですか？

研修医 Y：21 歳の大学生で，既往歴は特にありません．昨日の朝から急に 38℃の発熱が出現したとのことで，夕方に初診外来を受診されました．他には特異的な症状は認められず，頭頸部，胸部，腹部，四肢に特に異常所見は認められませんでした．血液検査上は，WBC 11000/µL，CRP 3 mg/dL くらいで他に特異的な所見はありませんでした．胸部単純写真と尿一般，沈渣も異常ありませんでした．全身状態はそれほど悪くなかったので，血液培養を 2 セット採取のうえ，対症療法で帰宅といたしました．

Dr.N：生活背景では何か有用な情報はありませんでしたでしょうか？

研修医 Y：普通の大学生で，近くの大学に通っています．海外渡航歴や動物接触歴，森林散策歴はありません．

Dr.N：基本的な初期対応はしっかりできていると思いますよ．ちなみにこの季節（夏期）なので，バーベキューに行ったという病歴はありませんか？

研修医 Y：それは聞きませんでした．しかし，下痢もないですし，腹部所見も全くの正常でしたよ．

Dr.N：common なものに限定して考えると，短期の経過，この年齢，性別で高熱をきたすものは，何らかの特殊なウイルス感染やキャンピロバクター腸炎が考えられます．よって聞くべき病歴として，食物摂食歴を追加したいと思います．

研修医 Y：わかりました．患者さんが来院されたようなので，聞いてきます．

診察後．

研修医 Y: 今朝になって,腹痛と下痢が出現したようです.3日前にバーベキューに友人達と参加したようで,生焼けの鶏肉を食べたかもしれないようです.

> 便のグラム染色では,見事な Gull-wing 型のグラム陰性桿菌が認められ,キャンピロバクター腸炎の診断となった.

Explanation

キャンピロバクター腸炎は,腹痛や下痢で発症するが,約 1/3 の症例では,高熱や悪寒,全身痛,めまい,せん妄などの前駆症状を伴うことがあります[1,2].特に,下痢などの消化器症状のみを呈した症例よりも,前駆症状をもつ症例の方で重症度が高い傾向にもあるようです.このように,キャンピロバクター腸炎は捉え方によっては,one-day(night)FUO(fever unknown origin)になり得ます.キャンピロバクター腸炎は,細菌性腸炎の中で最も頻度の高い疾患の一つであり,不明熱をみた時には,食物接触歴もしっかり追加したいところです.

もし,キャンピロバクター腸炎を疑った場合には,便のグラム染色をお勧めしたいです.Up to date には感度が培養よりも落ちるため,ルーチンにはお勧めしない[3]と記載がされていますが,便グラム染色でこの Gull-wing 型のグラム陰性桿菌をみつけてしまえば,その時点で診断をつけることが可能であるという迅速性は大変有用であり,また低侵襲,低コスト,簡便性なども考慮すると個人的にはもう少し便グラム染色を推してもよいのかなと思います 図1.

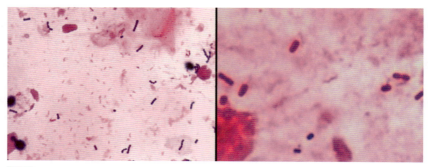

図1 *Campylobacter jejuni* のグラム染色写真

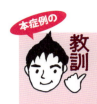

本症例の教訓

発熱のみでも後ほど他の症状を呈して診断がつくことがある．診断がつかない場合は，時間を利用することも考える．その際には，患者背景にも着目して，可能性の高い鑑別診断を行う．

● 参考文献

1) Kapperud G, Lassen J, Ostroff SM, et al. Clinical features of sporadic Campylobacter infections in Norway. Scand J Infect Dis. 1992; 24: 741-9.
2) Blaser MJ, Berkowitz ID, LaForce FM, et al. Campylobacter enteritis: clinical and epidemiologic features. Ann Intern Med. 1979; 91: 179-85.
3) Allos BM. Clinical manifestations, diagnosis, and treatment of Campylobacter infection. Up to date. (Accessed on October 18, 2016.)

24 まるで喀痰のような白血球便！

Example

研修医 K：N 先生，ご相談があるのですが，よろしいでしょうか？
Dr.N：どうしましたか？
研修医 K：実は私の妹のことです．22 歳の女性で，特に既往歴はありません．先日，バリ島に友人と遊びに行ってきたようです．バリには 5 日間行っておりまして，4 日前に日本に帰ってきました．一昨日から頻回の下痢をしておりますが，昨日，近くの病院を受診したところ，ノロウイルスによる腸炎だといわれたのです．今日も症状が改善していないようで，可能であれば先生に診ていただきたいと思っています．
Dr.N：もちろん，いいですよ．すぐに来院するように連絡してください．
患者 K：本日は，ありがとうございます．
Dr.N：下痢は辛いでしょう．まずは症状の経過を教えてください．
患者 K：一昨日から，10 回以上の水みたいな下痢がありました．右側腹部にも波のある痛みがあって，熱は 39℃あります．嘔吐や血便はありませんでした．何とか水分は摂れています．
Dr.N：バリではどのように過ごしていたのですか？
患者 K：基本的にはホテルで過ごしていましたが，町の屋台で何回か食事をしました．
Dr.N：わかりました．まずは診察させてください．

診察上，右側腹部の軽度の圧痛以外は特に所見は認められなかった．

Dr.N：特異的な所見はないようです．屋台で食事されているので，腸チフス，赤痢，サルモネラ，キャンピロバクターなどの可能性が考えられます．まずは血液検査と便の検査を行いましょう．

便グラム染色では，Gull-wing 型の細菌は認められなかった．喀痰を思わせ

るような白血球が一面に認められた.

Dr.N: 便の検査では，白血球が多数みえていました．強い炎症が起きているのでしょう．治療を必ず行わなければならない細菌は赤痢菌です．今日は赤痢の可能性を考えて抗菌薬を出しておきます．
患者K: ありがとうございます．

後日，便培養より S. sonnei が検出され，赤痢と診断された．

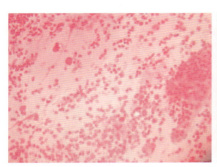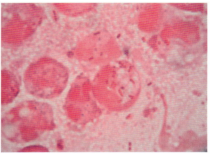

図1 便グラム染色所見

Explanation

　本症例は，海外渡航歴を有する高熱，腹痛の症例です．渡航歴を有する場合，鑑別すべき微生物が多くなるため，日常診療で下痢を呈する疾患以外にも考慮すべき疾患が増えてきます．以下に，海外渡航歴を有する場合の鑑別を整理しておきます 表1 .

　赤痢はそれほど頻度の高いものではありませんが，抗菌薬の投与が必要な疾患であり，見逃してはならない疾患の一つでもあります．大腸炎を生じるので，一般的には腹痛，粘血便，発熱，テネスムスなどの大腸型腸炎を示唆する症状を呈します[3]．一方で，嘔気，嘔吐や脱水になるほどの大量の水様便などの小腸型腸炎を示唆する症状は認められない傾向があります[4]（ただし，水様便は認められることがあります）．

表1 海外渡航＋腸炎で特に考慮すべき鑑別疾患[1,2]

潜伏期	原因微生物
潜伏期10日以内	腸管細菌感染症 　病原性大腸菌 　キャンピロバクター 　サルモネラ（腸チフス） 　赤痢菌 　腸炎ビブリオ　コレラ 　エルシニア 　エロモナス　プレジオモナス デング熱（重症）　ロタ・ノロウイルス クリプトスポリジウム　サイクロスポラ
潜伏期11日以降	サルモネラ（腸チフス） A型肝炎　E型肝炎 腸管原虫感染症 　ランブル鞭毛虫 　赤痢アメーバ 　糞線虫

　本症を考えた時に，上記鑑別診断をあげて，まずは便のグラム染色を行いますが，便中の赤血球や白血球の存在は，赤痢の可能性をあげる所見であり，キャンピロバクターのGull-wing型グラム陰性桿菌よりは間接的な所見ではあるものの，有用な知見であると思われます．

本症例の教訓　赤痢は特に局所での強い炎症を引き起こし，血便や便中白血球の増加を伴いやすい．

● 参考文献

1) Goldsmid JM, Leggat PA. The returned traveller with diarrhea. Aust Fam Physician. 2007; 36: 322-7.
2) Spira AM. Assessment of travellers who return home ill. Lancet. 2003; 361: 1459-69.
3) Stoll BJ, Glass RI, Huq MI, et al. Epidemiologic and clinical features of patients infected with Shigella who attended a diarrheal disease hospital in Bangladesh. J Infect Dis. 1982; 146: 177-83.
4) Acheson DW, Keusch GT. Shigella and enteroinvasive *Escherichia coli*. In: Blaser MJ, Smith PD, Rardin JI, et al. Infections of the Gastrointestinal Tract. New York: Raren Press; 1995. p. 765.

25 急に生じた腹水とイレウス　原因は？

Example

研修医 G：外来の患者さん，帰宅していただこうかと思いますが，確認をお願いします．

Dr.N：初期診療お疲れさまです．どんな患者さんですか？

研修医 G：71 歳の男性で，痛風の既往があります．昨日より嘔気，4 回の嘔吐，今朝より腹部違和感が生じ来院されました．バイタルサインは異常なく，全身状態も良好です．腹部診察上，腸蠕動はやや亢進気味で，お腹は少し張っていました．明らかな圧痛はありませんでした．

Dr.N：嘔吐しているようですが，開腹歴はありませんか？

研修医 G：ないようです．血液データは，白血球と CRP が若干上がっているのみで，生化学検査では異常ありませんでした．腹部単純写真でも小腸ガスが目立つのみで，何らかの感染に伴う腸管麻痺と考えました．飲水も可能ですし，自宅で様子をみていただこうかと考えました．

Dr.N：なるほど．しかし，腸管麻痺の原因がわからないので，元気そうにみえてもこのまま帰すのは少し気が引けますね．腸管麻痺の原因精査のため，腹部 CT を追加しましょう．

研修医 G：はい，わかりました．

　腹部造影 CT では，限局性の小腸壁肥厚とダグラス窩に腹水貯留が認められた 図1 ．

研修医 G：追加でお話を聞いたところ，2 日前にハマチを食べているようです．何か関係はありますかね？

Dr.N：アニサキスかな．

研修医 G：アニサキスにしては，少し時間が経っていますし，お腹も痛がってないですよ．

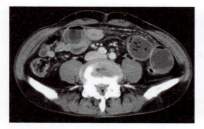 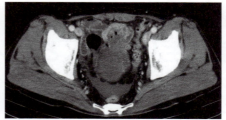

図1 腹部造影 CT 写真

Dr.N：小腸アニサキスは胃アニサキスと違った症状が出ることがあります．小腸の壁肥厚を生じることにより腸閉塞となったり，腹水が出現します．腹水中の好酸球増加がみられることもありますが，この患者さんの場合では腹水採取が難しそうなので，アニサキスの抗体を測定してみましょうか．

アニサキス特異抗体 IgG・IgA（＋）≧1.59 ID，IgE（＋）≧14.2 UA/mL

保存的に経過観察したところ，嘔気，嘔吐，腹部違和感は徐々に改善した．小腸アニサキスと診断し，退院となった．

Explanation

本症例が診断された病院は，東京の下町にある病院で，度々アニサキスと診断される患者さんに出会います．比較的築地から近く，もしかしたら鮮度の高い魚が流通している関係で多かったのかもしれません．魚を生で食べる風習をもつ日本では，アニサキス症は common disease として認識してもよいと思われます．日本でのアニサキス症は年間 2000〜3000 件と報告されており，全世界の 90% を占めます[1]．

いかなる海産物もアニサキス症の原因となり，腹痛の患者さんには是非，海鮮類の摂取を聴取したいものです．

あまり知られていないのですが，アニサキスは胃だけではなく，小腸にも感染を起こすことがあります．小腸は胃よりも先に位置するため，潜伏期が胃アニサキス症では 2〜8 時間に対し，小腸アニサキス症では，1〜5 日と長い傾向にあります[2]．また，胃アニサキス症では強い腹痛が全面に出やすいですが，小腸アニサキス症では腹痛のみではなく，腸閉塞症状や腹水を認めることが特徴です[3]．小腸アニサキス症では，腸管壁に侵入した幼虫から発する好酸球遊走因子によるアレルギー反応に伴う蜂窩織炎が生じ，腹膜刺激症状，腸閉塞，腸管壁肥厚，好

酸球性腹水が出現します．一般的に下痢や発熱は認められない傾向にあります．限局した腸管壁肥厚と腸管腔内狭小化が腸閉塞という臨床像を形成するものと思われます．

診断のポイントは，
① 発症前数日間に鮮魚を生食している，
② 腹部単純写真で小腸閉塞像を認める，
③ 腹部 US で腹水の貯留を認める（腹水好酸球増加があれば，可能性大），
④ 腹水が多いわりに全身状態が良好で，腹部の理学的所見も軽度，

であり，腹痛や腸閉塞症状をきたした患者さんを診療する際には，忘れないようにしたい疾患です．

特異的アニサキス IgE 抗体や IgA，IgG 抗体で診断をつけることが一般的ですが，時間がかかるため，治療方針決定には役に立ちません．よって，病歴と症状から可能性を予測することが重要です．

本疾患は小腸穿孔さえ合併しなければ，自然治癒し，予後は良好です．本症の存在を認識することにより，腹膜刺激症状を伴った急性腹症患者さんに対する不要な開腹手術を避けることが現実的には重要なことではないかと思います．

本症例の教訓　原因不明の小腸壁肥厚・閉塞，腹水貯留をみたら，小腸アニサキスを考慮して食物摂食歴を聴取する．

● 参考文献

1) Ishikura H. Anisakiasis 2. Clinical pathology and epidemiology. In: Otsuru M, Kamegai S, Hayashi S, editors. Progress of Medical Parasitology in Japan. vol. 8. Tokyo: Meguro Parasitological Museum; 2003. p. 451-73.
2) 石崎 彰，矢吹英彦，稲葉 聡，他．腸閉塞症状で発症した小腸アニサキス症の 1 例．日臨外会誌．2003; 64: 366-9.
3) 加納宣康，山田直樹，原 聡，他．小腸アニサキス症例の臨床的検討―早期診断基準の提唱―．日臨外会誌．1990; 51: 1883-9.

26
PPI 不応性 GERD 症状の原因は!?

Example

研修医 H：本日外来を受診された方で，ご相談してもよろしいでしょうか？

Dr.N：どんな患者さんですか？

研修医 H：37 歳の男性です．アトピー性皮膚炎の既往があり，健診で毎年過体重を指摘されております．約 4 年前よりたまに上腹部違和感を自覚していたようですが，仕事が多忙で様子をみられておりました．今回も約 2 カ月前頃より上腹部違和感，胸焼け，食後のつかえ感を自覚するようになり，症状が不快とのことで 1 カ月前に近医を受診されました．そちらで逆流性食道炎の診断を受け，プロトンポンプインヒビター（PPI）が投与されております．

Dr.N：なるほどね．そのクリニックでは上部消化管内視鏡検査は行われましたか？

研修医 H：いえ．症状のみで診断され，投薬治療に踏み切られたようです．

Dr.N：そうですか．それで改善が得られなかったのでしょうか？

研修医 H：はい．2 週間以上服用しても症状が改善しないとのことで当院へ紹介となりました．

Dr.N：喫煙や飲酒，食事の嗜好はいかがでしょうか？

研修医 H：喫煙歴なし，飲酒は機会飲酒程度のようです．特に辛いものや熱いものを好んで食べるということはなさそうです．診察上も特に異常なくて，上部消化管内視鏡検査をお勧めしようと思いますが，なかなか鑑別があがらなくて．食道がんにしては，年齢が若く，リスクも揃っていないので．

Dr.N：そうですね．食道がん以外にも考えないといけないですね．例えば，食道アカラジアや好酸球性食道炎，あとは心身症的な要因でしょうか？

研修医 H：仕事やプライベートでのストレスはなさそうです．好酸球性食道炎ですか．全然考えませんでした．承知いたしました！　上部消化管内視鏡検査をオーダーします．

　　上部消化管内視鏡検査の結果，食道粘膜の易出血性や円状環が認められ，生

検の結果，好酸球の浸潤が確認された．好酸球性食道炎の診断で，吸入ステロイドの経口投与が開始された．

Explanation

好酸球性食道炎（EoE）は，好酸球が食道粘膜に浸潤して炎症を起こし，食道機能障害や最終的には狭窄が生じる疾患です．原因は不明ですが，気管支喘息やアトピー性皮膚炎，アレルギー性鼻炎などと合併することが多いことから何らかのアレルギーが病態に関与していると考えられています[1]．男性に多く，発症する年齢層は様々で，日本からの報告が多いようです[2]．

乳児期では哺乳障害，学童期では嘔気がメインで，成人では胸焼けや胸痛，上腹部不快感，嚥下困難など，胃食道逆流症（GERD）と似たような症状を呈します．本疾患の本質はおそらくアレルギーなので，ステロイドが有効ですが，なかにはプロトンポンプインヒビター（PPI）が有効なこともあり，以下のように分けると理解しやすいと思います．

胃食道逆流症（GERD）：
　PPI が有効である．

PPI-responsive esophageal eosinophilia（PPI-REE）：
　食道粘膜への好酸球浸潤を認め，EoE 様にみえるが PPI で改善する病態．

好酸球性食道炎（EoE）：
　食道粘膜への好酸球浸潤を認め，PPI が無効な病態．

PPI-REE と EoE の関連性については不明ですが，好酸球性食道炎は時に無症状のこともあり，もしかしたら PPI-REE は無症候性好酸球性食道炎と胃食道逆流症の合併なのかもしれません．

実臨床でのマネジメントとしては，GERD 症状が認められた場合，まずは PPI が投与されると思います[3]．その際，治療反応が不十分な時は，24 時間 pH モニタリングを行えれば理想的だと思いますが，なかなか実施可能な施設が少ないため，実施することができません．そのような場合には，上部消化管内視鏡を施行し，食道がんや好酸球性食道の精査を，時には食道造影による食道アカラジアの評価を検討することが必要です．

上部消化管内視鏡検査に同意が得られなかった場合には，吸入ステロイドの経口投与を行い，治療的診断を行うこともあります．しかし，そのような場合には，

食道がんの見逃しのリスクがあるため,その点を説明することが必要です.

好酸球性食道炎が長期間診断されなかった場合,食道に線維性の狭窄が起こり,食物の通過障害を起こすことがあります[4].早期診断,治療が重要であり,嚥下障害や胸のつかえを感じる方には,早めに内視鏡検査をお勧めしたいものです.

また,本症は何らかのアレルギーが関与している可能性があり,問診で原因が判明するようなら抗原回避も試みて欲しいと思います.

PPI 無効の GERD をみたら,好酸球性食道炎を考慮する.

● 参考文献

1) Kinoshita Y, Ishimura N, Oshima N, et al. Systematic review: Eosinophilic esophagitis in Asian countries. World J Gastroenterol. 2015; 21: 8433-40.
2) Furuta GT, Katzka DA. Eosinophilic Esophagitis. N Engl J Med. 2015; 373: 1640-8.
3) Richter JE. Current management of eosinophilic esophagitis 2015. J Clin Gastroenterol. 2016; 50: 99-110.
4) Furuta K, Adachi K, Kowari K, et al. A Japanese case of eosinophilic esophagitis. J Gastroenterol. 2006; 41: 706-10.

27 突然発症の高齢者の腹痛，発熱 診断は!?

研修医 S：昨日，救急から転入してきた患者さんについて相談させていただきたいのですが，よろしいですか？

Dr.N：どうしましたか？

研修医 S：83 歳の女性です．高血圧，脂質異常症，脳梗塞，心筋梗塞の既往があって，施設入所中の方です．ADL は，車椅子移動で，やや認知はあるようですが，自分の症状はしっかり訴えられます．

昨日の夕方に誘因なく突然，腹痛を訴えられたとのことで，救急車で来院されました．来院時，強い腹痛が認められていたようですが，鎮痛薬で改善しました．腹部単純 CT でそれほど大きな異常所見がないとのことで，当科で経過観察入院となりました．

Dr.N：そうですか．腹痛の原因はどのように考えられたのでしょうか？ それと，今朝の状況はどうですか？ 突然発症の腹痛という点が，ものすごく気になりますね．

研修医 S：入院時診断は便秘疑いです．今朝，強い腹痛があると病棟より連絡がありました．

Dr.N：すぐに診に行きましょう！

病室に行くと，冷や汗をかいて，苦悶様症状を呈している患者さんがベッドで横になっていた．

Dr.N：すぐにバイタルをとって！ U さん，診察しますよ．
患者 U：痛いから触らないで！
看護師 A：血圧 118/56 mmHg，脈拍 124/分，呼吸 32/分，体温 37.6℃です．
Dr.N：すぐに採血して，腹部の造影 CT をしましょう．S 先生，放射線部への連絡をお願い．私は外科の先生にも連絡をするから．
研修医 S：はい！

腹部造影CT検査で，大中血管の血流途絶は認められなかったが，下行結腸に区域性に造影効果不十分な領域が認められた．採血上も，代謝性アシドーシスやCK, LDH, 乳酸の上昇が認められた．外科医により，速やかな開腹手術が行われ，壊死型虚血性腸炎と診断された．

Explanation

　虚血性大腸炎は腸間膜主要血管の閉塞を認めないにもかかわらず，大腸に虚血性病変を生じる疾患で，報告当初，Marstonらにより一過性型，狭窄型，壊死型に分類されました[1]．
　一過性型や狭窄型は保存的に治療が可能ですが，壊死型は予後が非常に悪く，また迅速な診断，外科的治療が要求される病態であることから，前二者とは区別し，非閉塞性腸管虚血の一群として位置づけられるという意見もあります[2]．本邦での報告例からは，壊死型は虚血性腸炎全体の12％を占め，高齢者（50歳以上），高血圧や糖尿病などの動脈硬化に関する基礎疾患を有する患者が多くを占め[3]，ステロイド使用者にも多い傾向があるとのことでありました[4]．
　壊死型の術前診断は非常に困難といわれています．そのような状況ではありますが，X線写真や注腸にてハウストラの消失と腸管拡張を認め，診断において腹膜刺激症状や全身性炎症反応症候群（SIRS）の存在が有用であるといわれています．特にSIRSの項目別では，白血球数は3群間に差は認められませんでしたが，体温，脈拍数，呼吸数の3項目においては壊死型で有意に高値を示していたようです[5]．やはりバイタルサインの変化は重要なようです．
　壊死による腸管麻痺により，下痢や血便は一過性型や狭窄型よりも認められることが少なく，また高齢者では腹痛や腹膜刺激症状に乏しいこともある[6]ようなので，一概に症状の強さのみで診断をすることも難しそうです．
　これらより，高齢者やステロイド服用者が突然発症の腹痛で腹膜刺激症状やバイタルサインの変化を伴ってきた場合には，積極的に腹部造影CTを施行し，腸管虚血や壊死像を見逃さないようにすることが大切であると考えます．
　診断がなされた後は，速やかな外科的治療が考慮されますが，壊死病変が非連続性に認められることもあり，また壊死した部位が時間経過とともに広がることもあるため，術後も繰り返しバイタルサインや腹部所見の評価を行う必要があります[4]．
　壊死型虚血性腸炎は，頻度は稀ではありますが，早期診断によって救命できる可能性があります．是非，高齢者の腹痛の鑑別疾患の中に，壊死型虚血性大腸炎を含めておいていただきたいと思います．

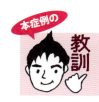
本症例の教訓　高齢者の腹痛でバイタルサインの変化が認められる場合は，造影CTを考慮する．

● 参考文献
1) Marston A. Intestinal ischemia. London: Edward Arnold; 1977. p. 141-75.
2) 田上創一, 佐藤裕二, 村田裕二郎, 他. 救命し得た壊死型虚血性大腸炎の3例. 日本大腸肛門病会誌. 2008; 61: 27-32.
3) 官田潤一, 米山桂八, 国武健二郎, 他. 虚血性大腸炎―本邦報告336例の検討―. 日本大腸肛門病会誌. 1985; 38: 784-9.
4) 平田敬治, 鬼塚幸治, 柴尾和徳, 他. 壊死型虚血性大腸炎における全結腸壊死と限局性壊死の比較検討. 日腹部救急医会誌. 2004; 24: 709-16.
5) 田畑峯雄, 亀川寛大, 渋谷寛, 他. 壊死型虚血性大腸炎の診断と治療成績. 日腹部救急医会誌. 2002; 22: 47-53.
6) 上田健太郎, 岩崎安博, 山添真志, 他. 壊死型虚血性大腸炎に対する早期診断と予後因子の検討. 日本救急医学会雑誌. 2013; 24: 141-8.

28
PMR にみえて，実は!?

Example

初診外来で，72 歳男性が受診しました．

Dr.N： こんにちは．医師の N です．よろしくお願いします．今日はどうされましたか？

患者 F： 3 日前くらいから急に全身が痛くなって，微熱もあるようなのです．もともとは歩けていたのですが，痛くて体が動かせなくて，今日は車いすを借りてきました．

Dr.N： それは大変でしたね．どの辺りが痛いのでしょうか？　寝返りはうてますか？

患者 F： 体中ですが，特に肩と二の腕と腰が痛いです．そういえば，寝返りがうてなくて，ベッドから起き上がるのが大変でしたよ．

Dr.N： そうですか．今までかかった病気やご家族に多い病気はありますか？

患者 F： 今までは特に大きな病気をしたことはないかな．父親が大腸がんをやっています．弟がいますが，彼は健康です．

Dr.N： お酒やタバコは？

患者 F： お酒は日本酒 1 合/日程度で，タバコは 20 本×50 年くらいです．

Dr.N： わかりました．少し診察させてください．

診察上，両側上腕と大腿部に筋把握痛，肩関節滑液包に圧痛が認められた．肘関節と膝関節に若干の関節の圧痛が認められた．

Dr.N： リウマチ性多発筋痛症といわれる病気の症状，所見がそろっています．この病気の原因はまだ解明されていませんが，薬でよくなることが多いです．しかし，似たような症状をきたす病気が多数あるので，色々な検査を行う必要があります．今日は解熱鎮痛薬を処方しますので，検査の予約をしてからお帰りください．

患者F：わかりました．

胸腹部造影CT，上部・下部内視鏡検査，血液培養検査を行ったところ，大腸がんが認められた．

Dr.N：Fさん，検査の結果，大腸がんがみつかりました．まだ外科的治療で切り取れる範囲と思われるので外科を受診してください．
患者F：わかりました．リウマチの病気ではないのですね？
Dr.N：治療してからでないと断言はできませんが，手術で治る可能性があります．

大腸がんの手術後，受診時の症状は全て改善した．

Explanation

リウマチ性多発筋痛症（PMR）は，診断基準が作成されていますが，他の疾患でも同様の症状を呈することがあるため，多くの場合は除外診断となります．よって，さまざまな検査を行い，他疾患の評価を行うことが必要になります．そのような疾患を 表1 に示します．

表1 PMRと鑑別を要する疾患

関節リウマチ　RS3PE症候群
感染性心内膜炎
悪性腫瘍
血管炎
多発性筋骨格疾患　骨疾患（多発性骨髄腫や転移性骨腫瘍など）
炎症性筋疾患，薬剤誘発性筋炎，筋痛症，線維筋痛症
パーキンソン病　うつ病
甲状腺機能低下症　副甲状腺機能低下症　頸性偽痛風　脊椎関節症

実際には，診療する場所や医療ソースによって，どこまで精査を行うか変わってきます．個人的には，詳細な関節や圧痛部位の評価が行われていれば，一般的な血液検査に加え，血液培養2セット，甲状腺機能のチェック，リスクに応じた悪性腫瘍の評価を行うことが現実的かと思います．

よく悪性腫瘍はどのタイミングで精査を行うべきかよくご質問を頂きます．PMRと悪性腫瘍の間で直接の相関関係はありません[1]が，稀に腫瘍随伴症候群として生じる筋・関節症状がPMRと類似することがあります[2]．白血球減少や血小板減少は血液悪性腫瘍の存在を疑わせ，高熱，リンパ節腫脹，肺浸潤などの非

典型的な症状をみた際には，悪性腫瘍も鑑別にあげて精査をすべきであるといわれております．また，少量のステロイド（PSL 15 mg/日）を使用して，効果が不十分であった際にも PMR の診断を再検討すべきです．

本症例の教訓　PMR の非典型例は，PMR 以外の疾患を一度は考える．

● 参考文献
1) Haga HJ, Eide GE, Brun J, et al. Cancer in association with polymyalgia rheumatica and temporal arteritis. J Rheumatol. 1993; 20: 1335-9.
2) Brooks RC, McGee SR. Diagnostic dilemmas in polymyalgia rheumatica. Arch Intern Med. 1997; 157: 162-8.

29 乳がん患者に生じた急性腸炎

Example

研修医 I： 先生，ご質問なのですが，インフルエンザによる腸炎ってどのように診断するのですか？
Dr.N： なかなか難しい質問ですね．何かお困りですか？
研修医 I： 実は64歳の女性で，2年前に乳がんの治療が行われ，その後，ホルモン療法と化学療法が行われている方を外来でフォローしております．3日前に発熱で来院され，インフルエンザと診断されました．昨日から腹痛，頻回の下痢もあり，本日外来受診日なので，相談を受けております．インフルエンザによる腸炎と考えているのですが，次の一手がよくわからなくて．
Dr.N： なるほどね．インフルエンザによる腸炎の診断は，一般検査では難しいと思います．その前に，診断の早期閉鎖がないか確認してみませんか？ 食物摂食歴やシックコンタクト，海外渡航歴はいかがですか？
研修医 I： それらは確認いたしましたが，特異的な情報は得られませんでした．
Dr.N： そうですか．消化器症状以外の症状はないのですね？
研修医 I： はい．診察上は左下腹部に強い圧痛があり，若干反跳痛もあります．
Dr.N： 最近，抗菌薬を飲んだりしたことはありませんか？
研修医 I： あ！ そういえば，発熱した時にキノロン系のお薬を自己判断で飲めるように外科の先生が処方していました．カルテを確認すると，年に4，5回の処方歴があります．
Dr.N： それはあまり関心しませんね．ここ3カ月以内に服用歴はありますか？
研修医 I： 2カ月前に処方され，服用したと記録があります．
Dr.N： *Clostridium difficile* 感染症の可能性を考えなければなりません．強い炎症が起きると手術が必要となることもありますので，腹膜刺激徴候があるようでしたら，腹部CTと乳酸値のチェックをしてください．問題になるようなら，消化器外科にコンサルトですね．まずは，トキシンをチェックしてみてください．
研修医 I： ありがとうございます．

CD トキシン陽性で，S 状結腸に壁肥厚があり 図1，*Clostridium difficile* 感染症で矛盾のない所見であった．

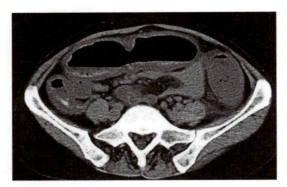

図1 腹部単純 CT 写真

Explanation

Clostridium difficile による腸炎は，以前は偽膜性腸炎とよばれていましたが，必ずしも大腸に偽膜を伴う症例ばかりではないため，*Clostridium difficile* 感染症（CDI）というよび名で統一されました．現在は，CDI の一部が偽膜性腸炎とされております．

CDI は *Clostridium difficile* が増殖し，毒素を産生することにより，大腸に炎症を起こします．クロストリジウムは，通常，成人の約 7％ に保菌されていますが，入院することにより，その保菌率は 21％ にまで上昇すると報告されています[1]．

入院により *Clostridium difficile* の保菌状態となり，さらに抗菌薬に曝露されると消化管内の正常細菌叢が乱れます．そのような状態になると，相対的にクロストリジウムが増殖し，その中で毒素産生株が毒素を産生することにより CDI は発症すると考えられています．

CDI の危険因子としては，抗菌薬の使用が有名ですが，入院，高齢，重症疾患の存在，制酸薬，経管栄養，消化管術後，肥満，化学療法，骨髄移植などさまざまな危険因子が報告されています[2-4]．よって，大腸炎の患者さんを診療する際には，既往歴，使用薬剤，最近の入院歴，抗菌薬や proton pump inhibitor（PPI）などの使用を必ず確認することが重要です．

CDI のリスクを考えたとき，不要な抗菌薬や制酸薬の投与は避けることが大切であることに気がつきます．特に，集中治療室入院中や術後の患者さんはそれだけでハイリスクなので，ベネフィットとリスクを考えてこれらの薬剤について処

方してほしいと思います．

　基本的に，CDIは病院に入院歴や治療歴がある人に発症しますが，最近，入院歴や抗菌薬投与歴のない低リスク群と考えられている患者さんに発症することが報告されています[5]．この原因は，小売食品や家畜からの感染が推測されています[6]が，残念ながら現段階ではよくわかっておりません．今後の調査に期待したいところです．

原因不明の腸炎をみた際には，抗菌薬の投与歴や入院歴を確認する．CDIは意外と診断されていない．

● 参考文献

1) McFarland LV, Mulligan ME, Kwok RY, et al. Nosocomial acquisition of *Clostridium difficile* infection. N Engl J Med. 1989; 320: 204-10.
2) Loo VG, Bourgault AM, Poirier L, et al. Host and pathogen factors for *Clostridium difficile* infection and colonization. N Engl J Med. 2011; 365: 1693-703.
3) Bliss DZ, Johnson S, Savik K, et al. Acquisition of *Clostridium difficile* and *Clostridium difficile*-associated diarrhea in hospitalized patients receiving tube feeding. Ann Intern Med. 1998; 129: 1012-9.
4) Kamthan AG, Bruckner HW, Hirschman SZ, et al. *Clostridium difficile* diarrhea induced by cancer chemotherapy. Arch Intern Med. 1992; 152: 1715-7.
5) Centers for Disease Control and Prevention (CDC). Severe *Clostridium difficile*-associated disease in populations previously at low risk--four states, 2005. MMWR Morb Mortal Wkly Rep. 2005; 54: 1201-5.
6) Hecker MT, Riggs MM, Hoyen CK, et al. Recurrent infection with epidemic *Clostridium difficile* in a peripartum woman whose infant was asymptomatically colonized with the same strain. Clin Infect Dis. 2008; 46: 956-7.

30 胃薬が有効な咳嗽

Example

研修医 M：外来で診察した患者さんの相談をお願いいたします．
Dr.N：どうぞ！
研修医 M：46 歳の男性で，主訴は咳嗽です．既往歴に脂質異常症があって，最近，体重が増えたそうです．喫煙は 10 本×25 年，飲酒は日本酒 2 合/日です．
　特に誘因なく，乾性咳嗽が出現したようです．持続期間は約 2 週間で，タバコを止めても改善しないようです．どちらかというと咳嗽は夜間に多く，就寝時に一番強いようです．深呼吸や会話，温度変化による誘発はありません．場所を変えても，咳嗽の変化はないようです．呼吸困難，喀痰，胸痛，血痰，鼻汁，鼻閉，咽頭瘙痒感はありません．アトピーや服用薬剤もありません．
Dr.N：すばらしいプレゼンテーションですね．遷延性咳嗽の鑑別を意識して，病歴をとれているようですね．他には特にありませんか？
研修医 M：あとは，肺がんや肺結核，間質性肺炎などの呼吸器疾患でしょうか？
Dr.N：そうですね．これらの呼吸器疾患は積極的に疑わしい情報がなければ，2 カ月位は経過をみることが多いですね．夜間就寝時に強いということなので，胸焼けや酸逆流感はいかがでしょうか？　体重も増えているのですよね？　脂質に富む食事は多いのでしょうか？
研修医 M：なるほど．主訴が咳嗽だったので，消化器疾患のことはすっかり抜け落ちていました．確認してまいります！

研修医 M：S さん，夜に咳が強くなるとのことですが，その時に，胃酸が上がってくるような感じや胸焼け，心窩部不快感などはありますでしょうか？　また，脂っこいものは好きですか？
患者 S：そういえば，酸っぱいものが上がってきて，咳が出るような気がします．胸焼けはありません．脂っこいものは好きです．

プロトンポンプインヒビター（PPI）が処方され，次回の外来では咳はすっかり改善が認められていた．減量と食生活の指導が行われた．

Explanation

遷延性咳嗽/慢性咳嗽は，それぞれ3～7週間/8週間以上続く咳嗽と定義され，肺がんや肺結核などの呼吸器疾患の他，副鼻腔気管支症候群/後鼻漏，咳喘息，アトピー咳嗽，胃食道逆流症（GERD）や薬剤性咳嗽，心不全などが原因となりえます．その中で，咳嗽イコール呼吸器疾患というイメージが強く，GERDと咳嗽がなかなか結びつかないことがあるようです．

GERDによる咳のメカニズムは，胃酸が下部食道の迷走神経受容体を刺激し，反射的に下気道に刺激が伝わる機序や逆流した胃内要物が咽喉頭に到達し，下気道を直接刺激する機序，上気道に存在する受容体を直接刺激する機序などが考えられています[1-3]．

GERDによる咳嗽を疑うポイントは，胸焼け，酸逆流感，嗄声などの酸逆流によると思われる症状を伴う場合や食後，起床時，会話中に咳嗽が悪化するという場合です[4]．

この他，deflation coughが感度88％，特異度67％，陽性予測率38％，陰性予測率96％でGERDによる咳嗽を診断できるとの報告があります[5]．Deflation coughは，肺活量測定の時のように深吸気後に，ゆっくり呼出して肺が空っぽになった時に誘発される咳のことです．胸腔内圧の上昇により胃酸逆流が増加するのではないかと推測されています．このdeflation coughがなければPPIを投与しなくてもよいと考えることができます．

GERDの診断は，酸以外の逆流をも感知できるpH-インピーダンスモニタリングがゴールド・スタンダードです[6]が，普及率が低いため実際には気管支拡張薬やステロイド吸入，抗アレルギー薬が無効で，プロトンポンプインヒビターが有効であった場合に本症であると診断されることが多いです．胃酸の逆流を少なくすることも重要で，減量（過体重の場合），食後の臥位を避ける，下部食道括約筋を低下させる薬剤（カルシウム拮抗薬，亜硝酸薬，アデノシン，ドパミンなど）を変更するなどの対応がとられています．

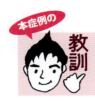
GERDで咳嗽を呈することがあり，deflation coughは除外診断に有用かもしれない．

● 参考文献

1) Irwin RS, French CL, Curley FJ, et al. Chronic cough due to gastroesophageal reflux. Clinical, diagnostic, and pathogenetic aspects. Chest. 1993; 104: 1511-7.
2) Fontana GA, Pistolesi M. Cough. 3: chronic cough and gastro-oesophageal reflux. Thorax. 2003; 58: 1092-5.
3) Irwin RS, Richter JE. Gastroesophageal reflux and chronic cough. Am J Gastroenterol. 2000; 95: S9-14.
4) Everett CF, Morice AH. Clinical history in gastroesophageal cough. Respir Med. 2007; 101: 345-8.
5) Lavorini F, Chellini E, Bigazzi F, et al. The clinical value of deflation cough in chronic coughers with reflux symptoms. Chest. 2016; 149: 1467-72.
6) Pearson JP, Parikh S, Orlando RC, et al. Review article: reflux and its consequences-the laryngeal, pulmonary and oesophageal manifestations. Conference held in conjunction with the 9th International Symposium on Human Pepsin (ISHP) Kingston-upon- Hull, UK, 21-23 April 2010. Aliment Pharmacol Ther. 2011; 33: 1-71.

31 意外なドネペジルの副作用

往診スタッフ O：先生，認知症の薬のみを出すために往診をしてほしいと依頼があるのですが，いかがですか？
Dr.N：処方するのはいいですが，診察してからでないと難しいですね．
往診スタッフ O：先生からご説明お願いできますか？
Dr.N：承知いたしました．
　　　Fさん，初めまして．医師のNです．調子はいかがでしょうか？
患者 F：先生，俺は元気だよ．特に悪いところはないから薬だけ出してね．
家族 F：先生，よろしくお願いします．
Dr.N：少しお話を聞かせていただけますか？ Fさんは今まで，何か病気といわれたことはありませんか？ このお薬はいつから飲んでいますか？ いつからベッド上の生活を送っているのでしょう？
家族 F：2年前頃に物忘れが激しくて，アルツハイマー病と近くの診療所で診断され，ドネペジル 10 mg を内服しています．それまでは，体力面では問題なかったのですが，徐々に歩かなくなり，今ではずっとベッド上で生活しています．たまに怒鳴り散らすこともあって，困っております．
Dr.N：わかりました．ちょっと診察させてください．

　脳神経所見，感覚，小脳系は全く問題なく，下肢筋力も若干の低下はあるものの，MMT5/5 はとれそうな状況であった．長谷川式は20点とやはり少しスコアの低下はありそうである．質問に対して答えられない時にはぐらかすこともあり，臨床的にはアルツハイマー病が疑われる状態であった．

Dr.N：診断はアルツハイマー病の可能性が高く，服用しているお薬は適切であると思います．ただ，お薬の量が少し多いのかもしれません．ドネペジルは，歩行障害や易怒性をもたらすことがあります．まずは半量にして様子をみてみませ

んか？
家族F：よろしくお願いします．

> アリセプトを2.5 mg/日まで減量したところ，自分でトイレまで歩くようになり，易怒性も少なくなった．

家族F：先生，ありがとうございます．お陰様で，2人で過ごしやすくなりました．

Explanation

　アルツハイマー病は，認知機能低下を呈する疾患の中で，最も多い認知症です．学習や言語，管理能力，複雑な事柄への注意，社会的認知機能の低下が徐々に進行していく疾患で，認知機能が低下しうる中枢神経系疾患や全身疾患，せん妄，うつ病性障害，統合失調症の除外を行ったものとDSM-5分類に記載されています[1]．

　アルツハイマー病の患者さんは，一見正常にしかみえないことも多く，むしろ愛想がよく，身なりや礼節が保たれているため，積極的に問診を行わないと診断することができないことがあります．また，頭部CTの海馬萎縮のみでアルツハイマー病と診断されていることをみかけますが，海馬萎縮はその所見のみで診断できるほど特異性の高い所見ではない[2]ため，画像所見は参考程度に留めておいた方がよいと思います．

表1　アルツハイマー病を疑う所見

慣れた道で迷子になる
再生遅延が認められる
保続が認められる
間違い，知らないことへの取り繕いやごまかしがある
着衣失行が認められる
病識がない

　これらを確認するためには，介護者や家族への問診も重要でありますし，長谷川式簡易知能評価スケールを取る際に，単純にスコアリングするだけでなく，一度覚えさせた3つの言葉を再度いえるかどうか，野菜の名前や品物の名前を答えてもらう際に，保続（同じ言葉を繰り返す）が認められないかも注目して評価することが重要です．

　なお，アルツハイマー病にはドネペジルなどのアセチルコリンエステラーゼ阻

害薬が使用されますが，これらの薬剤は作用と副作用に個人差が大きく，患者さんの状態をみて用量を調節した方が日常臨床ではうまくいくことが多いです．ドネペジルの副作用 表2 で，易怒性は有名ですが，本症例のように歩行障害もあり得るようです[3]．新しい薬剤を始めた際には，効果と副作用を把握して，副作用が生じた際には減量もしくは中止できるように心がけたいものです．

表2　比較的よくみられるドネペジルの副作用

消化器症状	食欲不振，吐き気，嘔吐，下痢
精神神経症状	興奮，不眠，易怒性，攻撃性，妄想，幻覚，抑うつ，無感情，せん妄，徘徊，頭痛，暴力など
錐体外路症状	振戦，無動，固縮，姿勢反射障害，不随意運動，ジストニア，ジスキネジア，歩行異常 ※特にレビー小体型認知症の場合に起こりやすい
循環器症状	あらゆる不整脈，失神，動悸，ふらつき，めまい，血圧異常
頻尿，失禁	
その他	肝機能障害，貧血，白血球減少，CK高値，筋痛，浮腫，発疹

本症例の教訓　ドネペジル服用で歩行障害をきたすことがある．

● 参考文献

1) American Psychiatric Association. Diagnostic and Statistical Manual of Mental Disorders, Fifth Edition. Arlington VA: American Psychiatric Association; 2013.
2) Wahlund LO, Almkvist O, Blennow K, et al. Evidence-based evaluation of magnetic resonance imaging as a diagnostic tool in dementia workup. Top Magn Reson Imaging. 2005; 16: 427-37.
3) エーザイ株式会社．アリセプト．医薬品インタビューフォーム．2015年7月改訂．

32 けいれんを認めないてんかんもあり得る⁉

研修医 S：先生，先ほど入院となった患者さんのことでアドバイスを頂けますでしょうか．

Dr.N：どのような患者さんですか？

研修医 S：81 歳の男性で，糖尿病，高血圧，肺気腫，脳梗塞の既往があり，左不全麻痺により ADL は車いすです．糖尿病の治療は DPP-4 阻害薬と α グルコシダーゼ阻害薬でコントロールがついているようです．昨日，就寝時までは特に普段と変わりなかったようですが，今朝，起こしに行ってもよびかけに反応がないとのことで救急要請となりました．

来院時意識レベルは，E2V3M4 で，体温 37.1℃，血圧 168/82 mmHg，脈拍 90/分，呼吸 16/分，SpO_2 98%（室内気）でした．既知の左不全麻痺以外は特異的な所見は認められず，眼振や瞳孔異常も認められませんでした．意識障害に準じて，血算，生化学，血液ガス分析，頭部 CT 検査，心電図，胸部単純写真撮影を行いましたが，意識障害の原因となりうる所見は認められませんでした．意識レベルを低下させる内服薬，飲酒もありません．

Dr.N：なるほど．やるべき初期対応は行っているようですね．次のステップは腰椎穿刺と脳波になりますね．これでも異常が認められなければ内分泌疾患や精神疾患の可能性が高まってきます．

研修医 S：わかりました．では，腰椎穿刺の準備もします．

Dr.N：ありがとう．この方は脳梗塞の既往があるようだけど，今まで症候性てんかんと診断されたことはありましたか？　脳波検査もすぐにやりましょう．

研修医 S：いままでけいれんを起こしたことはないようです．現在もけいれんはありませんが，それでもてんかんの可能性はあるのでしょうか．

Dr.N：非けいれん性てんかん重積という概念を知っていますか？

研修医 S：あとで勉強しておきます!!

腰椎穿刺の結果，特に異常所見は認められなかったが，脳波検査で右側頭部

の電極で sharp wave が認められ，非けいれん性てんかん重積と診断された．抗けいれん薬の投与がなされ，意識レベルは回復した．

Explanation

　てんかんとは，色々な原因によって，大脳に電気的な活動が過剰に発現して生じるてんかん発作を繰り返す疾患です．発作が生じる部位によって，症状の出方は異なります．てんかんの症状として，強直性けいれんや間代性けいれんはイメージしやすいと思いますが，発作を生じる部位によっては異常感覚のみであったり，幻視や幻聴，異常嗅覚などの症状を呈することもあり得ます．一過性，反復性の症状を聞き出したらてんかん発作の可能性を考えてください．

　また，けいれんを伴わないタイプも存在し，そのような病態を nonconvulsive seizure（NCS）とよび，5分以上持続するか，もしくは回復なく5分以上反復する状態を nonconvulsive status epilepticus（NCSE）とよびます．

　NCSE の症状は，患者さんによってさまざまで 表1，なかには本ケースのように意識障害のみで診断されるケースもあります．残念ながら，NSCE に特異的な所見は今のところ存在しません．また本症は，さまざまな頭蓋内疾患，代謝性疾患，頭蓋内感染症などけいれんの原因となりうる疾患すべてが原因となりえます．

　よって，診察している患者さんが原因不明の行動異常や意識変容を訴えた際には，脳波検査を行うようにすることが重要です．しかし，残念ながら短時間の脳波検査では診断がつかないことが多く，繰り返し行うか，可能であれば24時間継続して測定することが望ましいです[1]．また，脳波検査で判断が難しい場合は，抗てんかん薬を試験的に投与し，その反応性をみて診断されることもあります[2]．

　NCSE は，てんかん重積発作と同様の予後であるといわれています[3]．

　診断が遅れると不可逆的な高次脳機能障害といった後遺症が残ることもあり，早期診断が望まれます．

表1 非けいれん性てんかん重積に伴う徴候（Jirsch J, et al. Clin Neurophysiol. 2007; 118: 1660[4]）

陰性徴候
食欲不振，失語症/無言症，健忘症，緊張病，昏睡，混迷，無気力，凝視
陽性症状
興奮/攻撃的，自動化機能，号泣，せん妄，妄想，反響言語，顔面の引きつけ，笑い，吐き気/嘔吐，眼振/眼偏差，保続，精神病，振戦

原因不明の意識障害，神経症状には脳波検査を考慮する．
けいれんのないてんかん重積もあり得る．

● 参考文献

1) Claassen J, Mayer SA, Kowalski RG, et al. Detection of electrographic seizures with continuous EEG monitoring in critically ill patients. Neurology. 2004; 62: 1743-8.
2) Chong DJ, Hirsch LJ. Which EEG patterns warrant treatment in the critically ill? Reviewing the evidence for treatment of periodic epileptiform discharges and related patterns. J Clin Neurophysiol. 2005; 22: 79-91.
3) Shneker BF, Fountain NB. Assesment of acute morbidity and mortality in nonconvulsive status epilepticus. Neurology. 2003; 61: 1066-73.
4) Jirsch J, Hirsch LJ. Nonconvulsive Seizures: Developing a rational approach to the diagnosis and management in the critically ill population. Clin Neurophysiol. 2007; 118: 1660-70.

33 高齢者の万引きは実は病気かもしれない

往診スタッフO：先生，高血圧と認知症の患者さんの引き継ぎをお願いしてもよろしいでしょうか．
Dr.N：わかりました．
往診スタッフO：高血圧と認知症がある59歳の男性です．ADLは自立しているようですが，家族のいうことを聞かず，診療所に連れて行けないとのことで訪問診療の依頼となりました．昨年，コンビニで万引きしたようで，警察沙汰になったこともあるようです．
Dr.N：わかりました．認知症の中でもPick病は，お金を支払うことを忘れてしまうこともあり，病気による窃盗を起こしてしまうことがあります．認知症の既往があるようですが，Pick病の可能性はどうでしょうかね．診察してみましょう．初めまして．医師のNです．
家族W：よろしくお願いします．普段はおとなしい時もあるのですが，時々，意味もなく大声を上げて怒鳴るのです．以前は穏やかないい人だったのに．あと，最近子供っぽい行動をすることがあって．それも気になります．
Dr.N：Wさん，お話を伺えますか？
患者W：先生？　何？

> 長谷川式を取ろうとしても，急に席を立って，どこかに行ってしまい，スコアが取れない状況であった．

Dr.N：Wさん．ご本人は甘いものをよく食べることはありますか？
家族W：はい．甘いものは好きで，ものすごく速く食べてしまうのです．人の分も食べてしまうのです．
Dr.N：わかりました．Pick病の可能性があると思います．以前，窃盗事件を起こしたと伺っておりますが，病気による症状だった可能性も考えられます．確定診断を行うためには，脳生検が必要ですが，頭部CTで形態をみることにより，よ

り確からしさを確かめることができます．ご希望があれば，専門医への紹介も可能です．
家族W：やっぱり何かの病気なのですね．窃盗なんてする人じゃなかったから，それが病気による症状ならば，家族共々救われます．是非，検査を受けて，診断をつけてほしいと思います．

　神経内科を紹介し，前頭葉の萎縮，左右差によりPick病の可能性があると診断された．

Explanation

　プライマリーケアの現場で診療をしていると，認知症はすべてアルツハイマー病と診断されてしまう傾向があるように感じています．本症も当初は若年性アルツハイマー病と診断されていました．
　前頭葉と側頭葉に変性をきたす疾患を前頭側頭変性症（FTLD）とよび，
- 前頭側頭型認知症（認知機能障害がメイン）
- 意味性認知症（言語理解能力低下がメイン）
- 進行性非流暢性失語（言語会話能力低下がメイン）

に分類されます[1]．
　Pick病は，この前頭側頭型認知症に属する認知症です．名前の通り，前頭側頭葉に独特な萎縮（左右差の存在やナイフの刃様萎縮）が認められます[2]．しかし，前頭葉の萎縮はその他の認知症でも認められるため，画像のみでは診断の決定にはならず，後に示す独特な臨床所見も加味して診断を行います．Pick病では，記憶障害は認められず，人格変化が前面に出ます[3]．

表1 Pick病を疑う臨床所見

- 反社会的行動（窃盗，無銭飲食など），病識の欠如
- 人格変化（怒りやすい，怒鳴る，急にケロッとする，子供染みた行動）
- 食行動の変化（極端に甘いものを好む，早食い，過食など）や性的亢進，口唇傾向
- 常同行動
- 無関心，自発性の低下
- 家族の後をつけたり，一人にされると怒る
- 診察を素直に受けず，機嫌や態度が悪い，立ち上がったり落ち着きがない．
- 一つの行動を持続できず，また外的刺激に反射的に反応，時に過剰反応する．
- 言語理解能力が低下する．

これらがすべてそろう訳ではありませんが，一つでも認められた場合は，是非，Pick病を疑って，専門医へ紹介してほしいと思います．Pick病は，40〜50代に多く，また進行が速く症状が出現してから中央値で9年程度で衰弱死してしまうと報告されています[4]．残念ながら，現在のところ，根治治療は存在しませんが，早期診断によって適切な対症療法と社会的支援を行うことにより，本人のみでなく家族の人生も大きく変えることになると思います．訪問診療など，患者さんの生活を直接みることになる現場において，認知すべき重要な疾患であると考えております．

人格変化や成熟した大人の行動が取れない場合，言語理解能力が低下している場合は，前頭側頭型認知症を考慮する（脳血管障害がない場合）．

● 参考文献

1) Neary D, Snowden JS, Gustafson L, et al. Frontotemporal lobar degeneration: a consensus on clinical diagnostic criteria. Neurology. 1998; 51: 1546-54.
2) Knopman DS, Boeve BF, Parisi JE, et al. Antemortem diagnosis of frontotemporal lobar degeneration. Ann Neurol. 2005; 57: 480-8.
3) Johnson JK, Diehl J, Mendez MF, et al. Frontotemporal lobar degeneration: demographic characteristics of 353 patients. Arch Neurol. 2005; 62: 925-30.
4) Garcin B, Lillo P, Hornberger M, et al. Determinants of survival in behavioral variant frontotemporal dementia. Neurology. 2009; 73: 1656-61.

34 意識障害をみたらバイタルサインに注目

Example

研修医 S： 先生，病棟の回診を一緒にお願いします．
Dr.N： こちらこそよろしくお願いします．
研修医 S： 高血圧，前立腺肥大症，認知症の既往がある 87 歳の I さんです．今回は，前立腺肥大症による尿閉に尿路感染症，菌血症が合併して入院となりました．血液，尿培養から同様の感受性の *Morganella morganii* が検出され，抗菌薬の投与により改善しています．経尿道カテーテルは抜去して，その後は尿の流出は良好です．現在，リハビリをしながら転院待ちです．
Dr.N： 入院した時は，かなり重症でしたが，よくなってきてよかったですね．あとは，再度尿閉にならないか注意深く経過をみてください．I さん，おはようございます．
患者 I： ………．
Dr.N： おや？　眠っているようですね．昨日は眠れなかったのかな？
研修医 S： ここ 3 日くらい，眠っていることがほとんどなのです．
Dr.N： バイタルサインに変化がありますか？
看護師 M： 先生，I さんの血圧が 190 mmHg ですが，指示通り，降圧薬のテープを貼りますか？
研修医 S： お願いします．
Dr.N： M さん，最近 I さんの血圧はずっと高いの？
看護師 M： ここ 3 日はずっと高いですね．毎日，降圧薬のテープを貼っています．
Dr.N： 眠るようになったのも，3 日前からですか．
研修医 S： そういえばそうですね．特に神経所見に異常がなかったので，寝ているものと思っていました．
Dr.N： I さんは，夜中に転倒をしたことがありましたね？
研修医 S： はい．確か 5 日前だったと思います．
Dr.N： M さん，血糖値を測定してもらえますか？
看護師 M： はい！　血糖値は 106 mg/dL です．

Dr.N：確かに意識レベル低下以外，特異的な神経学的所見は認められませんが，頭部 CT を施行しましょう．

> 頭部 CT で左硬膜下血腫が認められ，すぐに脳神経外科にコンサルトし，穿頭術が行われた．診断は転倒によると思われる外傷性硬膜下血腫，頭蓋内圧亢進による意識障害であった．術後は意識レベルが回復し，リハビリを再開した．

Explanation

　高齢者の意識障害は，さまざまな原因が存在し，また認知症が存在するとただ寝ているだけであるのか，無活動型せん妄を合併しているのか，もしくは内因性疾患による意識障害であるのか区別が難しいことがよくあります．基本的には，声かけやタッチにより刺激を加えてみて，それに対する反応で意識レベルを評価しますが，超高齢者や認知症患者さんでは，刺激に対して反応がないこともあり得ます．そのような際には，今までの睡眠リズムと照らし合わせてみたり，バイタルサインを含めて診察で異常がないかチェックする必要があります．

　意識障害の診療を行う際に，血圧によって原因が見分けられる可能性を示唆した研究が存在します[1]．日本で行われた研究で，救急外来に搬送された成人の意識障害患者を対象に，意識障害の原因疾患とバイタルサインとの関係を調べたものです．頭蓋内疾患に起因する意識障害患者と頭蓋内疾患以外に起因する意識障害患者に分けて，受診時のバイタルサインの比較がなされました．頭蓋内疾患に起因する意識障害の患者さんの収縮期血圧は平均で 168 mmHg，頭蓋内疾患以外に起因する意識障害では 111 mmHg であり，前者で有意に高値という結果でした．拡張期血圧も前者が高値で，脈拍は前者で有意に少なかったようですが，体温には有意差が認められませんでした．感度と偽陽性率による ROC 曲線を使用して分析した結果，拡張期血圧や脈拍に比べて収縮期血圧が最も頭蓋内疾患に起因する意識障害の鑑別能が高いという結果でありました．尤度（likelihood ratio）は，収縮期血圧が 170 mmHg 以上の場合，事後確率が 90％以上という結果でした．これは，頭蓋内疾患により，頭蓋内圧が亢進した結果，血圧上昇，脈拍低下が生じる病態生理に一致した結果であると考えられます．

意識障害の初期診療において，必ずバイタルサインを確認する．収縮期血圧が高値であれば，頭蓋内疾患の可能性が高まる．

● 参考文献
1) Ikeda M, Matsunaga T, Irabu N, et al. Using vital signs to diagnose impaired consciousness: cross sectional observational study. BMJ. 2002; 325: 800.

35 長引く頑固な頭痛の原因は？

Example

往診スタッフS：N先生，実は私の兄がずっと頭が痛いといっておりまして，困っているようなのです．脳神経外科の病院でMRIまで撮っているのですが，特に異常はないといわれたようです．院長先生にも話したら，奥さんとの仲が悪いからじゃないかと冗談をいわれてしまいました．ご相談に乗っていただけますでしょうか．

Dr.N：それは大変そうですね．年齢と持病の有無，頭痛の経過について教えていただけますか？

往診スタッフS：44歳の男性で，特に既往歴はありません．頭痛もちでもありませんでした．普段は元気に働いているのですが，3週間前より頭痛が出現しました．なかなかよくならずに苦しんでいます．

Dr.N：頭痛についてもう少し詳しく教えていただけますか？

往診スタッフS：初めは何となく痛かったようです．頭痛は徐々に強くなってきました．先週，脳神経外科でMRI異常なしといわれて，痛み止めを飲んでいます．痛み止めの効果は一時的です．

Dr.N：他に症状はありませんか？　あと，どのような時に痛くなるのでしょう？

往診スタッフS：他にはめまいがあるようで，夕方や仕事中に頭痛は増悪するようです．最近は，うちのクリニックで点滴をしているのですが，点滴して横になると楽になるようです．しかし，また仕事に行くと痛みが再発するようで．仕事のストレスでしょうか．

Dr.N：横になると改善するのですね．立ち上がると悪化することはありますか？

往診スタッフS：そういわれるとそのような感じかもしれません．

Dr.N：低髄圧症候群の可能性はどうかな？　もう一度MRIをフォローしませんか？

往診スタッフS：先生の病院でお願いできますか？　治療も兼ねてお願いできたらと思います．

後日，入院の上，頭部MRIの予約および点滴，安静とした．入院後に突然頭

痛が増悪し，予約されていた MRI で左硬膜下血腫と，硬膜の肥厚などの低髄圧に矛盾しない所見が認められ 図1，穿頭術が行われた．その後，頭痛は徐々に改善した．

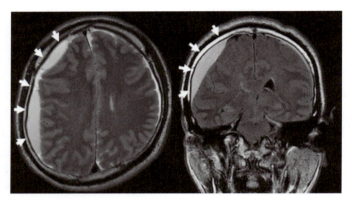

図1 造影頭部 MRI（FLAIR）

Explanation

　低髄圧症候群は，起立時に悪化し，臥位で改善する頭痛やさまざまな症状を呈する症候群で，主に髄液量が減量することによって生じる疾患です．

腰椎穿刺後に生じることがよく知られていますが，腰椎穿刺が行われていない患者さんでも生じることがあり，これはごく軽度な刺激によって硬膜嚢胞の破綻が生じ，髄液漏出が起こると報告されています[1]．ごく軽度の刺激とは，例えば，転落，ストレッチ，性交によるオーガズム，くしゃみ，スポーツなどです[2]．また，変性した椎間板や骨棘が稀ではありますが，髄液漏出の原因となりうるようです．

本症の特徴は，何といっても起立性の頭痛です．頭痛は，頭を起こした後，ほとんどのケースで15分以内に生じ，横になって数分後に消失するのが一般的です．なかには，頭痛を呈さずに，頸部痛，嘔気，嘔吐の他，聴力変化，食欲不振，めまい，発汗，視野がぼやける，羞明，歩行障害，味覚障害など，多彩な症状を呈する方もいらっしゃる[3]ので，頭痛に固執しない方がよいです．

さらに，髄圧が減少することにより，脳や脊椎の牽引や圧迫が生じ，以下のような合併症を生じることがあります 表1．

表1 低髄圧症候群の合併症（Mokri B. Curr Pain Headache Rep. 2001; 5: 284[4]）

症状および合併症	障害部位
乳汁および高プロラクチン血症	下垂体柄
失調症	後頭蓋窩
四肢不全麻痺	脳幹および上部頚髄
小脳出血	小脳橋架橋静脈
後方循環梗塞	脳動脈の変形
パーキンソン病，振戦，舞踏病，およびジストニア	深い正中線構造
低活動，意識混濁	橋と中脳
意識，昏迷，および昏睡	間脳
Reversible posterior leukoencephalopathy syndrome	

　本症を疑った際には，造影頭部 MRI で髄膜の肥厚や脳室の狭小化を評価します．腰椎穿刺を行い低髄圧（<60 mmH₂O）を証明する方法や髄液の漏出部位を同定することも提案されていますが，低髄圧を悪化させる可能性もあり，全例に行うことはお勧めできません．

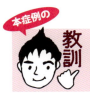

本症例の教訓　起立時に悪化するさまざまな症状は低髄圧症候群を考える．

● 参考文献

1) Lasater GM. Primary intracranial hypotension. The low spinal fluid pressure syndrome. Headache. 1970; 10: 63-6.
2) Lay CL, Campbell JK, Mokri B. Low cerebrospinal fluid pressure headache. In: Goadsby PJ, Silberstein SD, editors. Headache. Boston: Butterworth-Heinemann; 1997. p. 355.
3) Schievink WI. Spontaneous spinal cerebrospinal fluid leaks and intracranial hypotension. JAMA. 2006; 295: 2286-96.
4) Mokri B. Spontaneous intracranial hypotension. Curr Pain Headache Rep. 2001; 5: 284-91.

36 言葉が通じない 認知症？

往診スタッフO：新しい往診依頼が来ています．
Dr.N：行きましょう！　どのような方ですか？
往診スタッフO：87歳の男性で，高血圧，逆流性食道炎，不眠症で投薬治療を受けているようです．93歳の奥様と二人暮らしで，娘さんが週に1，2回様子をみに行っているようです．
Dr.N：老老介護のお家ですね．Yさん，こんにちは．
患者Y：なんだってんだ．俺は昔ね，建築をやっていたんだよ．あはははは．
家族Y：先生，すみません．随分前からなのですが，こちらが話している内容と全く異なる返答が返ってくるようになりまして．今では話がまったく通じなくなってしまいました．
Dr.N：そうですか．脳梗塞などの脳の病気を患ってから急にそのような状態になったということはありますか？
家族Y：脳梗塞になったことはありません．一度，大病院を受診して，脳のMRIや髄液検査，詳しい血液検査までしていただいたのですが，特に異常はないといわれ，認知症の診断で様子をみられていました．食事は摂れていますし，元気なのですが，言葉理解だけが問題なのです．
Dr.N：問題となりそうな行動はありますか？
家族Y：たまに大声を上げてしまうようなことはありますが，そのくらいです．
Dr.N：わかりました．診察させてください．

診察上，把握反射や口尖らせ反射などの前頭葉徴候が認められ，前頭側頭型の認知症，特に言語理解能力が侵される意味性認知症が疑われた．

Dr.N：認知症の中でも特殊なタイプの認知症が考えられます．診断を突き止めたいということでしたら，紹介状をお書きしますが，いかが致しますか？
家族Y：この言語理解障害は治るのでしょうか？

Dr.N：それは難しいと思います.
家族Y：それならば，ここでできる範囲の治療をお願いします.
Dr.N：承知いたしました．穏やかに過ごせるように内服薬を適宜調整させていただきますね.

Explanation

　認知症には，アルツハイマー病やレビー小体型認知症以外にこれらと臨床像が異なる前頭側頭葉変性症（frontotempolal lobar de-generation：FTLD）という疾患が存在します.

　FTLD は，前頭葉と側頭葉が変性することによって生じる疾患で，盗癖や易怒性などの異常行動，人格変化が生じる前頭側頭型認知症（Pick 病を含む）と失語症状が強い FTLD 失語症症候群に分類されます[1]．さらに FTLD 失語症症候群は，進行性非流暢性失語（progressive non-fluent aphasia：PNFA）および意味性認知症（semantic dementia：SD）に分類されます[2].

　PNFA は，左優位のシルビウス裂囲に萎縮がみられ，進行性の非流暢失語を示す症候群です[3]．脳梗塞によらないブローカー失語とイメージするとよいと思います.

　SD は，側頭葉前部領域に強い萎縮がみられ，社会全般の一般的な知識に関する記憶の障害，特に語義の意味の理解障害を示す進行性の失語症です[4].

　これらを見分けることとしては，まず会話が成り立つかを評価することにつきます．脳血管障害や脳腫瘍などの頭蓋内疾患が存在しないにも関わらず，言語理解や言語表出がない場合には失語症症候群を考えます．改訂長谷川式スケールを評価する際に，質問の意図を理解できなかったり，それはそういう意味ですかなどの質問がみられたら，語義失語が存在する可能性があり，本症を疑うきっかけとなります.

　これらの失語症症候群においても，進行することにより，前頭葉症状がみられるようになってきます．よって，これらの診断を初期からつけることにより，今後の長期的な見通しがたち，適切な介護サービスの選択を行ううえでも重要な役割を果たすと思います.

　また，症例報告レベルではありますが，早期の言語聴覚士の介入により，患者およびその介護者である家族の QOL の改善が見込める可能性も示唆されており[5,6]，本疾患の早期診断は有意義なものであるかもしれません．高齢化に伴い認知症患者さんが増加している現在では，認知症の鑑別ができることは重要であると考えます.

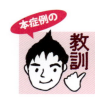 言語理解が障害される認知症がある．早期であればリハビリの効果があるかもしれない．

● 参考文献

1) Snowden JS, Neary D, Mann DMA. Fronto-Temporal Lobar Degeneration: Fronto-temporal dementia, progressive aphasia, semantic dementia. New York: Churchill Livingstone; 1996.
2) Neary D, Snowden JS, Gustafson L, et al. Frontotemporal lobar degeneration: a consensus on clinical diagnostic criteria. Neurology. 1998; 51: 1546-54.
3) 大槻美佳．FTLD：言語及び関連症候の特徴とその診方．臨床神経．2012; 52: 1224-7.
4) Mervin Blair. What is semantic dementia? A cohort study of diagnostic features and clinical boundaries. Arch Neurol. 2010; 67: 483-9.
5) 木村良太郎，大熊由記子，小原愛美，他．言語訓練が有効であった意味性認知症の一症例．厚生連医誌．2014; 23: 55-8.
6) Robinson KM. Rehabilitation applications in caring for patients with Pick's disease and frontotemporal dementias. Neurology. 2001; 56: S56-8.

37 不明熱をきたす頭蓋内疾患

Example

研修医S：先生，不明熱の患者さんの相談をお願いいたします．
Dr.N：どうぞ！
研修医S：81歳の男性で，高血圧，脳梗塞，糖尿病，認知症の既往があって，奥様と二人暮らしの方です．1年前に転倒し，硬膜下血腫が指摘されていましたが，画像上，変化がないとのことで経過観察されていたようです．今回は3週間前から微熱が出現し，徐々に食事も摂れなくなってきたとのことで来院されました．外来で採血，胸部単純，尿検査，胸腹部造影CT，頭部CT検査が施行されましたが，発熱の原因となりうる所見がないとのことで，血液培養2セット採取され，入院となっております．全身を診察しましたが，特に有意な所見はありません．血液培養も4日経っていますが，陽性となる気配がないですし，経胸壁心臓超音波検査も施行して，疣贅は指摘できません．
Dr.N：ずいぶん煮詰まっているようですね．頭部CT所見はいかがでしたか？
研修医S：慢性硬膜下血腫の所見のようです 図1．以前と変わりません．念のため，MRIでも評価しましたが 図2，放射線科レポートでも慢性硬膜下血腫の所見で矛盾がないようです．
Dr.N：わかりました．一緒にみてみましょう．

　診察したが，研修医Sの診察した通り，特に異常所見は認められず，他にも発熱の原因となりうる所見は認められなかった．

Dr.N：頭の血腫が，膿瘍ってことはないかな？　もう一度，脳外科の先生に相談してみよう．

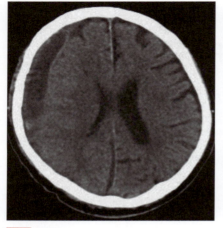
図1 頭部 CT

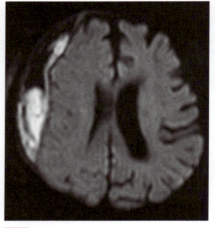
図2 頭部 MRI（DWI）

Dr.N：先生，いつもお世話になっております．先日，ご相談させていただいた症例についてですが，内科的に精査した結果，硬膜下膿瘍の可能性が否定できないのです．何とか手術を検討していただけませんか？

脳神経外科 O：ずいぶんお困りですね．患者さんも同意されているようなら，手術してみましょう．

開頭した結果，血腫ではなく膿瘍であることが判明し，メチシリン感受性黄色ブドウ球菌が検出された．元々硬膜下血腫が指摘されていたため，感染性硬膜下血腫と診断された．

Explanation

あらかじめ存在した慢性硬膜下血腫の血管豊富な血腫皮膜に他部位の感染巣から血行性に感染することにより生じた硬膜下膿瘍は，感染性硬膜下血腫として区別されており，発症機序が通常の硬膜下膿瘍と異なります[1,2]．高齢者や悪性腫瘍末期などの免疫不全者で多く認められ[3]，頭部 CT 上は，慢性硬膜下血腫との鑑別が困難といわれています．多くの感染性硬膜下血腫では，発熱や炎症反応上昇が認められており，慢性硬膜下血腫を有する患者さんが不明熱で受診された場合は，感染性硬膜下血腫を鑑別にあげる必要があります．

感染性硬膜下血腫では，すでに被膜が形成されている血腫に感染して生じるた

め，内膜がクモ膜や脳実質への感染波及の防御となり，通常の硬膜下膿瘍に比べて症状が比較的軽く，正中偏位も少ないとされています[4]．それに比べて通常の硬膜下膿瘍では，被膜が形成されることが少ないため，脳実質の炎症所見が強く認められます．両者にはこのような異なる点があります．

この他，頭部 MRI である程度，鑑別することも可能ともいわれており，両者の所見について示します 表1．

表1 硬膜下膿瘍と慢性硬膜下血腫の頭部 MRI 所見（国井紀彦，他. Jpn J Neurosurg. 2009; 18: 312-8[5]）

硬膜下膿瘍
T1 強調で脳実質より低信号，T2 強調画像で高信号．
DWI で一様に高信号，ADC で一様に低信号を呈することがある．
（そうでない時もあり得る）

慢性硬膜下血腫
T1，T2 ともに高信号．
DWI で一部は高信号（血腫など），一部は低信号（液体部分）となる．

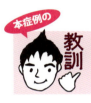

本症例の教訓
硬膜下感染性血腫は，硬膜下膿瘍と似ているが，異なる病態である．硬膜血腫＋不明熱の場合は，感染性血腫を疑う．

● 参考文献

1) 石井則宏，平野一宏，毛利 豊，他. *Campylobacter fetus* による infected subdural hematoma の一例. No Shinkei Geka. 2001; 29: 265-9.
2) 大塚俊宏，加藤直樹，梶原一輝，他. 感染性硬膜下血腫が疑われた1例. No Shinkei Geka. 2007; 35: 59-63.
3) 韓 正訓，金 澤源，宮市功典，他. 慢性硬膜下血腫に生じたサルモネラ硬膜下膿瘍の1例. No Shinkei Geka. 1998; 26: 903-7.
4) 山崎文之，児玉安紀，堀田卓宏，他. 健康成人に発生した慢性硬膜下血腫内膿瘍 "Infected subdural hematoma" の一例. 脳と神経. 1997; 49: 81-4.
5) 国井紀彦，阿部琢巳. 慢性硬膜下血腫と鑑別が困難であった硬膜下膿瘍の1例. Jpn J Neurosurg. 2009; 18: 312-8.

38
急激に衰弱した高齢女性

往診スタッフ S：先生，新しい患者さんをお願いしたいのですが．
Dr.N：どのような方ですか？
往診スタッフ S：主に看取りのご依頼です．84歳女性の方で，脳梗塞，高血圧，十二指腸潰瘍の既往がありまして，今回は誤嚥性肺炎で総合病院に入院されていました．その後，老健に移動しましたが，幻覚がひどいため，抗精神病薬を投与されています．その後，日中傾眠傾向であり，食事も摂れなくなり，終末期が近いとの判断で在宅へ移行されたようです．
Dr.N：そうですか？ なぜ，急激に衰弱してしまったのでしょう？
往診スタッフ S：ご家族も覚悟はしているようですが，元気になってほしいとの希望はもっているようです．
Dr.N：それは当然のことです．何か改善できる病態がないか拝見してみましょう．
家族 O：先生，よろしくお願いします．
Dr.N：初めまして．医師のNです．紹介状を拝見しましたが，確認させていただきたいことがあります．今まで，お薬の副作用が強く出たり，幻覚，震え，また問いかけに対する反応が日によって異なるということはありましたか？
家族 O：副作用が出た薬はないと思います．度々，幻覚のようなものをいうことがありました．不思議と他の人にはみえないものであるという認識があったようです．手の震えは数年前からあります．ちょうどその頃から姿勢が不安定になり，転びやすくなりました．日によってすごくボケたような感じになることはありました．
Dr.N：そうですか．少し診察させてください．

診察上，両上肢に鉛管様固縮，Myerson徴候が認められた．よく診察すると両側の上肢に静止時振戦が認められている．

Dr.N：レビー小体型認知症（DLB）の可能性があります．現在服用しているリスペリ

ドンというお薬は，この病気には相性が悪い薬で，一度止めて経過をみさせていただけますでしょうか．

家族O：よろしくお願いします．

1週間後．

家族O：先生！　母が食事を摂るようになったのです．もうあきらめていたのですが，本当に嬉しいです．

Explanation

　レビー小体型認知症（DLB）は，アルツハイマー病に次いで多い認知症です．1976年に小阪憲司らによって報告され[1]，1995年にレビー小体型認知症という名称が付けられました[2]．レビー小体型認知症では，レビー小体が大脳皮質や脳幹に認められ，その部位に応じた神経障害をきたします．脳幹のみに認められる場合は，パーキンソン病になります．

　DLBの特徴は，幻覚，変動する認知機能，パーキンソン症状，薬剤過敏です．明らかにアルツハイマー病とは異なるゲシュタルトをもっているので，この4点に注意して高齢者の診療を行うと，意外にDLBと遭遇することが多いです．

　DLBで薬物過敏をきたす詳細な機序や理由は不明です．抗精神病薬に対して薬剤過敏を有するとの知見が有名ですが，すべての神経系薬剤に対して薬剤過敏性を有する[3]と理解しておいた方がよいと思います．時に抗ヒスタミン作用を有する市販の風邪薬でも催眠などの副作用を生じることがあります．

　この薬剤過敏により治療として使用されるアセチルコリンエステラーゼ阻害薬やドパミン製剤の投与により，症状を改善するどころか，時に状況を悪化させてしまうこともあります．もし，これらの薬剤を使用する場合には，通常量の1/4から半量程度で使用開始すると副作用が出にくい印象があります．

　ドパミン製剤では，意識障害，失神，起立性低血圧，嗜眠状態，幻覚・妄想などを，アセチルコリンエステラーゼ阻害薬では歩行障害を誘発することがあります．DLBでは，時に睡眠薬や抗うつ薬，抗精神病薬を投与することにより，本症例のように意識状態を低下させて，食事が十分摂れない状態となり，最終的には衰弱死してしまう可能性もあります．

薬の副作用がでたら,一度は DLB を疑う.

● 参考文献

1) Kosaka K, Oyanagi S, Matsushita N, et al. Presenile dementia with Alzheimer-, Pick- and Lewy body changes. Acta Neuropathol. 1976; 36: 221-33.
2) Kosaka K, Iseki E. Diffuse Lewy body disease within the spectrum of Lewy body disease. In: Perry R, et al, editors. Dementia with Lewy bodies. Clinical, Pathological and Treatment Issues. Cambridge: Cambridge University Press; 1996.
3) Aarsland D, Perry R, Larsen JP, et al. Neuroleptic sensitivity in Parkinson's disease and parkinsonian dementias. J Clin Psychiatry. 2005; 66: 633-7.

39 よく眠る高齢者

Example

往診スタッフ S：N 先生，総合病院から退院してきた患者さんを新しく訪問診療してほしいのですが．
Dr.N：いいですよ！　どんな方か情報を教えていただけますか？
往診スタッフ S：83 歳女性で，認知症，高血圧，逆流性食道炎の既往があるようです．今回は，意識障害で総合病院に入院したのですが，原因は特定できなかったようです．落ち着いたため，自宅に戻ったのですが，ADL も低下してきたため，訪問診療の依頼がありました．
Dr.N：入院中に行われた検査結果と紹介状をみせていただけますか？
往診スタッフ S：こちらになります．

　紹介状には，度々意識消失を起こすことがあり，誘因や持続時間はまちまちのようである．いずれも数時間から 1 日くらいで自然に意識回復しているようである．今回は，心臓超音波検査，ホルター心電図，頭部 MRI，血液検査が行われているが，意識障害の原因となる所見は認められなかった．

Dr.N：こんにちは．医師の N です．よろしくお願いします．
患者 I：．．．．（眠っている）
家族 I：1 年前頃からたまにぼけたような感じになる時があったのですが，しっかり受け答えできる時もあります．たまに，夜，人がいるなど幻覚のようなものがみえる言動がありました．
Dr.N：そうですか．以前，風邪薬や精神科の薬を飲むことはありましたか？
家族 I：風邪薬は飲んだことがあります．飲んだら急に眠くなることがあったようで．あまり薬は飲まないようにしていました．
Dr.N：ちょっと診察させてください．

　両上肢には固縮があり，開眼後に Myerson 徴候を確認すると陽性であった．

Dr.N：最近，開始された薬はありませんか？
家族I：特にありません．先生，母はこのまま眠って食事も摂れなくなるのでしょうか？
Dr.N：今後の経過をみてみないと断言はできませんが，レビー小体型認知症の可能性があると思います．お薬の調整次第では，起きている時間を増やすこともできると思います．
家族I：先生，よろしくお願いします．

Explanation

　レビー小体型認知症（DLB）は，疾患名の認知度は上がってきたものの，実臨床でしっかりと診断されているケースはそれほど多くないと感じています．レビー小体型認知症は認知症全体の4〜30％を占めているという報告がありますが[1]，各報告によってもかなりのばらつきを有しています．これは適切に診断されていない症例が多く存在している可能性があり，個人的な印象ではDLBと思われる認知症患者は少なく見積もっても約30％位は占めているのではないかと思います．

　現在使用されているDLBの診断基準[2]は，DLBの特徴をしっかり捉えていますが，やや抽象的な表現が多く，煩雑で実臨床では使用しにくい印象があります．またこの基準には当てはまりませんが，DLBと思われる患者さんが少なからず存在します．DLBは変性疾患なので，ゆっくりと病態が進行し，上記診断基準にある典型的な症状がそろうまで時間がかかります．

　よって，DLBの診断を行う際には，DLBのゲシュタルトを自分の中に確立しておき，DLBらしさを見逃さないことが大切であると思います．

　DLBのゲシュタルトは，一見テンションが低い患者さんです．目をつむって眠そうにしていたり，パーキンソニズムの一つであるPisa徴候と思われる体の傾斜（車いすにまっすぐ座っていない）や固縮がみられ，一つ一つの動作も遅いです[3]．日内変動，もしくは日によって認知機能が変動することもDLBの特徴です[4]．また，本人が自覚している幻覚（主に幻視）や薬物の副作用が出やすい点も特異性の高い情報です[5]．例えば，市販の風邪薬を服用して眠気が強く出たり，抗パーキンソン薬の効果が出るどころか，嘔気や妄想などの副作用が目立ったりします．

　意識障害やせん妄もきたしやすく，この症例のように日中から昼寝をよくする嗜眠という症状を伴うこともよくあります[6]．自律神経障害も伴い，交感神経機能不全による失神発作を起こすこともあり[7]，原因が特定できない高齢者の失神

をみた場合には，DLB を一度考えてみてください．個人的には，何例か DLB による失神ではないかと思われる症例を経験しています．

よく眠る高齢者は DLB の可能性を考える．

● 参考文献

1) Vann Jones SA, O'Brien JT. The prevalence and incidence of dementia with Lewy bodies: a systematic review of population and clinical studies. Psychol Med. 2014; 44: 673-83.
2) McKeith IG, Dickson DW, Lowe J, et al. Diagnosis and management of dementia with Lewy bodies: third report of the DLB consortium. Neurology. 2005; 65: 1863-72.
3) Aarsland D, Ballard C, McKeith I, et al. Comparison of extrapyramidal signs in dementia with Lewy bodies and Parkinson's disease. J Neuropsychiatry Clin Neurosci. 2001; 13: 374-9.
4) McKeith IG, Galasko D, Kosaka K, et al. Consensus guidelines for the clinical and pathologic diagnosis of dementia with Lewy bodies (DLB): report of the consortium on DLB international workshop. Neurology. 1996; 47: 1113-24.
5) Ballard CG, O'Brien JT, Swann AG, et al. The natural history of psychosis and depression in dementia with Lewy bodies and Alzheimer's disease: persistence and new cases over 1 year of follow-up. J Clin Psychiatry. 2001; 62: 46-9.
6) Ferman TJ, Smith GE, Boeve BF, et al. DLB fluctuations: specific features that reliably differentiate DLB from AD and normal aging. Neurology. 2004; 62: 181-7.
7) Horimoto Y, Matsumoto M, Akatsu H, et al. Autonomic dysfunctions in dementia with Lewy bodies. J Neurol. 2003; 250: 530-3.

40 頭痛なのに脳梗塞!?

Example

研修医 Y：先生，一件御相談があります．
Dr.N：どうしましたか？
研修医 Y：68歳男性で，既往歴は特にありません．1週間前より徐々に悪化する頭痛が出現しました．市販薬で様子をみていたようですが，徐々に悪化し，今朝になり痙攣したとのことで当院へ救急搬送となりました．
Dr.N：頭痛は，突然発症ですか？ 頭痛の性状を教えてください．
研修医 Y：いえ，徐々に発症し，特に神経学的所見は認められませんでした．頭痛は，明け方や横になると増悪し，立位で軽快するようです．
Dr.N：まるで頭蓋内圧が亢進しているような症状ですね．
研修医 Y：はい．受診後，すぐに頭部CTを施行しましたが，あまりみられない感じの出血性脳梗塞でした 図1 ．

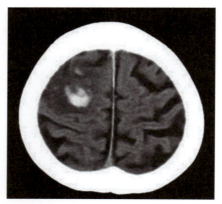

図1 頭部CT

Dr.N：これは脳静脈血栓症ですね．MR venographyを撮影しましょう 図2 ．血栓症の家族歴はありましたか？

研修医 Y：特にありませんでした．

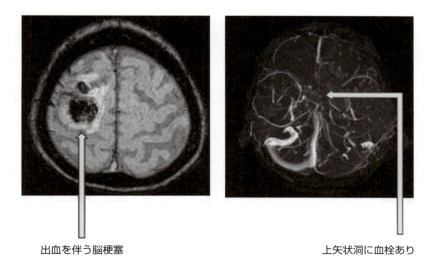

出血を伴う脳梗塞　　　　　　　　　　　　上矢状洞に血栓あり

図2　頭部 MRI（T2 強調画像）および MR venography

Dr.N：そうですか．抗凝固療法を開始するとともに，他に血栓素因がないか調べてください．
研修医 Y：はい，承知いたしました．

> 抗凝固療法後，特に合併症が生じずに退院となった．抗凝固療法終了後に血栓性素因を調べたところ，AT Ⅲ，プロテイン S，プロテイン C は特に異常なく，大腸がんが認められた．大腸がんにより過凝固状態が生じ，脳静脈血栓症が生じたと考えられた．

Explanation

　脳静脈血栓症は，何らかの理由により生じた血栓によって脳の静脈が閉塞し，脳浮腫や出血，頭蓋内圧亢進を呈する病態です．年間100万人当たり5人に発症し，全脳卒中の0.5〜1％を占めます[1]．症状がさまざまであり，なかなか想起されにくい疾患です．

　静脈に生じる血栓によるものですので，一般的な脳卒中のリスクと異なり，周囲の感染症や腫瘍による静脈洞の圧迫，浸潤の他，妊娠，薬剤，脱水，悪性腫瘍，凝固異常などの過凝固状態がリスクファクターとなります[2]．そのような背景が

あるため，一般的な脳血管障害患者と比べて若い世代で多くなります．

脳静脈を閉塞することにより，灌流不全による頭蓋内圧亢進と静脈性虚血や出血を生じます．閉塞の起こり方や部位によって，症状や経過はさまざまとなりますが，頭蓋内圧亢進による頭痛，乳頭浮腫，複視（外転神経麻痺），意識障害と脳血管障害に起因するけいれんや巣症状に分けて理解しておくとよいと思います[3]．

頭痛は，進行性に増悪し，臥位や運動，いきみなどで増悪し，頭部挙上により軽快することが一般的です．

本症では，静脈性梗塞となります．動脈が閉塞する脳梗塞との違いは，

① 進行性に増悪する
② 症候の動揺性
③ 他の頭蓋内圧徴候や痙攣を伴うことが多い
④ 動脈支配に一致しない徴候で両側側病変となりやすい

などがあります．

疑った場合，頭部造影CT（静脈相を撮影）や造影剤を用いたMR venographyにて，静脈洞の血栓を評価します．血栓は，上矢状静脈洞や横静脈洞に多く認められます．診断した際には，抗凝固療法を行うと同時に（※脳出血が認められる場合には，抗凝固療法を行うことには議論があります），血栓性素因の特定を行います．既往歴や内服歴の他，プロテインS，プロテインC，アンチトロンビンⅢ，必要に応じて（流産の既往がある場合など）lupus anticoagulant, anticardiolipin, and anti-beta 2 glycoprotein-I antibodies などを評価しますが，約12.5％は原因が不明との報告もあります[4,5]．

本症は，画像診断の進歩により認知されてきてはおりますが，症状が多彩で，頭部単純CTやMRIで異常が認められないこともあり，疑いをもって検査を行わない限り，診断されにくい疾患です．経口避妊薬内服中や妊娠中の女性の頭痛や神経症状をみたら，本症を想起してください．

通常の脳血管障害の危険因子のない中年の女性が進行性に増悪する頭痛など頭蓋内圧亢進症状や動脈支配に一致しない脳梗塞を呈した際には，本症を考える．

● **参考文献**

1) Bousser MG, Ferro JM. Cerebral venous thrombosis: an update. Lancet Neurol. 2007; 6: 162-70.
2) 高橋槇一. 脳静脈血栓症の診断と管理；AHA/ASA からヘルスケア・プロフェッショナルへの声明. 脳と循環. 2012; 17: 177-82.
3) 橋本洋一郎, 伊藤康幸, 光藤 尚, 他. 脳静脈血栓症の症候学. 分子脳血管病. 2010; 9: 385-91.
4) Ferro JM, Canhão P, Stam J, et al. Prognosis of cerebral vein and dural sinus thrombosis: results of the International Study on Cerebral Vein and Dural Sinus Thrombosis (ISCVT). Stroke. 2004; 35: 664-70.
5) de Freitas GR, Bogousslavsky J. Risk factors of cerebral vein and sinus thrombosis. Front Neurol Neurosci. 2008; 23: 23-54.

41 若年女性の発熱，腹痛

Example

研修医 A：救急外来に腹痛の患者さんが来ています．ご相談してもよろしいですか？

Dr.N：もちろん！

研修医 A：26 歳の女性で，既往歴は特にありません．今朝から嘔気，嘔吐が出現し，腹部全体の痛みが徐々に出現したようです．持続的な痛みで，増悪，緩解因子はありません．体温 37.1℃，血圧 114/68 mmHg，脈拍 88/分，呼吸 20/分でした．初めに婦人科のレジデントがみてくれたのですが，子宮，卵巣には問題なさそう，妊娠反応は陰性とのことで，こちらに相談が来ました．

Dr.N：なるほどね．食物摂食歴や下痢はどうですか？ また，腹部の所見はいかがでしたか？

研修医 A：かなり詳しく聞きましたが，生ものの摂取はしておりません．腹部は軟，平坦，腸蠕動はやや減弱，全体に圧痛はあり，全体に percussion tenderness があります．

Dr.N：今まで同じような腹痛はありましたか？

研修医 A：ないようです．

Dr.N：病歴と身体所見では決め手に欠けますね．腹部造影 CT を考えたいですね．外科的治療を要する疾患の見逃しだけは避けたいものです．ご家族が来たようです．私が造影 CT の説明をしてきますね．

Dr.N：初めまして．診療を担当している医師の N です．

家族 O：先生，よろしくお願いします．あの子の状態はいかがでしょうか？

Dr.N：痛みが強いようであまり具合はよくなさそうです．腹痛の原因がはっきりしません．原因を調べるために，造影 CT という検査を考えているのですが．

家族 O：先生，あの子には話していないのですが，うちの家系はポルフィリン症の家系で，田舎の人たちはみんなポルフィリン症なのです．今回の症状と関係はありますでしょうか．

Dr.N：なるほど．それは，非常に貴重な情報です．ありがとうございます．ポル

フィリン症は，色々なタイプのものがありますが，今回のように消化器症状で来院されることもあります．ポルフィリン症の検査も行いますね．

造影 CT 検査では特異的な所見は認められず，尿中ポルホビリノーゲン（PBG）が 10 mg/g・Cr，δ アミノレブリン酸（ALA）が 15 mg/g・Cr であり，急性ポルフィリン症と診断された．

Explanation

　生命維持に必要な酸素は血中でヘモグロビンに結合して運搬されますが，そのヘモグロビンを構成するヘムはグリシンとサクシニル CoA が結合，代謝され作られます．その過程で生じる物質をポルフィリンとよび，通常は速やかに尿や便から排泄され，体内には残りません．しかし，ポルフィリンの合成酵素に異常が存在すると体内に代謝産物が蓄積してさまざまな障害を起こします．皮膚に沈着して皮膚障害をきたす皮膚型ポルフィリン症と腹痛や便秘などの消化器症状や手足のしびれなどの神経障害をきたす急性ポルフィリン症に分類されます．

　急性ポルフィリン症をきたすタイプとしては，ALAD 欠損性ポルフィリン症（ADP），急性間欠性ポルフィリン症（AIP），異型ポルフィリン症（VP），遺伝性コプロポルフィリン症（HCP）の 4 つのタイプが存在しますが，これらの病型で治療が異なる訳ではないため，実際の臨床では病型鑑別にはこだわる必要はありません．ただ，血縁者内での遺伝子キャリアを調べる必要がある場合には，病型鑑別を行うことがあります．

　急性ポルフィリン症の臨床症状は，急性に生じる神経症状です．典型的には神経痛による腹痛を呈することが多いのですが，けいれんや意識障害，麻痺，精神症状を呈することもあります．本症が疑われた場合には，定量的または半定量的な迅速検査法を用いて尿中ポルホビリノーゲン（PBG）を分析します[1]．定量的測定で基準範囲の 5 倍を上回る PBG 濃度または ALA 濃度は，急性ポルフィリン症発作を示唆するといわれています．

　実臨床で本症を疑うきっかけとなる最大のポイントは，家族歴を聴取することに尽きると思います．しかし，家族歴が不明な場合もあると思います．そのような時には，原因不明の腹痛，神経症状の鑑別の棚に本症を入れておくことが重要だと思います．

　ポルフィリン症の患者さんは発作予防として，有害となりうる薬物やアルコール，情動ストレス，急激なダイエット，絶食を避ける必要があります．使用を避

けた方がよい薬剤は多数存在し，The Drug Database for Acute Pophyria（http://www.drugs-porphyria.org）で個々の薬剤の安全性について調べることができます[2]．

原因不明の腹痛をみたらポルフィリン症も考える．

● 参考文献

1) Anderson KE, Bloomer JR, Bonkovsky HL, et al. Recommendations for the diagnosis and treatment of the acute porphyrias. Ann Intern Med. 2005; 142: 439-50.
2) The Drug Database for Acute Pophyria.（http://www. drugs-porphyria. org: access 2016/10/24）

42 発熱, 関節痛の原因は？

研修医 H：先生, 外来の患者さんの相談をお願いします.
Dr.N：どんな患者さんですか？
研修医 H：風邪の患者さんだと思います. 41 歳の男性で, 10 日前より発熱, 咽頭痛が出現しました. 特に既往はありません. 咽頭は若干発赤がある程度です. 全身状態良好で食事摂取もできるので, カロナール®で様子をみようかと思います. 帰宅でよろしいでしょうか？
Dr.N：咽頭痛は改善が得られているのでしょうか？
研修医 H：それが, まだ全然よくならないとのことで受診されました.
Dr.N：少し気になる咽頭痛ですね. 私も診察させてください. こんにちは, 一緒にみさせていただく N です.
患者 C：こんにちは. 先生, なんか風邪にしては, 少し変なのです.
Dr.N：どのような点で変だと思いますか？
患者 C：少し経過が長いし, なんか体が異様にだるくて. 体重も少し減りました. 全身の節々も痛いです.
Dr.N：そうですか. 息がしにくい, 飲み込みにくい, 突然発症したということはありませんか？
患者 C：特にないです.
Dr.N：色々な疾患を視野に入れているので, お聞きしますが, 危険な性交渉について, お心当たりはありませんか？ また, 皮膚に発疹はありませんか？
患者 C：特にないなぁ.
Dr.N：手の震えや汗をかきやすくなったとかは？
患者 C：そういえば, 汗はかきやすくなりました.
Dr.N：少し診察させてください.

> 咽頭, 顎下部には特異的な所見は認められなかったが, 甲状腺の診察で, 左葉下極に局所的な圧痛が認められた.

E 代謝・内分泌

Dr.N：Cさん，甲状腺に炎症が起きている可能性があるので，血液検査と超音波検査を行わせてください．

患者C：わかりました．よろしくお願いします．

> 検査の結果，ESR 125 mm/hr, TSH 0.005 μIU/mL, FT$_4$ 25 ng/mL であり，甲状腺超音波検査で，甲状腺左葉下極に低エコー域が認められた．亜急性甲状腺炎の診断で，NSAIDs の処方となった．

Explanation

亜急性甲状腺炎は，ウイルス感染もしくはウイルス感染後に生じる炎症反応によって生じる一過性の限局性甲状腺炎です．12.1人/10万/年の頻度と報告されておりまして，女性に多いです[1]．ウイルス感染によって生じるため，先行感染と思われる上気道炎症状を先行することが多いです．今まで，コクサッキー，ムンプス，麻疹，アデノウイルスとの関連が報告されています[2]．

症状としては，咽頭痛はほぼ必発です．それ以外に，微熱，関節痛，倦怠感，食欲不振など全身症状や振戦や発汗，興奮などの甲状腺機能亢進症による症状がみられます[3]．

咽頭痛は，咽頭，顎や耳などの上頸部や上胸部に放散することがあります．よって，咽頭痛の存在にも関わらず，咽頭所見が軽度，もしくは正常となる．そのような場合には，甲状腺の触診を行い，局所の圧痛（通常は片側のみの圧痛）を確認することが重要です．

これらの臨床症状により，本症を疑った場合，TSH, FT$_3$, FT$_4$, ESR, CRP を測定します．TSH が抑制され，FT$_3$, FT$_4$, 炎症反応の上昇が認められます．ドップラー超音波は Basedow 病との鑑別に有用であり，非侵襲的なので，施行可能であれば考慮したいと思います．

亜急性甲状腺炎と鑑別を有する疾患がいくつかあります 表1．

表1 亜急性甲状腺炎と鑑別を要する疾患と鑑別点（Burman KD. Subacute thyroiditis[4]）

急性甲状腺炎	甲状腺機能は正常．エコー所見で囊胞，ミックスパターン．
Basedow病	圧痛を有する（Basedow病の方が弱い）核医学検査で取り込みが上昇する．
橋本病	時に甲状腺の圧痛を有する．自己抗体が陽性となる．
その他の甲状腺機能亢進症（ヨード摂取や造影剤投与後）	頸部痛や血沈亢進などがみられない．
甲状腺悪性腫瘍，リンパ腫	自覚症状に乏しい．
側頭動脈炎	甲状腺機能，画像所見に異常を認めない．

本症例の教訓 痛みのある部位に他覚所見を伴わない場合は，放散痛を考える．

● 参考文献

1) Fatourechi V, Aniszewski JP, Fatourechi GZ, et al. Clinical features and outcome of subacute thyroiditis in an incidence cohort: Olmsted County, Minnesota, study. J Clin Endocrinol Metab. 2003; 88: 2100-5.
2) Desailloud R, Hober D. Viruses and thyroiditis: an update. Virol J. 2009; 6: 5.
3) Nishihara E, Ohye H, Amino N, et al. Clinical characteristics of 852 patients with subacute thyroiditis before treatment. Intern Med. 2008; 47: 725-9.
4) Burman KD. Subacute thyroiditis. Up to date. This topic last updated: Feb 02, 2016.

43 急激な耐糖能悪化の原因は？

Example

研修医 M：外来でフォローしている患者さんでご相談させていただきたいのですが．

Dr.N：もちろん！　どんな患者さんですか？

研修医 M：52 歳の男性で，昨年に 2 型糖尿病と診断されております．その後，ビグアナイド系経口糖尿病薬と食事，運動療法により HbA1c 6 g/dL 台で落ち着いておりました．しかし，ここ数カ月の外来検査では，血糖値が 200 mg/dL 台を超えることが多く，HbA1c が 7 g/dL を超えてきております．本人の生活習慣はそれほど大きくは変わっていないようです．薬剤を追加して様子をみてよいものか悩んでおります．

Dr.N：基本的なことですが，内服はしっかりできているのですね？

研修医 M：はい．奥様にも確認しましたが，しっかり服用できているようです．

Dr.N：私でしたら，薬剤を追加する前に，何か＋αの病態が起きて，耐糖能異常が悪化していないか原因精査を行うと思います．

研修医 M：＋αの病態ですか．

Dr.N：そうです．感染症でもいいし，Cushing 症候群を初めとする内分泌疾患でもいいし，悪性腫瘍，特に膵癌は有名ですよね．

研修医 M：何でもありですね．何から調べたらいいのか…

Dr.N：まずは詳細な病歴をとります．この方の場合は，患者背景や review of system を駆使して，何か手がかりを探しに行くといいと思いますよ．

研修医 M：わかりました．少し患者さんと話をしてきます．

研修医 M：N 先生，色々とお話を聞きましたが，若干，食欲が落ちた以外は，特に症状はありませんでした．環境の変化や家族歴，職歴なども特異的な情報はありません．診察もし直しましたが，特に異常所見はありませんでした．

Dr.N：そうですか．それは困りましたね．では，common なものと見逃したら予後不良となる疾患を精査しましょう．

研修医 M：はい，わかりました．では，血液検査と腹部超音波検査を行うことにし

ます．

Dr.N：了解です．腹部超音波で膵臓がよく評価できない時は，必ず造影 CT で確認してください．

精査の結果，造影 CT で膵尾部に膵がんが認められ，外科的治療を受けることとなった．

Explanation

　2 型糖尿病の治療において最も重要なことは，適切な生活習慣を構築することです．外来で患者さんの診察を行う時は，常に体重や食生活，運動習慣，喫煙，飲酒量などを確認，指導を行うことが大切です．糖尿病は完治させることが難しく，長期的にフォローされる疾患です．長期に内科的治療を行っている中で，急激に血糖コントロールが悪くなる時があります．そのような時には以下のような点について確認する必要があります 表1．

表1 血糖コントロールの急激な悪化の原因

- カロリーの過量摂取
- 生活スタイルの変化
- SU 薬の二次無効
- インスリン注射手技が不適切　インスリンボールの形成
- 併存疾患の出現
  感染症，悪性腫瘍（特に膵がん），精神疾患（認知症，うつ病），
  内分泌疾患（SPIDDM 甲状腺疾患　副腎疾患）

　急激に血糖値のコントロールが悪化した場合は，日常生活に変化の有無，使用薬剤やコンプライアンスを確認します．それらに問題がなければ，併存疾患の有無を精査することとなりますが，精査の対象となる疾患は何らかの感染症，悪性腫瘍，内分泌疾患，精神疾患などであり，かなり広い範囲の鑑別診断を要します．よって，review of system を含めた詳細な問診，身体所見により疾患の手がかりを探っていくこととなります．

　特に膵がんの見落としは予後を悪化させる可能性があるため，検査閾値を落として腹部超音波を行うようにしてください．50 歳以上の新規糖尿病発症患者の約 1％は，3 年以内に膵がんを発症するという報告もあり[1]，高齢発症の糖尿病患者は定期的に腹部超音波検査を行ってもよいと考えます．

急激な血糖コントロール悪化は，生活習慣の変化の他に，悪性腫瘍，特に膵がんに注意する．

● 参考文献
1) Chari ST, Leibson CL, Rabe KG, et al. Probability of pancreatic cancer following diabetes: a population-based study. Gastroenterology. 2005; 129: 504-11.

44 高血圧診療の落とし穴

研修医 A：先生，一件外来の患者さんでご相談させていただきたいのですが．

Dr.N：もちろん！　どんな患者さんですか？

研修医 A：ありがとうございます．38 歳の女性の方です．既往歴は特にありませんが，最近 1, 2 カ月は疲れやすく，趣味で通っているジムで測定した血圧が気になるということで受診されました．ジムに行く度に血圧を測定しているようですが，血圧 138/105 mmHg とのことで，いつも同じような血圧のようです．当院でも安静にしていただき測定したところ，血圧 136/104 mmHg，脈拍 78/分，体温 36.4℃でした．

Dr.N：なるほどね．下の血圧が高くて心配になっていらしたのですね．それと易疲労感との関連はいかがですかね．血圧は以前からこのような感じなのでしょうか．

研修医 A：いえ，以前は 130/70 mmHg くらいであったようです．血圧が変動してきたのも約 1, 2 カ月前からのようです．

Dr.N：何か関連がありそうですね．他に症状はありますか？　あと，疲れやすいというのは，起床時に疲れているのか，労作で息切れがあるのか，筋力低下による症状なのかはっきり聞き出したいですね．

研修医 A：抑うつや不眠，体重減少，発熱などはなさそうです．疲れやすい原因は，ジムに行ってもすぐに力が入りにくくなってしまったり，重いものをもちにくくなってきているようです．

Dr.N：なるほど．筋力低下があるかもしれないということですね．

研修医 A：拡張期血圧が高いということはどのような要因が考えられるのでしょうか？

Dr.N：拡張期は心臓が広がっている時なので，末梢血管抵抗が大きく関与します．末梢の血管抵抗が増加している一方で大血管の弾力性がまだ保たれている状態の時に起こります．また，体液量が多い時にも拡張期血圧が上がります．収縮

期血圧は加齢によって上昇しますが，拡張期血圧はあまり加齢で変わることがありません．拡張期血圧上昇は，肥満，運動不足，大量飲酒者，喫煙者でみられ，60歳以下の比較的若い年齢にみられます．時に二次性高血圧でも認められることもあるので，要注意ですね．

研修医A：この方は，飲酒や，喫煙歴はありません．痩せてはいませんが，肥満というほどでもありません．どのようにアプローチしたらよろしいのでしょうか？

Dr.N：そうであれば，二次性高血圧のスクリーニングのため，まずは一般採血をしてみたらいかがでしょうか？ 筋力低下とあわせて考えるのであれば，原発性アルドステロン症による低カリウム血症やクッシング症候群による筋力低下などが鑑別として考えられますね．

研修医A：承知いたしました．まずは一般採血をしてみます．

> 採血の結果，血清K 2.8 mEq/Lと低値を示し，血液ガス分析でも代謝性アルカローシスを示していた．血糖値やその他の電解質は異常認められなかった．

Dr.N：漢方薬などは飲んでいないですね？

研修医A：内服薬はありませんし，サプリメントや漢方薬の服用はありません．

Dr.N：それでは早朝安静時に血漿レニン活性と血漿アルドステロン濃度の測定を行いましょう．

> 精査の結果，血漿レニン活性（PRA）0.5 ng/mL，血漿アルドステロン濃度（PAC）220 pg/mLであり，アルドステロン/レニン比（ARR）440であり，原発性アルドステロン症が疑われたため，手術療法も視野にいれ，泌尿器科へ紹介となった．

Explanation

原発性アルドステロン症（PA）の診断には，血漿レニン活性（PAC）と血漿アルドステロン濃度（PRA）の測定が欠かせませんが，以前は安静臥床など様々な条件が必要なうえ，検査手技が煩雑であり，検査費用も高価であったため，主に低カリウム血症を呈する患者など一部の患者さんを対象に行われていました．近年，検査技術の進歩によってPACとPRAの測定が容易になり，より多くの高血圧患者でPAのスクリーニングが行われるようになった結果，低カリウム血症が認められないPA患者さん

が少なくないことが判明し，PAのうち低カリウム血症を呈する割合は約0～18%程度と報告されました[1]．

報告によって異なりますが，国内のPAの頻度は高血圧患者の3.3～10%前後，特に治療抵抗性の高血圧患者の30～40%を占めると考えられており，PAは二次性高血圧症の中で，最も頻度の高い疾患となっています[2]．

またPA患者は，本態性高血圧患者に比べて，脳卒中や心房細動，左心室肥大など心血管系の合併症を高率に発症することも報告されています[3]．過剰に産生されたアルドステロンが，直接心筋や血管などに作用して線維化を進めることも明らかになり[4]，より積極的に診断，治療が行われる傾向になってきました．米国内分泌学会のガイドラインでは，高血圧患者さんの全例にPACとPRAを測定するように推奨されていますが[5]，コストとそれに見合う効果を考慮すると，個人的には以下の方々に絞ってスクリーニングをすればよいのではないかと考えています 表1．

表1 PAスクリーニングを考慮すべき時

- 40歳以下で高血圧と診断された
- レニン・アンギオテンシン・アルドステロン（RAA）系を抑制する降圧薬以外に対して治療抵抗性（一般的に3剤以上使用している患者）
- 急激に血圧コントロールが悪化し，原因が不明な場合
- 原因不明の低カリウム血症や副腎腫瘍が認められる場合

PAのゲシュタルトとしては，30～40代の女性で，アルドステロンの作用により体液量が増加しているため，ややふっくらみえます．しかし，低カリウム血症による多尿を伴うこともあるため，浮腫が認められないこともあります．そして，体内にナトリウムが増加しているため，また若い方に多いので，拡張期血圧が上昇することもあります．なかには，収縮期・拡張期血圧の上昇がない症例も報告されています[6]．

原発性アルドステロン症を疑った際には，PACとPRAを測定し，ARR＞200以上であれば精査を行います．その際に，利尿薬や抗アルドステロン薬は6週間，β遮断薬は2週間の休薬が必要であり，ヒドララジンやα遮断薬，カルシウム拮抗薬に変更を検討します．その後は，カプトプリル負荷試験（ARR＞200で診断），立位フロセミド負荷試験（PRA＜2で診断），生理食塩水負荷試験（PAC＞60で診断）が行われて確定診断に至りますが，これは内分泌専門医にお任せしてもよいと思われます．

意外と頻度が高く，心血管イベントのリスクに関連があるため，若年発症高血圧，中年女性の高血圧，原因不明の低カリウム血症をみた際には，本症を想起して検査を行えるようにしてください．

若年発症高血圧，中年女性の高血圧，原因不明の低カリウム血症をみた際には原発性アルドステロン症を考慮する．

● 参考文献

1) Nishikawa T, Saito J, Omura M. Review article-prevalence of primary aldosteronism: Should we screen for primary aldosteronism before treating hypertensive patients with medication? Endocr J. 2007; 54: 487-95.
2) Gordom RD, Stowasser M, Rutherford JC. Primary aldosteronism: are we diagnosing and operating on too few patients? World J Surg. 2001; 25: 941-7.
3) Milliez P, Girerd X, Plouin PF, et al. Evidence for an increased rate of cardiovascular events in patients with primary aldosteronism. J Am Coll Cardiol. 2005; 45: 1243-8.
4) 西本紘嗣郎, 中川 健, 三谷芙美子, 他. ラット原発性アルドステロン症モデルの心筋線維化における AZ-1, MR, 11βHSD2 の免疫組織化学的検討. 日本泌尿器科学会雑誌. 2007; 98: 243.
5) Funder JW, Carey RM, Fardella C, et al. Case Detection, Diagnosis, and Treatment of Patients with Primary Aldosteronism: An Endocrine Society Clinical Practice Guideline. J Clin Endocrinol Metab. 2008; 93: 3266-81.
6) 高橋正樹, 秋保直樹, 山陰 敬. 正常血圧を示した原発性アルドステロン症の一例. 仙台市立病院医誌. 1993; 13: 57-61.

45 発熱，頭痛，意識障害で受診，髄膜炎？

Example

研修医 H：昨日，入院が一件ありました．ご報告させてください．
Dr.N：お疲れさまでした．よろしくお願いします．
研修医 H：81 歳の男性です．脳梗塞，高血圧の既往歴がありまして，施設入所中の方です．普段は，会話が可能で，車いすで移動，食事はテーブルで自力摂取可能です．

　昨日の朝より 38℃の発熱が出現し，徐々に反応が悪くなったようです．問いかけにも目を開けなくなったとのことで，昨晩に救急車で来院されました．意識レベルは，E2V4M5 でした．体温 38℃，血圧 164/60 mmHg，脈拍 82/分，呼吸 14/分，SpO_2 97％（室内気）でした．診察上，首が固いのですが，変形性頸椎症かもしれませんので有意な所見であるかは判断できかねます．その他には，特に異常所見はありません．しかし，首を動かそうとすると痛がります．血液検査では，白血球増加，炎症反応上昇のみで，特異的な所見は認められませんでした．髄膜炎を疑って髄液検査をしましたが，細胞数 2 で，糖も 100 mg/dL（血糖値 110 mg/dL）でした．髄液グラム染色でも特に白血球や細菌は認められませんでした．髄膜炎が否定できませんでしたので，セフトリアキソン，バンコマイシンとアンピシリンを開始しています．

Dr.N：H 先生，お疲れさまでした．色々と考えて診療してくれたようですね．今日の様子はいかがでしょうか．
研修医 H：今日もあまり変わりないです．相変わらず首は痛がります．
Dr.N：髄膜炎に似た症状を呈する common disease として，頸性偽痛風やもう少し若い人に多いですが，石灰沈着性頸長腱炎があります．頸椎 CT を施行してみましょう．
研修医 H：あ，石灰化がみえますね！ 図1　抗菌薬を中止して，非ステロイド系抗菌薬で様子をみてみます．

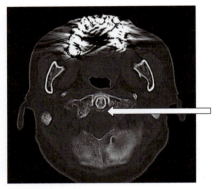

図1 頸椎 CT

Dr.N：高齢者の頸性偽痛風では，強い炎症が起こると意識障害まできたすことがあります．もちろん，髄膜炎を除外することは必要であったので，昨日の先生の診療は正しいものだと思いますよ．

研修医 H：ありがとうございます．勉強になりました．

Explanation

偽痛風は，ピロリン酸カルシウム（CDDP）が沈着し，炎症を起こすことで生じます．CDDP が沈着し炎症が生じる部位によって，症状が異なりますが，典型的には膝関節に急性関節炎として発症することが多いです．CDDP は時に環椎横靱帯や歯突起周囲関節組織に沈着し，急性の炎症を生じると crowned dens syndrome（CDS）とよばれます．

CDS は，Bouvet らによって 1985 年に報告され[1]，60 歳以上の女性に多くみられます．CDS 患者さんの多くで膝，手，足関節の硝子軟骨などにピロリン酸カルシウムが沈着して軟骨石灰化を生じますが，これらは無症状のこともあります[2]．

CDS は，頸部に強い炎症が生じるため，一般的に重度の頸部痛，頸部の著明なこわばりと回転制限を伴います．臨床症状からは，髄膜炎や椎間板炎などの感染症の他に，リウマチ性多発筋痛症／巨細胞性動脈炎，関節リウマチなどの膠原病，頸部脊椎症などと鑑別が必要となることがあります[3]．

CDS は診断されなくても対症療法で改善してしまうため，おそらく見逃されている可能性があると思います．個人的な経験では，日常診療でよく出合う疾患であり，common disease の一つであると思います．高齢者の頸部痛，発熱をみた際には，上記の鑑別疾患を考慮しつつ，頸椎 CT を検討することが日常診療では

求められます.

また,本症を診断した際には,甲状腺機能異常,ヘモクロマトーシス,ウイルソン病,副甲状腺機能亢進症や低マグネシウム血症などの評価を検討してください[4] 表1 .これらの存在は,ピロリン酸カルシウムを沈殿しやすくさせるようです.初めて診断された時や繰り返し認められた際には,是非,二次的な要因で生じていないか考えたいものです.

表1 CDDP 関節炎を診断した時にスクリーニングする項目

血清カルシウム,血清リン,血清マグネシウム
アルカリホスファターゼ
フェリチン,血清鉄,トランスフェリン
甲状腺刺激ホルモン
場合によっては血清銅,セルロプラスミン

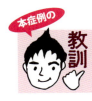

本症例の教訓 CDS は髄膜炎様の症状で受診することがある.

● 参考文献

1) Bouvet JP, le Parc JM, Michalski B, et al. Acute neck pain due to calcifications surrounding the odontoid process: the crowned dens syndrome. Arthritis Rheum. 1985; 28: 1417-20.
2) Roverano S, Ortiz AC, Ceccato F, et al. Calcification of the transverse ligament of the atlas in chondrocalcinosis. J Clinical Rheumatol. 2010; 16: 7-9.
3) Aouba A, Vuillemin-Bodaghi V, Mutschler C, et al. Crowned dens syndrome misdiagnosed as polymyalgia rheumatica, giant cell arteritis, meningitis or spondylitis: an analysis of eight cases. Rheumatology. 2004; 43: 1508-12.
4) Jones AC, Chuck AJ, Arie EA, et al. Diseases associated with calcium pyrophosphate deposition disease. Semin Arthritis Rheum. 1992; 22: 188-202.

46 高アンモニア血症を伴うけいれん，意識障害で受診，原因は？

Example

研修医S：先生，救急外来に意識障害の患者さんが来院しています．ご相談よろしいでしょうか．

Dr.N：いいですよ．どのような方ですか？

研修医S：42歳の男性，高校の社会科の教師をしている方で，教員室で事務仕事をしている際に，意識消失，その後間代性けいれんが生じて当院へ搬送となりました．特に既往歴はないようですが，ここ1カ月間は，よびかけても返答がなかったり，定規をずっと本に挟んで取り出すなどの無目的な行動が一過性に認められていたようです．付き添われている同僚の方のお話によると，そのようなことが徐々に増えており，本日は出勤時から不思議な言動が認められ，様子がおかしかったようです．

Dr.N：そうですか．これは何か器質的な疾患が隠れていますね．

研修医S：はい．現在，表情は乏しく，無気力で，簡単な問いかけに対する返答しかできません．四肢に麻痺や構音障害はありません．バイタルも問題ないです．先ほど，低血糖を否定し，頭部CTは正常，現在，血液検査の結果待ちです．

Dr.N：すばらしいですね．てんかんの可能性もありますので，脳波検査の追加もお願いいたしますね．

研修医S：はい！

研修医S：先生，結果がそろいました．脳波は，全般性3 Hz spike and wave complexを呈しています．採血上はけいれんに伴うと思われるCK上昇と血清アンモニアが287 µg/dLでした．その他は異常ありません．この方にはアルコール多飲歴はないのですが，アルコール性肝障害による肝硬変を考えた方がよいのでしょうか？ ちなみに腹部エコーでは肝臓は問題ありませんでした．

Dr.N：何らかのオルニチン回路の障害を考える方がスムーズかもしれません．比較的頻度の高い代謝疾患で高シトルリン血症という疾患があります．代謝内科にコンサルトしましょう．

アミノ酸分析で血漿シトルリンとアルギニン濃度の高値，血清 PSTI の上昇が認められたことなどから成人発症 II 型シトルリン血症（CTLN2）が疑われた．SLC25A13 遺伝子の IVS11＋1G＞A 変異のホモ接合体であることが判明し，CTLN2 の確定診断となった．

Explanation

　高シトルリン血症は，SLC25A13 遺伝子の異常で，シトルリンというミトコンドリア蛋白の欠損（あるいは機能異常）が生じることで，シトルリン欠損症となります[1]．この蛋白の欠損により，尿素回路の細胞質での反応に必要なアスパラギン酸供給が障害され，またミトコンドリアへの NADH の供給障害，糖新生障害も引き起こします．このような代謝障害により様々な臨床症状を引き起こします．

　シトルリン欠損症は，その酵素欠損の度合いによって異なり，酵素欠損が重度であれば，新生児・乳児期に肝内胆汁うっ滞症（NICCD）を，酵素欠損が軽度であれば小児期は異常なく成長し，成人型シトルリン血症（CTLN2）を発症します[2]．

　シトリン欠損症があっても，必ずしも成人型シトルリン血症を発症するわけではなく，その発症率は約 10〜20％と推察されており，日本における有病率は 1/17000 といわれています[3]．

　成人発症 II 型シトルリン血症（CTLN2）では，高アンモニア血症を伴う高シトルリン血症をきたし，精神神経症状（意識障害，失見当識，異常行動，痙攣，てんかん様発作）を呈します．また，シトルリン欠損症の患者さんは，糖新生が障害され，低血糖を呈することがあります．成人発症 II 型シトルリン血症（CTLN2）の患者さんは，幼少時より，大豆，ピーナッツ，卵，バター，肉類などの食品を異常に好み，逆に糖質類（米飯や甘い物など）を嫌う傾向にあります[4]．

　成人発症 II 型シトルリン血症（CTLN2）では，低蛋白・高カロリー食だと却って，高アンモニア血症，高シトルリン血症を悪化させるおそれがあるので，高脂肪・高蛋白・低炭水化物食を摂取するように指導します．裏を返せば，糖質の摂取により意識障害やけいれんをきたす場合は，本症を疑うきっかけにもなります．最終的には肝移植も考慮され，比較的良好な結果を出しているようです[5]．

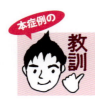
本症例の教訓　糖摂取後のけいれん発作や原因不明の高アンモニア血症は,高シトルリン血症を考える.

● 参考文献

1) Kobayashi K, Sinasac DS, Iijima M, et al. The gene mutated in adult-onset type Ⅱ citrullinaemia encodes a putative mitochondrial carrier protein. Nat Genet. 1999; 22: 159-63.
2) Ohura T, Kobayashi K, Tazawa Y, et al. Neonatal presentation of adult-onset type Ⅱ citrullinemia. Hum Genet. 2001; 108: 87-90.
3) Tabata A, Sheng JS, Ushikai M, et al. Identification of 13 novel mutations including a retrotransposal insertion in SLC25A13 gene and frequency of 30 mutations found in patients with citrin deficiency. J Hum Genet. 2008; 53: 534-45.
4) Nakamura M, Yazaki M, Kobayashi Y, et al. The characteristics of food intake in patients with type Ⅱ citrullinemia. J Nutr Sci Vitaminol (Tokyo). 2011; 57: 239-45.
5) Hirai I, Kimura W, Suto K, et al. Living donor liver transplantation for type Ⅱ citrullinemia from a heterozygous donor. Hepatogastroenterology. 2008; 55: 2211-6.

47 倦怠感，脱力というとらえどころのない症状を呈したケース

Example

家族 K：N 先生，実は最近，父がうつっぽくなってしまって．精神科で薬を処方してもらっているのですが，全然よくならず，むしろ寝込むようになって，食事も摂れなくなってきているのです．

Dr.N：それは大変ですね．よほど重度のうつ病なのか，もしくはうつ病のようにみえて，他の疾患なのかもしれませんね．精神科の先生には何かいわれていますか？

家族 K：いえ．薬を処方されただけで何も．内科的にみていただくことは可能でしょうか．

Dr.N：もちろん，可能ですが，精神科の先生と話し合って，紹介状を書いてもらえますか？

家族 K：わかりました．

Dr.N：K さん，初めまして．状況を教えていただけますか？

患者 K：約 1 カ月前頃から体がだるくて，やる気が出なくなりました．とにかく，気分的にも落ち込んでいて．だんだん食事も摂れなくなってきて，今では歩くこともできなくなりました．

問診票に目を通すと，体温 35.4℃，血圧 88/40，脈拍 56，であった．

Dr.N：K さん，ご家族に脳の病気やホルモンの病気，がんの方はいらっしゃいますか？　また，今まで，ホルモン検査を受けたことはありますか？

患者 K：いえ，家族のみんなは健康です．うつ病が診断された時に簡単な血液検査は受けましたが，ホルモンの検査をしたかはよくわかりません．

Dr.N：わかりました．まずは一般的な診察と検査をさせてください．

診察上，全体的に無気力で，両下肢の筋力低下が認められた．その他には特

に異常所見は認められなかった．血液検査上では，空腹時血糖値が 60 mg/dL で HbA1c が 4.2 g/dL であった．

Dr.N：K さん，ホルモンの分泌が乱れている可能性がありますので，入院して検査をしましょう．診断がついて，適切な治療によってよくなる可能性がありますよ．
患者 K：本当ですか！　是非，よろしくお願いします．

入院翌朝に，下垂体ホルモン，副腎ホルモンの基礎値を測定し，迅速 ACTH 負荷試験を行い，ACTH 単独欠損症と診断された．

Explanation

ACTH 単独欠損症は，ACTH の分泌不全が生じることにより，副腎不全を呈します．1954 年に最初に報告された疾患ですが，ACTH だけが分泌されなくなる原因は現段階でも不明です[1]．副腎不全では，易疲労感や食欲不振，発熱，関節痛，非特異的な消化器症状，精神異常（無気力や嗜眠，不安，性格変化など），低血圧などの不定愁訴的な徴候が生じます．このようなとらえどころのない所見を呈するため，診断が遅れる傾向にあります[2]．

何となく元気がないという上記のような非特異的な症状以外に，
- 低血糖（血糖値 70 mg/dL 以下）
- 低ナトリウム血症（血清 Na 135 mEq/dL 以下）
- 正球性正色素性貧血（男性；13 g/dL 以下，女性；12 g/dL 以下）
- 好酸球増多（好酸球数 8％以上）
- コレステロール値低値（総コレステロール 150 mg/dL 以下）

などがあれば疑いをもつことが大切です[3]．

疑いをもった場合，まず午前中（午前 8 時が一般的です）に採血をして，血清コルチゾールと ACTH を一緒に測定します．ある研究によるとコルチゾール＞16.5 μg/dL ならば感度 100％で副腎不全を除外，コルチゾール＜4.1 μg/dL で特異度 100％で副腎不全と診断できるとされています[4]．

ACTH は 7.2 pg/dL 以下が基準値ですが，コルチゾール，ACTH 両者とも低い数値であれば，下垂体性副腎不全の可能性が高まります[3]．

副腎不全は，視床下部，下垂体，副腎，どこに障害が生じても起こりますので，下垂体を含めた頭部 MRI やその他の負荷テストなどで他の内分泌疾患の鑑別を行います 表1 ．これらの検査が必要となる場合，内分泌専門医に相談した方が

よいでしょう．

表1 副腎不全を疑った時の検査の進め方（ガイドライン作成委員会．副腎クリーゼを含む副腎機能低下症の診断と治療に関する指針 Ver. 8. 日本内分泌学会．2014[3]）

① 全身倦怠感，低血圧，体重減少，低血糖，低ナトリウム血症，好酸球増多が存在する
→ 早朝コルチゾール，ACTH を測定する
- 血清コルチゾール>18 μg/dL ならば副腎機能正常
- 血清コルチゾール<4 μg/dL で副腎不全の可能性高い
- ACTH が正常-高値であれば原発性，低値であれば続発性を考慮

② 血清コルチゾール<18 μg/dL であった
→ 迅速 ACTH 負荷試験（250 μg）を行う
- 血清コルチゾール頂値>18 μg/dL ならば副腎機能正常
  （ただし，場合によっては潜在性副腎不全の除外のため，少量 ACTH 1 μg 負荷を行い，コルチゾール<20 μg/dL で疑いありとして CRH 負荷試験を行うことがある）
- 血清コルチゾール頂値<15 μg/dL ならば副腎不全の可能性高い

③ 血清コルチゾール頂値<18 μg/dL であった
→ CRH 負荷試験施行しコルチゾール頂値，ACTH 測定する
- 血清コルチゾール頂値>18 μg/dL の時はインスリン低血糖試験を行う
  血清コルチゾール頂値>18 μg/dL ▶ 副腎機能正常
  （一般的に ACTH 2 倍以上と反応あり）
  血清コルチゾール頂値<18 μg/dL ▶ 視床下部性
  （一般的に ACTH 2 倍未満と反応なし）

④ 血清コルチゾール頂値<18 μg/dL であった
- ACTH 2 倍未満ならば下垂体性もしくは視床下部性と評価する

⑤ ACTH 2 倍以上増加した（下垂体性は否定的となる）
→ インスリン低血糖試験を施行する
- 血清コルチゾール頂値<18 μg/dL ▶ 視床下部性
  （一般的に ACTH 2 倍未満と反応なし）
→ 連続 ACTH 負荷試験を施行する
- 尿中遊離コルチゾール増加反応あり ▶ 視床下部性
- 尿中遊離コルチゾール増加反応なし ▶ 原発性

本症例の教訓
何となく元気がなく，砂糖，塩，脂などの不足を疑う検査値をみたら，副腎不全を疑い，早朝コルチゾールと ACTH を測定する．

● 参考文献

1) 田中孝司. ACTH単独欠損症. 日内会誌. 1994; 83: 2087-91.
2) Bancos I, Hahner S, Tomlinson J, et al. Diagnosis and management of adrenal insufficiency. Lancet Diabetes Endocrinol. 2015; 3: 216-26.
3) 副腎クリーゼを含む副腎皮質機能低下症の診断と治療に関するガイドライン作成委員会. 副腎クリーゼを含む副腎機能低下症の診断と治療に関する指針 Ver. 8. 日本内分泌学会. 2014.
4) Erdinc E, Craig AJ, Ariel LB. Evaluation of the integrity of the hypothalamic-pituitary-adrenal axis by insulin hypoglycemia test. Clin Endocrinol Metab. 1998; 83: 2350-4.

48
徐々に増悪する歩行障害の一例

Example

往診スタッフS：先生，普段は整形外科の訪問診療を受けている方なのですが，一度内科の診察を受けたいとのことで一件依頼があります．

Dr.N：了解です．どのような方ですか？

往診スタッフS：77歳男性で6年前に胃がんで胃亜全摘術を受けている方です．総合病院の外科でフォローを受けていましたが，数カ月前にフォローが終了，その後は右膝の変形性関節症で訪問診療を受けています．ここ数カ月前より徐々に歩行が難しくなり，最近は車いす移動です．内服薬はメコバラミンです．

Dr.N：胃摘出後の方の緩徐発症の歩行障害ですね．

往診スタッフS：そのようです．よろしくお願いします．

Dr.N：Tさん，こんにちは．医師のNと申します．

患者T：先生，よろしくお願いします．何だか，徐々に足腰が弱くなっちゃって．何とか歩けるようになりたいです．

Dr.N：会話や両手の動き，座っている時のバランスはいかがですか？

患者T：特にしゃべりにくいってことはないし，手は何ともないよ．バランスも問題ないです．

Dr.N：他に目の見え方や耳の聞こえ方，耳鳴り，めまい，体のしびれ，脱力はありませんか？

患者T：特にないね．

Dr.N：少し診察させてください．

　脳神経，小脳系の神経学的所見には異常なく，パーキンソニズムも認められなかった．
　しかし，ロンベルグサイン陽性，膝蓋腱反射は右側で亢進，両下肢遠位筋優位に筋力低下が認められた．病的反射は陰性で，右下肢で振動覚低下，両下腿で温痛覚低下が認められた．

E 代謝・内分泌

Dr.N：何らかの脊髄後索障害がありそうですね．MRI検査と，ビタミンB₁₂，葉酸を測定しましょう．家族に九州，沖縄地方の方はいらっしゃいますか？
患者T：いえ，おりません．

検査の結果，大球性貧血（Hb 9.6 g/dL，MCV 124）が認められたが，他に特異的な所見は認められなかった．

Dr.N：銅欠乏でも同じような症状を呈するので調べてみましょう．

Cu 29 μg/dL（基準値66〜130 μg/dL）セルロプラスミン 4 mg/dL（基準値21〜37 mg/dL）であり，銅の補充が行われ，歩行機能は若干改善された．

Explanation

銅は，約10種類の銅依存性酵素の活性中心に結合して，エネルギー生成や鉄の代謝，細胞外マトリックスの成熟，神経伝達物質の産生，活性酵素の除去など，さまざまな生物の代謝に関与しています[1]．

銅は，胃，十二指腸，上部空腸から吸収され，肝臓から胆汁を介して排泄され，吸収の際には，亜鉛と競合して吸収されます．このような代謝をたどるため，胃手術後や大量の亜鉛摂取，中心静脈栄養管理中，さまざまな吸収不良症候群で銅欠乏が起こりえます[2]．典型的には，胃の手術後数年経過してから銅欠乏症状が出現するといわれています．

銅欠乏症状を疑うポイントは，亜急性連合性脊髄変性症と同様の症状を初めとする両下腿の異常感覚や下肢腱反射亢進，膀胱直腸障害などの脊髄神経症状と，貧血や白血球減少症などの血液学的異常です．なお，貧血に関しては，大球性，正球性，小球性，どのタイプも取り得，骨髄異型性症候群に似るようです[3]．しかし，血小板減少をきたすことは稀であり[4]，銅欠乏を疑ううえで重要な所見です．

実際の臨床では，下肢の症状などを訴えて受診した患者さんで，脊髄MRIやビタミンB₁₂に異常が認められなかった時に疑われることになると思われます．そのような時，長期の中心栄養管理中や胃摘出後であったり，炎症性腸疾患などの吸収不良を呈する病態がある患者さんでは積極的に血清銅とセルロプラスミンを測定して，銅欠乏症の有無をチェックしてください．

なお，銅欠乏による血液症状は，治療開始後比較的速やかに改善しますが，神経症状は部分的な改善にとどまることが多いようです[5]．不可逆的な神経学的障

害を避けるために本疾患も早期診断が重要であると思います．

治療としての銅摂取推奨量は 0.6 mg/日といわれています[6]　表1　．

表1　銅を含む食品や薬剤

微量元素輸液製剤	エレメンミック®注
銅含有内服製剤	アミノレバン®EN配合散　エレンタール®配合内用剤
銅含有食品	ココア　牛レバー

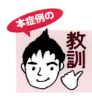

本症例の**教訓**　他に説明できる血液異常，神経症状の原因が認められない時には銅欠乏を疑う．

● 参考文献

1) da Silva FJ, Williams RJ. Copper: Extracytoplasmic oxidases and matrix formation. The biological chemistry of the elements: The inorganic chemistry of life. Oxford: Clarendon Press; 1991. p. 388-99.
2) Chhetri SK, Mills RJ, Shaunak S, et al. Copper deficiency. BMJ. 2014; 348: g3691.
3) Gregg XT, Reddy V, Prchal JT. Copper deficiency masquerading as myelodysplastic syndrome. Blood. 2002; 100: 1493-5.
4) Wasa M, Satani M, Tanano H, et al. Copper deficiency with pancytopenia during total parenteral nutrition. J Parenter Enteral Nutr. 1994; 18: 190-2.
5) Jaiser SR, Winston GP. Copper deficiency myelopathy. J Neurol. 2010; 257: 869-81.
6) 湧上　聖，末永英文，江頭有朋，他．長期経腸栄養患者の銅欠乏に対するココアによる銅補充及び維持療法の検討．日老医誌．2000; 37: 304-8.

49 急激に発症する糖尿病

研修医 A：先生，外来の患者さんのご報告があります．
Dr.N：どうぞ！
研修医 A：16 歳の女性です．既往はありません．2 日前より，嘔気，嘔吐が出現し，本日になり水様性下痢が出現したため，夜間救急外来に来院されました．食物摂食歴を詳しく聴取しましたが，特異的な情報はありませんでした．腹部は平坦，軟で全体に腹膜刺激症状を伴わない圧痛があります．何らかの急性腸炎ではないかと思います．少しぐったりしているようなので，点滴をしてからお帰りいただこうかと思います．
Dr.N：バイタルサインはいかがですか？
研修医 A：体温 37.2℃，血圧 98/54 mmHg，脈拍 98/分，呼吸 8/分，SpO$_2$ 99%（室内気）です．立ち上がるとふらつくとのことで，車いすに乗っています．食事が摂れないようなので，ご家族は入院を希望しております．
Dr.N：そうですか．全身状態が悪くて，ショックの可能性もあるということですね．呼吸数も少ない．ちょっと心配なので，私も診察いたします．
　こんにちは．一緒に診療している医師の N です．診察させていただいてもよろしいですか？
家族 Y：先生，どうも具合が悪いので，入院して経過をみていただけませんか？
患者 Y：先生，お腹が痛くて辛いです．食事は食べられそうにありません．
Dr.N：わかりました．まずは診察させていただいてもよろしいでしょうか．
患者 Y：お願いします．

　腹部所見は，研修医 A の所見通りであった．全身状態が悪い割には，呼吸が遅く，むしろ大呼吸を呈していた．

Dr.N：少し気になる所見がありますので，採血をさせてください．
家族 Y：よろしくお願いします．

採血の結果は以下の通りであった．
BGA（室内気呼吸 8/分）pH 7.24，PO_2 95.0 Torr，PCO_2 26.0 Torr，HCO_3^- 15.0 mg/dL，Glu 290 mg/dL．その他は，特異的な所見は認められなかった．

研修医 A：食事していないのに，血糖値が高値ですね．
Dr.N：そう．劇症 1 型糖尿病の可能性があります．すぐに治療を開始して，糖尿病内科にコンサルトしよう．

後日，劇症 1 型糖尿病の確定診断が下り，治療により無事に退院となった．

Explanation

劇症 1 型糖尿病は，1 週間以内に急激に発症する糖尿病で，通常 20 歳以上の成人に発症することが多いです[1]．原因は特定されておらず，自己免疫学的な機序が推定されています．臨床症状としては，1 週間から 10 日くらいの経過で，口渇，感冒様症状，消化器症状が生じます．重篤なケトアシドーシスを伴うと，意識障害を呈することもあります．糖尿病性ケトアシドーシスを呈した 1 型糖尿病患者さんの約 20％が劇症 1 型糖尿病であったという報告もあります[1]．

診断に必要な検査としては，それほど特殊な項目はありませんが 表1, 2，疑いをもたなければなかなか診断にたどり着けないため，本症のゲシュタルトを確立しておくことが重要です．

表1 劇症 1 型糖尿病のスクリーニング基準（花房俊昭, 他. 糖尿病. 2005；48：A1-13[1]）
1. 糖尿病症状発現後 1 週間前後以内でケトーシスあるいはケトアシドーシスに陥る．
2. 初診時の（随時）血糖値が 288 mg/dL（16.0 mmol/L）以上である．

表2 劇症 1 型糖尿病の診断基準（今川彰久, 他. 糖尿病. 2012；55：815-20[2]）
下記 1～3 のすべての項目を満たすものを劇症 1 型糖尿病と診断する．
1. 糖尿病症状発現後 1 週間前後以内でケトーシスあるいはケトアシドーシスに陥る．
（初診時尿ケトン体陽性，血中ケトン体上昇のいずれかを認める．）
2. 初診時の（随時）血糖値が 288 mg/dL（16.0 mmol/L）以上であり，かつ HbA1c 値（NGSP）<8.7％*である．
3. 発症時の尿中 C ペプチド<10 μg/day，または空腹時血清 C ペプチド<0.3 ng/mL かつグルカゴン負荷後（または食後 2 時間）血清 C ペプチド<0.5 ng/mL である．

*：劇症 1 型糖尿病発症前に耐糖能異常が存在した場合は，必ずしもこの数字は該当しない．

ポイントは，上気道症状や消化器症状を呈する患者さんで，全身状態が悪かったり，口渇を認める場合には，積極的に血糖値，血液ガス分析および尿検査を行うことです．過去に耐糖能異常がみられなかった人が高血糖を呈したら本症の疑いが濃厚となります．

　本症は，診断されずに経過をみると，重篤なケトアシドーシスや脱水で生命に危険が及ぶことがあるため，是非，認識しておきたい疾患です．

上気道症状，消化器症状を呈する全身状態が悪い患者さんでは血糖値測定や血液ガス分析を行う．

● 参考文献
1) 花房俊昭，今川彰久，岩橋博見，他．劇症1型糖尿病調査研究委員会報告─疫学調査の解析と診断基準の策定─．糖尿病．2005；48：A1-13．
2) 今川彰久，花房俊昭，粟田卓也，他．1型糖尿病調査研究委員会報告─劇症1型糖尿病の新しい診断基準（2012）．糖尿病．2012；55：815-20．

50 認知症と診断する前に

> **Example**
>
> **往診スタッフ S**：先生，75 歳の女性で，認知症のフォローアップの往診依頼があります．お願いできますか．
> **Dr.N**：承知しました．伺いましょう．
> はじめまして．医師の N です．よろしくお願いします．
> **家族 M**：先生，よろしくお願いします．ここ最近，反応が悪くて，ぼけたような感じになってしまいました．近くのクリニックを受診したところ，認知症といわれてしまいました．外出もおっくうになったようで，なかなか部屋から出ようとしません．通院が難しく，訪問診療をお願いした次第です．
> **Dr.N**：そうでしたか．それは大変ですね．急に始まったのでしょうか？
> **家族 M**：いつ頃からかはわかりませんが，ここ数カ月，徐々にという感じです．
> **Dr.N**：具体的に困っていることはどのようなことですか？
> **家族 M**：全体的に動作や思考が遅くなったように思います．以前は，チャキチャキと家事をこなしてくれていました．あと，質問しても覚えていないと返答します．
> **Dr.N**：食事をしたこと自体を忘れることはあるのでしょうか？
> **家族 M**：それもあります．
> **往診スタッフ S**：先生，事前に調べた長谷川式では 18 点でした．復唱のところで点数が落ちています．
> **Dr.N**：ありがとう．ちなみに，転倒したことや食事に偏りがあるようなことはありますか？　歩行障害や失禁は？
> **家族 M**：特にありません．
> **Dr.N**：わかりました．それでは，診察させてください．
>
> 一般診察上，特に所見なく，神経所見も含めて正常であった．腱反射の遅延も認められなかった．

E　代謝・内分泌

Dr.N：診察上，特に異常所見はありませんね．しかし，反応が少し鈍いような気がします．認知症でもよいかもしれませんが，認知症のようにみえる他の病気もチェックさせてください．

家族 M：よろしくお願いします．

> 精査の結果，TSH 48 μIU/mL，FT_4 0.002 ng/mL，抗 TPO 抗体陽性，抗サイログロブリン抗体陽性であり，橋本病と診断され，チラージン®の投与により認知機能は改善した．

Explanation

日本の高齢化によって，認知症と診断される高齢者が多くなり，個人的な経験から申し上げると訪問診療の大部分は認知症関連の問題です．認知症の中で，一番多いタイプはアルツハイマー病ですが，なかにはアルツハイマー病と似た症状を呈する治療可能な別の疾患も存在します[1]．本例のような甲状腺機能低下症のほかに特に重要な疾患として，アルコール中毒，ビタミン B_1，B_{12} 欠乏症，神経梅毒，正常圧水頭症，硬膜外血腫などがあります．また，時に慢性化したせん妄との鑑別が必要となることもあり，認知症の診断を行う際には，認知症のタイプを判断することも大切ですが，治療可能な疾患を見逃さないことがさらに重要であると考えます．

日々の臨床において，認知症と診断する時には，具体的に以下のような点に注意するとよいと思います．

① 必ず神経学的所見を評価する

特に眼球運動，歩行機能，パーキンソニズム，筋力低下などの巣症状の有無は重要です．純粋なアルツハイマー病であれば，これらは認められることはありません．

② ビタミン B_{12} と甲状腺機能を検査する

アメリカ神経学会がこの二つの検査についてはルーチンに行うことを推奨しています[2]．

③ 追加検査を考慮する

すべての認知症のなかで，特異的治療を有するものは報告によってばらつきがありますが，全体の約 1％程度です[3]．

特別な情報がない限りルーチンのその他の血液検査は推奨されませんが，以下のような状況では検査を考慮してください[4]．

- アルコール多飲者および多発性骨髄腫，前立腺がん，乳がん患者などの担が

ん患者
- 非典型的な症状を有する
- 60歳以下での発症が認められる
- 急速（2カ月を目処に）に認知機能が認められる

④ **頭部 CT を診断時に撮影する**

現段階ではどのような患者さんに頭部 CT を撮影するかという点が明瞭ではなく意見が分かれています．個人的にはベースラインの評価としての意味を含めて，初診時にはルーチンに撮影してもよいと考えています．

認知症と診断する前に，必ず器質的な疾患を除外する．特に頭蓋内疾患，甲状腺機能異常，ビタミン欠乏症は見逃さない．

● 参考文献

1) Bello VM, Schultz RR. Prevalence of treatable and reversible dementias. A study in a dementia outpatient clinic. Dement Neuropsychol. 2011; 5: 44-7.
2) Knopman DS, DeKosky ST, Cummings JL, et al. Practice parameter: diagnosis of dementia (an evidence-based review). Report of the quality standards subcommittee of the American Academy of Neurology. Neurology. 2001; 56: 1143-53.
3) Waldemar G. Reversible dementias. Practical Neurology. 2002; 3: 138-43.
4) U. S. Preventive Services Task Force. Guide to clinical preventive services, 2nd ed. Baltimore: Williams and Wilkins; 1996.

51 急に生じた出血傾向

研修医 A：外来の患者さんで一件ご相談してもよろしいでしょうか.

Dr. N：もちろん．どんな方ですか？

研修医 A：74 歳の女性で，高血圧，関節リウマチの既往がある方です．関節リウマチに対して以前，メソトレキセートを服用していたようですが，自己中断されていたようです．約 1 年前頃より皮下出血が認められるようになりましたが，すぐに改善するようなので，様子をみられていました．近医を受診している際に血小板を測定していただいたようですが，血小板は 20 万/mm^3 と正常でした．

Dr. N：加齢に伴う皮膚，血管の脆弱化，老人性紫斑でしょうか.

研修医 A：はい．それが，最近，尿の色が褐色調であったり，便が黒色のようなので，気になって当科外来を受診されました．

Dr. N：なるほど，色々な部位からの出血が疑われる訳ですね．

研修医 A：はい．まずは血液検査，尿検査を行う予定ですが，凝固の検査はどこまで出せばよいか判断がつかなくて．他に，消化器内科と泌尿器科にはコンサルトしようと思います．

Dr. N：なるほど，凝固系の検査はすべて出せばよいというものではありません．スクリーニング検査として，出血時間，血小板数，プロトロンビン時間（PT），活性化部分トロンボプラスチン時間（APTT），フィブリノーゲン，D ダイマー，Rumpel-Leede 試験位でいいと思いますよ．

研修医 A：承知いたしました．また結果が出たらご相談させてください.

Dr. N：もちろん！

研修医 A：N 先生，結果がでました．出血時間，血小板数，PT，フィブリノーゲン，D ダイマーは正常でしたが，APTT の延長が認められています．内因系凝固因子が障害されているのでしょうか.

Dr. N：そうですね．内因系凝固因子が不足していて，出血傾向を呈しているものと

考えます.

研修医 A: 原因はなんでしょう？　さっぱりわからないです.

Dr. N: APTT が単独で延長する疾患は, 血友病 A, 血友病 B, 後天性血友病, von Willebrand 病, 抗リン脂質抗体症候群, 肝機能障害, ビタミン K 欠乏, ヘパリンの混入などがあります. この方は, 肝機能障害やビタミン K 欠乏, ヘパリンの使用はなさそうですので, 第Ⅷ因子活性, 第Ⅸ因子活性, von Willebrand 因子, ループスアンチコアグラントを測定してみましょう.

研修医 A: はい！

　検査の結果, 第Ⅷ因子活性が 10％と低く, mixing テストが陽性であった. 悪性腫瘍の精査が行われたが異常が認められず, 関節リウマチに伴う後天性血友病が疑われた.

Explanation

　血友病というと先天性疾患のイメージが強いですが, 実は後天的に血友病を発症することがあります. 後天性血友病は, 詳細な発症機序は証明されていませんが, 何らかの自己免疫学的機序により, 後天的に血液凝固因子に対する自己抗体が産生され, その抗体により血液凝固反応が阻害され, 止血が困難になる疾患と考えられております[1].

　発症率は年間 100 万人に 1.5 人で, 発症年齢は 60～70 歳代にピークがあるようです[2]. このような好発年齢から, 高齢者や分娩時に多く診断されるようです. 原因は, 半数は特発性, 半数は自己免疫疾患, 悪性リンパ腫, 慢性炎症性疾患などの基礎疾患を有するといわれています[3] 表1 .

　先天性血友病の出血のパターンは関節内出血が一番多いですが, 後天性血友病では皮下出血が最多で, 関節内出血は稀なようです[4]. 特に打撲や注射部位に出血が多く, 出血傾向を有する患者さんを診る際には, 出血部位や皮下出血を積極的に問診し, 凝固系の検査を行うことが重要です. APTT 単独延長が認められた場合, Ⅷ活性（15％以下で診断）, mixing テスト（APTT 延長のまま）, Ⅷ inhibitor の測定（0.6～1.0 BU/mL 以上で疑い）を行います.

　本症の治療としては, 原疾患のコントロールが最も重要ですが, インヒビターを抑制するために, ステロイドやシクロホスファミドなどの免疫抑制療法が行われます. 出血症状を抑えられない場合, 対症的に止血製剤を使用します. 後天性血友病の場合は, 先天性血友病のように第Ⅷ因子を補充してしまうと, 抗体により破壊されてしまうため, バイパス止血製剤を用います. バイパス止血製剤は,

血液凝固第X因子加活性化第Ⅶ因子（FⅦa/FX），血液凝固因子抗体迂回活性複合体（aPCC）と，遺伝子組換え活性型血液凝固第Ⅶ因子（rFⅦa）が使用可能です[5]．

表1 後天性血友病の原因疾患

特発性（51.9%）	
悪性腫瘍（11.8%）	固形がん（67.8%），血液腫瘍（32.2%）
自己免疫疾患（11.6%）	関節リウマチ（34.5%），全身性エリテマトーデス（8.6%），甲状腺炎（6.9%），シェーグレン症候群（5.2%），抗リン脂質抗体症候群（3.4%）
妊娠（8.4%）	
感染症（3.8%）	
薬剤性（3.4%）	β-lactam 系抗菌薬（23.5%），クロピドグレル（17.6%），非 β-lactam 系抗菌薬（11.8%），INF（11.8%），NSAID（11.8%），アミオダロン（5.9%），リバスチグミン（5.9%），スニチニブ（5.9%），ヘパリン（5.9%）
MGUS（2.6%）	
PMR（2.2%）	
皮膚疾患（1.4%）	乾癬（42.9%），天疱瘡（42.9%）
輸血（0.8%）	

本症例の教訓　後天的に血液凝固因子が不足して血友病を発症することがある．

● 参考文献

1) Franchini M, Veneri D. Acquired coagulation inhibitor-associated bleeding disorders: An update. Hematology. 2005; 10: 443-9.
2) Collins PW, Hirsch S, Baglin TP, et al. UK Haemophilia Centre Doctors' Organisation: Acquired hemophilia A in the United Kingdom: a 2-year national surveillance study by the United Kingdom Haemophilia Centre Doctors' Organisation. Blood. 2007; 109: 1870-7.
3) Knoebl P, Marco P, Baudo F, et al. Demographic and clinical data in acquired hemophilia A: results from the European Acquired Haemophilia Registry (EACH2). J Thromb Haemost. 2012; 10: 622-31.
4) Mulliez SM, Vantilborgh A, Devreese KM. Acquired hemophilia: a case report and review of the literature. Int J Lab Hematol. 2014; 36: 398-407.
5) 田中一郎，天野景裕，松下 正，他．後天性血友病Aガイドライン．血栓止血誌．2011; 22: 295-322.

52 担がん患者の発熱の診断は？

Example

研修医 S：先生，不明熱で入院中の患者さんでご相談があります．
Dr. N：いいですよ．どのような患者さんですか？
研修医 S：72 歳の男性で，3 週間前より発熱が持続するとのことで受診されました．既往歴は，高血圧，肺気腫で ADL は自立，80pack・year の喫煙歴があります．悪寒，戦慄のない発熱，食欲不振が出現し，3 週間で 1 kg の体重減少があります．他には特に自覚症状はありません．診察上は，発熱に関連しそうな所見は認められませんでした．
Dr. N：亜急性の経過で受診された発熱患者さんですね．高齢者ですし，喫煙歴があるので，肺がんを初めとする悪性腫瘍の可能性が考えられますね．
研修医 S：はい．血液検査では，WBC 9800/μL（分画異常なし），Hb 9.8 g/dL，CRP 2.5 mg/dL と貧血，軽度の炎症反応上昇が認められています．胸部単純写真，尿検査では異常は認められませんでした．悪性腫瘍の可能性が考えられましたので，胸腹部造影 CT を施行いたしました．
Dr. N：そうですね．念のため血液培養も採取しておきましょう．
研修医 S：はい．すでに採取しております．心雑音はかなり気をつけて聴取しましたが，特異的な雑音はないように聞こえます．
Dr. N：CT では何か認められましたか？
研修医 S：肺がんを疑ったのですが，肺野は気腫性変化のみでした．S 状結腸に全周性の壁肥厚が認められましたので，大腸がんの可能性を考えています．
Dr. N：そうですね．大腸内視鏡で診断を速やかにつけにいきましょう．
研修医 S：はい．承知しました．あの，一つ疑問なのですが，この発熱は大腸がんでよろしいのでしょうか？
Dr. N：診察，培養や画像検査で感染症が否定でき，そのうえ，下肢深部静脈血栓症や薬剤熱が否定できていれば，腫瘍熱と考えるのが妥当だと思います．腫瘍でも発熱をきたすことがあり，腫瘍の中では，血液悪性腫瘍の他，肝臓がん，腎細胞がん，副腎がん，膵がんなどの充実性臓器の腫瘍で発熱を認めやすいといわ

れています．それ以外に，大腸がん，心房粘液腫も不明熱の原因として報告がありますよ．ナプロキセンに対する反応をみてみてはいかがでしょうか？

研修医 S：はい！

腫瘍で発熱が発生する機序は不明ですが，マクロファージや腫瘍より産生されるサイトカインがプロスタグランジンを誘導し，視床下部の体温セットポイントを上昇させると考えられています[1]．

本症例のように担がん患者における非感染性発熱の原因は，27％が腫瘍，18％が薬剤熱，原因不明が30％という報告があり，担がん患者での腫瘍熱の頻度は意外に高いです[2]．

熱型や検査所見のなかで，腫瘍熱に特異的なものはありません．よって，腫瘍が存在している患者さんで感染症が除外された場合に考慮します．担がん患者さんの場合，一般的な感染症（肺炎，尿路感染症，軟部組織感染症）以外に腫瘍が存在する部位の感染症やデバイス挿入に伴う感染症を考えるとフォーカスを特定しやすいです．しかし，ステロイド使用者や好中球が減少している場合は，所見が出にくいため，検査閾値を下げて診療することが重要です．

腫瘍熱の診断は以下の基準で判断されることが多いです．

表1 腫瘍熱の診断基準（Zell JA, et al. Support Care Cancer. 2005; 13: 870-7[3]）

1. 1日1回37.8℃以上の熱が出る．
2. 2週間以上続く．
3. 身体所見や各種培養検査や画像検査で感染が否定されている．
4. 薬剤熱や輸血による反応が否定されている．
5. 適切な抗菌薬を7日以上使用しても改善しない．
6. ナプロキセンにより解熱している．

個人的には，適切な感染症の work up ができていれば，表1 の5．の抗菌薬に対する反応性は省略してもよいと思います．ナプロキセンに対する腫瘍熱の反応は，今までの報告をみると，意外に有用なようです[4-6]．

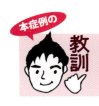
本症例の教訓 腫瘍熱の診断は除外診断だが,実質臓器の腫瘍の他に大腸がんや心房粘液腫でも腫瘍熱の原因となる.

● 参考文献

1) 吉川哲矢, 関 正康, 松島雅人. 腫瘍熱. 治療. 2010; 92: 1977-81.
2) Toussaint E, Bahel-Ball E, Vekemans M, et al. Causes of fever in cancer patients (prospective study over 477 episodes). Support Care Cancer. 2006; 14: 763-9.
3) Zell JA, Chang JC. Neoplastic fever: a neglected paraneoplastic syndrome. Support Care Cancer. 2005; 13: 870-7.
4) Chang JC, Gross HM. Utility of naproxen in the differential diagnosis of fever of undetermined origin in patients with cancer. Am J Med. 1984; 76: 597-603.
5) Chang JC. How to differentiate neoplastic fever from infectious fever in patients with cancer: usefulness of the naproxen test. Heart Lung. 1987; 16: 122-7.
6) Tsavaris N, Zinelis A, Karabelis A, et al. A randomized trial of the effect of three non-steroid anti-inflammatory agents in ameliorating cancer-induced fever. J Intern Med. 1990; 228: 451-5.

53 血液疾患で腸閉塞!?

Example

研修医T：転院の患者のご報告をしてもよろしいでしょうか．
Dr. N：よろしくお願いします．
研修医T：72歳の女性です．既往に高血圧，脂質異常症があり，ここ数年で，胃潰瘍に2回罹患しているようです．約1週間前より，腹部膨満，嘔気が認められ，A病院に入院しております．絶食，補液が行われましたが，なかなか改善しないとのことで当院へ精査のため転院依頼となりました．
Dr. N：開腹歴はないのですか？ 前医のデータと腹部単純写真をみせてもらえますか？
研修医T：開腹歴はありません．大腸がんによる閉塞でしょうか．
Dr. N：その可能性もありますが，まずは腹部単純写真とデータをみてみましょう．あと，胃潰瘍はなぜ2回も起こしているのでしょうかね．この点も非常に気がかりです．
　腹部単純写真では，小腸の拡張がメインですね．大腸拡張はないようです．小腸閉塞，もしくは，何らかの小腸麻痺を考えたいですね．
　あれ？ なぜか，カルシウムが 11.0 mg/dL と高いですね．カルシウムやビタミンD製剤の内服はありますか？
研修医T：ありません．もしかしたら，腫瘍による高カルシウム血症かもしれませんね．
Dr. N：繰り返す胃潰瘍も高カルシウム血症が関係しているのかもしれませんね．リンは正常ですか？
研修医T：リンは特に問題ないです．
Dr. N：PTH-rpを測定しましょうか．出身地の確認も忘れないでください．
研修医T：出身地ですか？
Dr. N：九州・沖縄地方だったら，考えなければならない疾患があります．
研修医T：あ！ 成人T細胞リンパ腫（ATL）ですか!!
Dr. N：そうです．もし九州・沖縄地方だったら，抗HTLV-1抗体と異常リンパ球を

チェックしてください．体表で触れるリンパ節も評価してください．
研修医 T：わかりました！

> 鹿児島県の出身で，家族歴は不明であった．抗 HTLV-1 抗体陽性で，骨髄検査で異常所見は認められなかったものの，左頸部リンパ節にて ATL の所見が認められ，HTLV-1 感染に伴う ATL，高カルシウム血症による腸管麻痺と診断された．

Explanation

成人 T 細胞性白血病/リンパ腫（ATLL）は，幼少時に母乳を介し母親から感染した human T-lymphotropic virus type 1（HTLV-1）キャリアのみに発症します．この HTLV-1 キャリアが発症に至るまで一般的に数十年かかり，臨床状況によって，急性型，リンパ腫型，慢性型，くすぶり型に分類されます[1]．表1．

表1 ATLL の分類[2-4]

急性型 （60％）	所謂急性白血病のパターンで，予後が悪い． リンパ節腫脹は全例に認められ，白血球増加（10万/μg を超える），LDH 増加が認められる． 約半数に高カルシウム血症，30％に骨髄病変，25％に皮膚病変，20％に肝脾病変を認める．
リンパ腫型 （20％）	所謂悪性リンパ腫のパターンで，予後が悪い． リンパ節病変，高カルシウム血症，LDH 増加を認める．
慢性型 （10％）	低アルブミン血症，LDH，BUN 高値を呈する症例は予後が悪い． 皮膚病変，リンパ節病変，白血球，リンパ球増加が認められるものの，安定した状態が年余にわたり続く．
くすぶり型 （10％）	無症状かあっても皮膚，肺病変を伴うくらいである． 高カルシウム血症や血液検査異常は認められない．

ATLL は，リンパ節病変，肝脾腫，免疫不全，高カルシウム血症，骨融解病変，皮膚病変を認めることが一般的ですが，上記のように病型によって異なります．
　この中で，高カルシウム血症は本疾患を想起するうえで，比較的重要な所見であると思われます．本症は，高カルシウム血症を呈した症例の 40％で骨融解病変を伴うことがあると報告されており[5]，逆にいえば，骨融解を伴わなくても高カルシウム血症を呈することがあります．原因不明の高カルシウム血症をみた際には，本症の可能性を考えてほしいと思います．
　他に，細胞性免疫不全を呈しますが，日本国内においては，糞線虫の流行地域

と重なっており，両者の感染により糞線虫過剰感染症を生じることがあります[6]．通常，グラム陰性桿菌が感染を起こさない部位よりグラム陰性桿菌を検出した際には，本症を疑ってほしいです．糞線虫は，通常は消化管内に感染していますが，免疫不全を合併すると，消化管内のグラム陰性桿菌を体表に付着させて血管内に移動し，血液や髄膜にグラム陰性桿菌による感染症を発症させます．

本症例の教訓　表面の病態のみにとらわれず，必ず原因を考慮すること．納得がいかない時には何か見落としている病態がある．

● 参考文献

1) Oshiro A, Tagawa H, Ohshima K, et al. Identification of subtype-specific genomic alterations in aggressive adult T-cell leukemia/lymphoma. Blood. 2006; 107: 4500-7.
2) Bunn PA Jr, Schechter GP, Jaffe E, et al. Clinical course of retrovirus-associated adult T-cell lymphoma in the United States. N Engl J Med. 1983; 309: 257-64.
3) Uchiyama T, Yodoi J, Sagawa K, et al. Adult T-cell leukemia: clinical and hematologic features of 16 cases. Blood. 1977; 50: 481-92.
4) Takasaki Y, Iwanaga M, Imaizumi Y, et al. Long-term study of indolent adul T-cell leukemia-lymphoma. Blood. 2010; 115: 4337-43.
5) Chadburn A, Athan E, Wieczorek R, et al. Detection and characterization of human T-cell lymphotropic virus type Ⅰ (HTLV-Ⅰ) associated T-cell neoplasms in an HTLV-Ⅰ nonendemic region by polymerase chain reaction. Blood. 1991; 77: 2419-30.
6) Verdonck K, González E, Van Dooren S, et al. Human T-lymphotropic virus 1: recent knowledge about an ancient infection. Lancet Infect Dis. 2007; 7: 266-81.

54
High level LDH をみたら

研修医 H：先生，外科からのコンサルトが 1 件ありました．ご相談よろしいでしょうか．

Dr. N：お疲れさま．どんな方ですか？

研修医 H：64 歳男性で，1 年前に右壊死性筋膜炎で手術歴がある方です．何とか自立した生活を送れておりましたが，約 3 週間前より労作時息切れと発熱が認められました．1 週間前に視力障害もあり，眼科を受診し，ぶどう膜炎と診断されました．抗核抗体が陽性であり，サルコイドーシス疑いとのことでリウマチ内科に紹介となりました．そちらでの精査で，胃がんがみつかり，胃がんによる発熱，ぶどう膜炎，二次性間質性肺炎とのことで外科へ転科となりました．手術はできるようですが，LDH が 1200 もあるので，胃がん以外に病気が隠れているのではないかということで当科に相談です．

Dr. N：一筋縄には行かない症例ですね．おや？　汎血球減少もあるのですね．炎症反応もあるし，血球貪食症候群を起こしている可能性があるので，骨髄の検査を依頼しましょう．あとは，血球貪食症候群を起こしている原因を同時並行で調べる必要がありますね．

研修医 H：わかりました．しかし，先生，胸腹部造影 CT，上下部内視鏡検査，PET までやって，胃がんがみつかっています．胃がんによる血球貪食症候群という診断ではいかがでしょうか？

Dr. N：先生の意見も一理あります．しかし，例えば血管内リンパ腫（IVL）があって，骨髄貪食をきたしている可能性はありですよね．ランダム皮膚生検も行いましょう．LDH never lies！です．

> 骨髄検査の結果，悪性所見は認められなかったが，血球貪食像が認められた．ランダム皮膚生検では，血管内にリンパ腫細胞が認められ，胃がん，血管内リンパ腫，それに伴うぶどう膜炎，肺浸潤と診断された．R-CHOP による化学療法が行われた後に，胃がんの外科的手術が施行され，退院となった．

Explanation 　血管内リンパ腫は，B細胞由来の大細胞性リンパ腫細胞が，血管に沿って血管内に浸潤するタイプの悪性リンパ腫で，血管外に腫瘤を形成せず，血管内を循環してさまざまな部位に転移もします[1]．このような病態なので，臨床症状はさまざまで，発熱，盗汗，体重減少などの全身症状の他に黄疸，汎血球減少，胸部異常陰影，視力障害などの各種臓器に浸潤することによって生じる局所症状なども認められます．時に，血管内リンパ腫は，発熱以外の症状や異常所見を呈することがないこともありますので，不明熱の原因として必ず鑑別しなければならない疾患の一つです．

　非特異的な検査所見しか認められないため，疑いをもって骨髄検査やランダム皮膚生検を行わないと，なかなか診断にたどり着けません．そのような中で，原因が不明な低アルブミン血症と高LDH血症の両者を認めた場合には，本症の可能性を疑う検査所見であるという報告があります[2]．

　血管内リンパ腫には，人種によって異なる臨床所見を呈することが知られています[3]．白色人種には，中枢神経系や皮膚病変が多くみられ，アジア人種には，B症状などの全身症状や肝脾腫，血球貪食症候群のような骨髄病変を伴うことが多く，Asian variantとよばれています．よって，日本国内で診療する際に，血管内リンパ腫の診断の際には，骨髄検査の重要性が相対的に高く，積極的に骨髄検査を検討する必要があります．もちろん，本症の確定診断のためには，ランダム皮膚生検が必要であるため，同時にランダム皮膚生検も考慮する必要があります．

　診断の神様といわれるローレンス・ティアニー先生の言葉で，"LDH never lies"というクリニカルパールがあります[4]が，この症例は，まさにこのクリニカルパールが生きた症例だといえます．原因不明の高LDH血症をみたら，血管内リンパ腫を含めた悪性リンパ腫を鑑別にあげる，その際には，ランダム皮膚生検と骨髄検査を考慮することが重要であることを忘れずに診療をしていただきたいと思います．

LDH never lies!　LDH高値のときは，悪性リンパ腫や腎梗塞などの組織崩壊を考える．

● 参考文献

1) Gatter KC, Warnke RA. World Health Organization: Pathology and Genetics of Tumors of Heamatopoietic and Lymphoid Tissues. Intravascular large B-cell lymphoma. In: Jaffe ES, Harris NL, Stein H, Vardiman JW (Eds.). Lyon, France: IARC Press; 2001. p. 177-8.
2) Valentina B, Maria C, Francesco D, et al. Intravascular large B cell lymphoma: when lymphoma is suspected but routine diagnostic work-up is negative. Leuk Lymphoma. 2009; 50: 1990-3.
3) Josephine M, Arash B, Ramon J, et al. Waxing and waning intravascular large cell lymphoma with widespread organ infiltration. Leuk Lymphoma. 2011; 52: 705-8.
4) 「ティアニー先生の診断道場」. 医学書院『JIM』公開収録. 2013年11月4日.

55 急速に増大する腹腔内腫瘍

Example

ある日の初診外来.
既往歴のない 21 歳男性，主訴は発熱，血便，腹痛．CT で両側腎盂拡張があるので精査をお願いしますと泌尿器科クリニックより紹介．

患者 Y：3 週間前から右腰痛，2 週間前から血便が出ています．ちょうど，この頃から微熱，食欲不振，徐々に生じた増悪傾向の間欠的な腹痛，間欠的な血便がありました．一昨日に右側腹部痛があって，夜間診療所を受診し，尿潜血が陽性で，尿路結石といわれ，非ステロイド系鎮痛薬を処方されました．翌日に泌尿器科を受診したら，CT が撮影され，ここに受診してくださいといわれました．

前医の検査では，炎症反応上昇，LDH 500 台，血清クレアチニンが 1.3 と上昇していた．腹部単純 CT 上，両側腎盂拡張，骨盤内に腸管と一塊にみえる腫瘍性病変の存在が疑われた．
一般診療上，右側腹部に軽度の圧痛が認められたが，腫瘤は触知せず，直腸診を含めて有意な所見は認められなかった．

Dr. N：わかりました．色々な症状がありますね．診察上もはっきりしませんが，骨盤内に何かあるようなので，それが，血便や血尿，腹痛の原因になっている可能性があるかもしれません．まずは超音波検査を行いましょう．

超音波検査の結果，腸管外，骨盤内に充実性腫瘍の存在が認められた．

Dr. N：Y さん，やはり何かがあるようですが，これは実際に取ってみないとわかりません．外科の先生と相談しましょう．
患者 Y：よろしくお願いします．

外科医と相談したところ，造影 CT を撮影し，何らかの肉腫が疑われ，外科的生検の予定が組まれた．しかし，入院翌日より腹痛の増悪，尿量低下，腎機能の悪化が認められ，フォローの CT で数日単位での腫瘤の増大が認められ，尿路や腸管の圧迫所見がみられた．
　緊急手術が行われ，腫瘍は摘出された．後に Burkitt リンパ腫と診断された．

　Burkitt リンパ腫（BL）は非常に活動性の高い B 細胞性非 Hodgkin リンパ腫で，第 8 染色体上の $c\text{-}MYC$ 遺伝子の転座や脱制御によって特徴づけられます．
　BL は流行性（endemic），散発性（sporadic），免疫不全が関与するタイプ（immunodeficiency-associated）の 3 つに分類されます 表1 ．

表1　Burkitt リンパ腫の分類

流行性タイプ	アフリカやニューギニアで流行がみられる． 発生率は米国の約 50 倍で，アフリカにおける小児がんの 30〜50％を占め，3〜6 人/10 万人・年の頻度である[1,2]．
散発性タイプ	米国や西ヨーロッパにみられる． 小児悪性リンパ腫の 30％，成人非 Hodgkin リンパ腫の 1％以下を占める． 米国では 3 人/100 万人・年，ヨーロッパでは 2.2 人/100 万人・年の頻度である[3,4]．
免疫不全が関与するタイプ	主に HIV 感染患者にみられ，その他の免疫不全者にはあまりみられない． CD4 陽性細胞数が高値でも発症することがあり，抗 HIV 療法により BL の発生頻度を低下させることはできない．

　BL の臨床所見として特徴的な点は，非常に速く増殖する腫瘍性病変で，腫瘍倍化時間は約 25 時間といわれています．持続的に腫瘍崩壊を起こし，それにより LDH や尿酸の上昇がみられることがあります．特に LDH 値は腫瘍の広がりや予後を予測するうえで有用な所見であり[5]，病初期において LDH レベルが低値であったり，骨髄病変が認められない症例の予後は良好であると報告されています[6]．
　日本国内は流行地域ではないので，HIV 感染を伴わない限り，散発性 BL と考えられます．散発性 BL の臨床的特徴としては，通常は腹部症状を伴い，腹水や腫瘍による圧迫が前面に出ます．また，消化管閉塞や消化管出血を起こしたり，リンパ節以外の骨髄，下顎および顔面骨，中枢神経にも病変を生じます[7]．

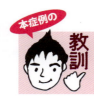

急速に増大する腹腔内腫瘤をみたら Burkitt リンパ腫を考え,早期に生検もしくは外科的手術を考慮する.

● 参考文献

1) Ogwang MD, Bhatia K, Biggar RJ, et al. Incidence and geographic distribution of endemic Burkitt lymphoma in northern Uganda revisited. Int J Cancer. 2008; 123: 2658-63.
2) Magrath I. Epidemiology: clues to the pathogenesis of Burkitt lymphoma. Br J Haematol. 2012; 156: 744-56.
3) Morton LM, Wang SS, Devesa SS, et al. Lymphoma incidence patterns by WHO subtype in the United States, 1992-2001. Blood. 2006; 107: 265-76.
4) Sant M, Allemani C, Tereanu C, et al. Incidence of hematologic malignancies in Europe by morphologic subtype: results of the HAEMACARE project. Blood. 2010; 116: 3724-34.
5) Csako G, Magrath IT, Elin RJ. Serum total and isoenzyme lactate dehydrogenase activity in American Burkitt's lymphoma patients. Am J Clin Pathol. 1982; 78: 712-7.
6) Zinzani PL, Gherlinzoni F, Bendandi M, et al. Adult Burkitt's lymphoma: clinical and prognostic evaluation of 20 patients. Leuk Lymphoma. 1994; 14: 465-70.
7) Blum KA, Lozanski G, Byrd JC. Adult Burkitt leukemia and lymphoma. Blood. 2004; 104: 3009-20.

56 出現しては消えるリンパ腫症状

研修医 S：外来の患者さんで不思議な経過をたどる方がいらっしゃいます．

Dr. N：どんな方ですか？

研修医 S：56歳の男性です．高尿酸血症の既往があり，普段は元気な方です．2カ月前に39℃台の発熱，夜間の盗汗が認められましたが，1〜2週間ほどで改善したようです．しかし，先週から同じような発熱があり，来院されました．診察上，後頸部の深いところに径 1.5 cm のリンパ節が触れるくらいでした．外来での精査の結果，腹部大動脈周囲に径 1.5 cm 大のリンパ節が認められております．IL2R も 4000 U/mL と高値でした．悪性リンパ腫でしょうか．

Dr. N：なかなか興味深い経過ですね．一般的に悪性腫瘍は徐々に増悪して行く経過をたどることが一般的ですが，悪性リンパ腫の場合は，間欠的に症状が出現することがあり得ます．よって，この方の場合，まず第一に悪性リンパ腫を考えてよいと思います．リンパ節生検と，血液学的所見に異常が認められるのなら骨髄生検を行うといいと思います．

研修医 S：わかりました．ありがとうございます．

入院のうえ，頸部リンパ節生検，骨髄生検を行ったが，特に異常所見は認められなかった．生検の結果を待っている間に症状，炎症反応，IL2R などが自然に改善した．

Dr. N：自然に改善してしまいましたね．自己炎症症候群も鑑別に入れるべきだろうか．心配ですが，患者さんの希望もあるようなので，外来で注意深く経過をみましょう．

研修医 S：わかりました．

後日．

研修医 S: 先生，また発熱，盗汗が出現したようで，来院されました．データも前回同様，IL2R が上昇しています．なお，今回は頭痛も訴えており，前回よりも元気がなく，意識レベルのいまいちはっきりしない印象があります．
Dr. N: よし，すぐに生検の準備だ．あと，髄液検査も行いましょう．

> リンパ節生検を行える部位が体表には認められず，腹腔内リンパ節生検を施行した．同時に骨髄生検を行い，さらに髄液の細胞診を提出した．その結果，リンパ節と髄液よりリンパ腫細胞が認められ，diffuse large B-cell lymphoma と診断された．速やかに血液内科にコンサルテーションが行われ，治療が開始された．

Explanation

悪性腫瘍は，腫瘍化した細胞が自律的に増殖し，周囲に浸潤したり，遠方へ転移することによりさまざまな臓器に障害を及ぼします．そのような病態から，腫瘍の種類によって速度は異なりますが，進行性の経過をたどることが一般的です．

しかし，なかには化学療法などの腫瘍を抑制するような薬剤を投与することなしに，自然に退縮してしまうことが非典型的ではありますが稀に認められます．

そのような症例は，1900 年から 1987 年の間に 761 例の報告があり[1]，腎細胞がん，悪性黒色腫，神経芽腫，白血病，悪性リンパ腫などが自然退縮する腫瘍として報告されています[2]．

このように自然退縮する機序は不明ではありますが，免疫学的機序や感染症による，内分泌学的機序，腫瘍壊死，新生血管阻害，アポトーシス，発がん物質の排除，分化の誘導などが考察されています[3]．

悪性リンパ腫に関しては，免疫学的機序が重要視されており，特にナチュラルキラー細胞が中心的な役割を演じていると考えられています．このナチュラルキラー細胞の活性化は，持続感染したウイルスや間質性肺炎などの炎症により誘導されることが報告されており[4]，今後の研究によっては，これらの機序がより明らかにされていくのかもしれません．

我々臨床医が覚えておきたいのは，このように自然に改善する経過をみても，上記のような悪性腫瘍の可能性を排除せず，しっかり精査することが重要であると思います．

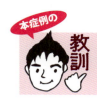

本症例の教訓 自然に退縮する腫瘍がある．病勢は間欠的であり，精査の手を緩めないこと．

● 参考文献

1) Challis GB, Stam HJ. The spontaneous regression of cancer. A review of cases from 1900 to 1987. Acta Oncol. 1990; 5: 545-9.
2) Papac RJ. Spontaneous regression of cancer. Cancer Treat Rev. 1996; 22: 395-423.
3) Drobyski WR, Qazi R. Spontaneous regression in non-Hodgkin's lymphoma: clinical and pathogenetic considerations. Am J Hematol. 1989; 31: 138-41.
4) Balkwill FR, Naylor MS, Malik S. Tumour necrosis factor as an anticancer agent. Eur J Cancer. 1990; 26: 641-4.

57 繰り返す伝染性単核球症

研修医 F：先生，外来の患者さんでアドバイスをいただきたいのですが．

Dr. N：どのような患者さんですか？

研修医 F：22 歳の男性です．主訴は発熱です．昨年に，発熱，頸部リンパ節腫脹が認められ，約 2 週間で解熱したようです．その後は普段通りの生活をされていたようですが，約 5 週間前より発熱，両側後頸部リンパ節腫脹を自覚し，近医より紹介となりました．特に他の既往歴はありません．

Dr. N：発熱，頸部リンパ節を繰り返しているようですね．リンパ節も 3 週間以上腫脹しているのですか？

研修医 F：はい，そのようです．頸部は複数個触知でき，最大 2 cm はありそうです．腋窩，鼠径，四肢に表在リンパ節は触知しませんでした．脾腫もありません．咽頭発赤，扁桃の白苔，皮疹や盗汗，体重減少も認められていません．血液検査では，トランスアミナーゼの上昇と異型リンパ球が 12% と増加しております．伝染性単核球症でよろしいでしょうか．

Dr. N：確かに伝染性単核球症に合致する所見が多いですね．しかし，合致しない所見もありませんか？

研修医 F：症状が少し長めであるところと昨年に不可解な発熱，リンパ節腫脹を認めているところでしょうか．

Dr. N：そうですね．頸部のリンパ節もずっと腫脹しているようなので，菊池病や悪性リンパ腫などの鑑別を考えて，生検を行った方がいいと思います．あと，蚊にさされて，さされた部位が潰瘍化したりものすごく腫れたりということはありませんでしたか？

研修医 F：確認してきます！

さらなる問診の結果，蚊アレルギーと思われる病歴が認められた．EB ウイルスの抗体では，抗 VCA-IgM（−），抗 VCA-IgG 5210 倍，抗 EA-IgG 1280

倍，EBNA 160 倍であった．リンパ節生検では悪性リンパ腫の所見は認められず，リンパ節における EBV の増加が認められ，慢性活動性 EB ウイルス感染症の診断で血液内科へコンサルテーションとなった．

Explanation

EB ウイルス（EBV）は，小児期に家庭や保育所で，思春期に人々との交流をきっかけに，唾液を介して主に B リンパ球へ感染します．小児期に感染した場合には非特異的な症状で自然に軽快することが多いのですが，思春期以降に感染した場合，一部の人が伝染性単核球症として発症します[1]．基本的に一度感染すると，終生潜伏し，唾液などから排泄され続けます．

EB ウイルスが T リンパ球や NK 細胞に感染し，それらの細胞が増殖すると，慢性活動性 EB ウイルス感染症（chronic active EB virus infection：CAEBV）を発症します．発熱やリンパ節腫脹，肝脾腫，肝機能異常など伝染性単核球症様の症状，検査異常を繰り返し，数年から十数年の経過で，悪性リンパ腫，血球貪食症候群，日和見感染などを発症します．正確な原因は不明ですが，EBV 感染細胞を排除しようとする防御機構が不十分な場合にリンパ増殖性疾患である CAEBV に至ると考えられています[2]．

診断のポイントは，再発生または遷延化した伝染性単核球症様症状です．EB ウイルスの抗体は，VCA-IgG と EA-IgG で高い抗体価が認められることが多いです．EBNA に関しては，発症後約 60 日経過してから陽性化してくるといわれており，検査するタイミングによって陽性とも陰性ともなり得るようです．抗体のみではなく，血中や組織中に EB ウイルスの増殖も証明することが診断には必要です．ちなみに，Real-time PCR 法などにより，患者末梢血単核球中には EBV DNA 量は $10^{2.5}$ copy 以上検出されることが多いです[3]．

また，約 30% の患者さんで蚊アレルギーを有することが報告されており[4]，本疾患の診断の参考になるかもしれません．

本疾患は，EB ウイルス感染症によって生じる疾患ではあるものの，腫瘍性疾患の側面が強く，治療は造血幹細胞移植や免疫化学療法が行われますが，残念ながら根治療法は存在せず，予後は悪い疾患です．しかし，造血幹細胞移植によって治癒している患者さんも存在し[5]，早期診断の価値は高いと思われます．商用ベースの検査では診断ができないため，一般医療機関で疑われた場合には，専門病院への紹介を是非，検討してください．

本症例の教訓 EBV感染によって，慢性もしくは反復性の伝染性単核球症様症状を生じることがある．診断は難しいため，専門機関への紹介を検討する．

● 参考文献

1) Kanegane H, Kanegane C, Yachie A, et al. Infectious monocleosis as a disease of early child-hood in Japan caused by primary Epstein-Barr virus infection. Acta Paediatr Jpn. 1997; 39: 166-171.
2) 木村 宏．慢性活動性 EBV 感染症．ウイルス．2011; 61: 163-74.
3) Kimura H, Hoshino Y, Kanegane H, et al. Clinical and virologic characteristics of chronic active Epstein-Barr virus infection. Blood. 2001; 98: 280-5.
4) Ishihara S, Okada S, Wakiguchi H, et al. Clonal lymphoproliferation following chronic active Epstein-Barr virus infection and hypersensitivity to mosquito bites. Am J Hematol. 1997; 54: 276-81.
5) Okamura T, Hatsukawa Y, Arai H, et al. Blood stem-cell transplantation for chronic active Epstein-Barr virus with lymphoproliferation. Lancet. 2000; 356: 223-4.

58 好酸球増多症

Example

研修医I：先生，1件，ご相談をさせてください．
Dr. N：もちろん！
研修医I：45歳の女性で，主訴は発熱と筋痛です．特に既往歴のない元気な女性で，薬剤服用歴やアレルギー歴もありません．約1カ月前から37℃台の微熱と全身の筋痛が出現しているようです．症状が軽度であり，様子をみていましたが，症状がなかなか改善しないため，近医を受診しました．原因不明の好酸球増加が認められて，当院へ紹介受診となりました．過去も含めて海外渡航歴はなく，サプリメントを含めて何も服用していないようです．
Dr. N：なるほど．他に症状や身体所見，全身状態はいかがでしょうか？
研修医I：はい．まず，全身状態は良好です．他に自覚症状は乏しく，呼吸器症状，消化器症状，皮疹，神経症状，関節炎は認められません．体重減少や盗汗もありません．診察上は，若干の下肢筋力低下がありそうです．あと，両側後頸部に母指頭大のリンパ節腫脹が複数個触知されます．なお，肝脾腫はありません．
Dr. N：色々な鑑別を思い浮かべながら診察をしているようですね．先生が何を考えて診察しているかがよく伝わってきます．ちなみに好酸球はいくつでしたか？
研修医I：2500/μLでした．血算，生化学，心電図，胸部単純写真，頸部超音波検査を施行しようと思います．
Dr. N：そうですね．最終的には，骨髄検査やリンパ節生検が必要になると思います．入院したら，IgEを含めた免疫グロブリンやANCA，甲状腺機能や副腎機能，ビタミンB_{12}，心臓超音波も検査しましょう．
研修医I：はい！

　精査入院となり，白血球，好酸球の増加，炎症反応の上昇が認められたが，他に特異的な所見は認められなかった．入院1週間後も頸部リンパ節腫脹は改善せず，精査を希望されたため，骨髄検査とリンパ節生検を施行とした．その結果，monoclonalな好酸球増加や骨髄中芽球3%と増加は認められず，リンパ

節生検では好酸球の浸潤が認められた．*FIP1L1-PDGFRA* 融合遺伝子を初めとする遺伝子，染色体異常は認められなかった．特発性好酸球増多症診断で，ステロイドが開始され退院となった．

Explanation

正常末梢血液中好酸球数は 500/μL 未満（多くの場合，白血球数の＜5％）であり，末梢血中好酸球数＞500/μL を超えると好酸球増多症といわれます．好酸球顆粒は 4 つの非常にカチオンに富んだタンパク質が含まれ，その放出によりさまざまな組織損傷を引き起こすことがあり，好酸球増多症は原因精査および治療が必要なことがあります．しかし，末梢血中好酸球数＞1500/μL は hypereosinophilia といわれ臨床的に要注意といわれていましたが，無症候であれば，良好な経過をたどるともいわれ始めています[1]．好酸球数と臓器障害のレベルは必ずしも比例しません．重要なことは症状や臓器障害の有無であり，症状があるならば原因精査を検討します．

(1) 好酸球による臓器障害について

緊急治療を必要とする過好酸球増多症の最も深刻な合併症は，頻度は低いですが心筋障害と神経障害です[2]．一般的には，呼吸器，皮膚，消化器に合併症を生じることが多いです．時に，腎臓や目などにも障害を及ぼすことも報告されており，review of system をしっかりとることが重要です．

これらに関する問診身体所見を確認するとともに，心電図，心臓超音波検査，胸部単純写真，必要に応じて頭部 CT や MRI，上部消化管内視鏡検査を考慮します．

(2) 原因精査について

好酸球増多症の原因は多岐にわたるため 表1，手順を踏んで原因を追求して行くとよいと思います．

表1 好酸球増多をきたす疾患（Mejia R, et al. Semin Hematol. 2012；49：149-59[3]）

感染症	糞線虫，鉤虫，フィラリア，回虫，条虫，旋毛虫，イヌ回虫，日本住血吸虫，肺吸虫，アニサキス，A群溶連菌，結核，ニューモシスティス，アスペルギルス，コクシジオイデス，HIV，HTLV
アレルギー	アトピー，喘息，蕁麻疹など
血液・腫瘍	好酸球増加症候群，慢性骨髄性白血病，急性好酸球性白血病，悪性リンパ腫，Sézary症候群，固形がん（腎臓，肺，乳腺，婦人科生殖器がん）
自己免疫疾患	Churg-Strauss症候群，結節性多発性動脈炎，好酸球性筋膜炎，関節リウマチ
皮膚疾患	天疱瘡，類天疱瘡，乾癬
呼吸器	PIE（好酸球性肺浸潤）症候群
消化器	好酸球性胃腸炎，潰瘍性大腸炎，Crohn病，膵炎
肉芽腫性疾患	Wegener肉芽腫症，サルコイドーシス，木村病
内分泌	副腎不全，甲状腺機能亢進症
その他	アテローム塞栓症，放射線照射，摘脾，血液透析，原発性免疫不全症候群（Wiskott-Aldrich症候群，高IgE症候群，高IgM症候群，IgA欠損症）

　薬歴の慎重な検討，重要性の低い薬剤の中止（抗痙攣薬と抗菌薬が重要です），寄生虫感染を起こすような病歴（海外渡航歴，動物接触歴，食物摂食歴，淡水曝露歴，出身地），食事歴，職業歴の聴取をまず行います．

　寄生虫感染の可能性があれば，蠕虫用血清学的検査や虫卵や幼虫の糞便検査（通常3回）を行います（疑いが晴れない場合は，時に駆虫剤を投与して反応をみることもあります）．

　初期検査としては，血球数と白血球分画，末梢血塗抹標本（異形成好酸球や芽球を探索します），一般的な生化学検査，血清ビタミンB_{12}，IgE，心筋トロポニン，抗好中球細胞質抗体の測定，心電図，胸部単純写真を考慮します[4]．

　これらの初期評価で原因が不明な場合は，特発性好酸球増多症（HES）表2／慢性好酸球性白血病（CEL）や悪性リンパ腫を含む血液悪性腫瘍による二次的な好酸球増多，副腎不全を考慮します．この段階になると，骨髄検査や内分泌検査，その他の感染症に関する検査，内視鏡検査，CTなどの画像検査が必要になってきます．ちなみにCELは，HESの中で好酸球のクロナリティを認めたもので，以下のように分けて考えます 表3．

　これらの他にWiskott-Aldrich症候群，高IgE症候群，高IgM症候群などの免疫疾患もありますが，かなり稀なので，検討は最終段階で行います．

表2 特発性好酸球増多症（HES）の診断基準（Valent P, et al. J Allergy Clin Immunol. 2012; 130: 607[5]）

Hypereosinophilia（HE）の基準（※1）を満たし，末梢組織の好酸球増多による臓器障害（※2）があり，臓器障害を引き起こす他の病態が除外されている．

※1 HE の基準
4 週間以上間隔をおいた 2 度の採血にて末梢血の好酸球絶対数＞1500/μL
かつ/または
組織中の好酸球増多所見（以下のうち一つ）
- 好酸球が骨髄中の全有核細胞数の 20％以上
- 組織の病理所見で通常より好酸球の浸潤が強いと病理医が判断
- 特殊染色にて好酸球顆粒蛋白の沈着が広範囲にみられる

※2 好酸球増多による臓器障害
好酸球浸潤による組織障害＋好酸球由来の顆粒の組織への沈着
1.〜4.のいずれか
1. 線維化
2. 血栓/血栓塞栓症
3. 皮膚粘膜の紅斑/浮腫/掻痒/湿疹
4. 中枢・末梢神経ニューロパチー

表3 CEL と HES（Bain B, et al. Lyon: IARC Press; 2001. p. 29-31[6]）

CEL	骨髄検査で好酸球増多以外の異常なし クローナルな T 細胞増殖なし 末梢血中の芽球が 2％以上 or 骨髄における芽球が 5％以上 染色体異常あり
HES	骨髄検査で好酸球増多以外の異常なし クローナルな T 細胞増殖なし 末梢血の芽球が 2％以下，かつ骨髄における芽球が 5％以下 染色体異常なし

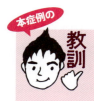

本症例の教訓：好酸球増加をみたら，症状，臓器障害の有無をチェックすること．原因は多岐にわたるため，病歴，身体所見から効率よく検査を進めていく．

●参考文献

1) Chen YY, Khoury P, Ware JM, et al. Marked and persistent eosinophilia in the absence of clinical manifestations. J Allergy Clin Immunol. 2014; 133: 1195-202.
2) Roufosse F, Klion AD, Weller PF. Hypereosinophilic syndromes: Clinical manifestations, pathophysiology, and diagnosis. Up to date. This topic last updated: Oct 24, 2016.
3) Mejia R, Nutman TB. Evaluation and differential diagnosis of marked, persistent eosinophilia. Semin Hematol. 2012; 49: 149-59.
4) Roufosse F, Weller PF. Practical approach to the patient with hypereosinophilia. J Allergy Clin Immunol. 2010; 126: 39-44.
5) Valent P, Klion AD, Horny HP, et al. Contemporary consensus proposal on criteria and classification of eosinophilic disorders and related syndromes. J Allergy Clin Immunol. 2012; 130: 607-12.
6) Bain B, Pierre R, Imbert M, et al. Chronic eosinophilic leukaemia and the hypereosinophilic syndrome. In: Jaffe ES, Harris NL, Stein H, Vardiman JW, eds. World Health Organization Classification of Tumours: Pathology and Genetics of Tumours of Haematopoietic and Lymphoid Tissues. Lyon, France: IARC Press; 2001. p. 29-31.

59
繰り返す下腹部の炎症

Example 　　急性腸炎，脱水で入院中の 26 歳女性との診察時のやりとりです．

患者 O：N 先生，お腹の調子がだんだんよくなってきました．ありがとうございます．
Dr. N：食事がある程度摂れるようになったら，退院できると思いますよ．
患者 O：早く退院したいですね．実は，今回の腸炎とは別に，以前から気になっていることがありまして．
Dr. N：どのようなことでしょうか？
患者 O：いつからかはよく覚えていないのですが，おへその下のところが，たまにすごく痛むことがあるのです．痛み止めで様子をみると，2，3 日でよくなります．年に 1，2 回は痛むことがありますかね．自然によくなってしまうので，今まで病院にかかったことはありませんでした．今回，入院したので，ご相談させていただこうかと思って．
Dr. N：そうですか．繰り返し出現しているのですね．他には症状はありませんか？
患者 O：たまに熱を出す時があります．その時は，おへその下をちょっとたたくだけで，激痛が走ります．
Dr. N：いつも同じ場所が痛むのですか？　何か痛みが出るきっかけは？
患者 O：いつもここ（おへその下の部分を指す）が痛むのです．特に誘因はありませんね．
Dr. N：おしっこが近くなるとか，排尿時に痛むとか，もしくは帯下が増える，不正出血とかはありませんか？　あと，おへそから液体が出るとか？
患者 O：いずれもありません．

　診察したところ，全く異常所見は認められなかった．

Dr. N：診察上，特に異常所見はありませんね．
患者 O：では，特に気にしなくてもよろしいですかね．
Dr. N：一つだけ，調べた方がよいかなと思う疾患があります．尿膜管遺残といって，おへそと膀胱のつながりが残ってしまうことがあって，そこに感染を起こすと痛みや発熱がみられることがあります．超音波検査でわかると思いますので，チェックしてみましょう．

> 腹部超音波検査で，尿膜管遺残によるのう胞が確認され，泌尿器科へ紹介となった．

Explanation

　胎生の早期に臍帯と膀胱は尿膜管という線維性の管状構造物でつながっています．尿膜管はその後，通常は退化して膀胱と臍との連続はなくなりますが，胎生期の尿膜管の退化が不完全な場合に，尿膜管遺残となります．尿膜管遺残はその形態により尿膜管瘻，尿膜管洞，尿膜管のう胞などとよばれます 図1 ．

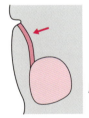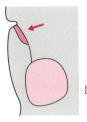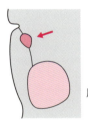

尿膜管瘻　　　　　　尿膜管洞　　　　　　尿膜管のう胞

図1 尿膜管遺残の種類

　大半は無症状であり，また症状を訴えなければ診断されることがないため，正確な頻度は不明です．小児も含めた調査ではありますが，カナダからの報告によると，腹部の画像検査を行った際に1％の割合で発見されたと報告されています[1]．

　遺残の仕方によって症状の現れ方は異なります．完全に膀胱と臍が交通していれば，臍から尿が排出したり尿路感染を生じたりします．このような場合には，早期に発見され診断に至るケースが多いと思います．

　臍と交通を有するが膀胱との交通を有さない場合は臍のポリープとして，その

逆の場合は膀胱憩室となり尿管を閉塞したりします．

両側と交通がない場合は，尿膜管囊胞となり，腫瘤として触れたり，感染を起こせば，臍の下部に感染徴候が認められます．成人で発見された場合の症状は，血尿（49％），腹痛（27％），排尿障害（12％），無症状で偶然発見された（18％）などであったという報告があります[2]．

よって，原因不明の血尿や臍下部の炎症所見を認めた場合には，腹部超音波で臍下部の確認を行うことが大切です．成人の場合，尿膜管遺残部より尿膜管がん（腺がん）が発生することもあるため[3]，無症候の場合でも外科的手術が必要となることがあります．尿膜管遺残を発見した場合には，泌尿器科へ紹介する必要があります．

原因不明の血尿や下腹部の症状を繰り返す場合は腹部超音波を考慮する．

●参考文献

1) Vane DW, West KW, Grosfeld JL. Vitelline duct anomalies. Experience with 217 childhood cases. Arch Surg. 1987; 122: 542-7.
2) Gleason JM, Bowlin PR, Bagli DJ, et al. A comprehensive review of pediatric urachal anomalies and predictive analysis for adult urachal adenocarcinoma. J Urol. 2015; 193: 632-6.
3) 宍戸俊英，三浦一郎，渡辺和吉，他．尿膜管疾患14例の臨床的検討．泌尿器科紀要. 2005; 51: 731-5.

60 意外と多い低ナトリウム血症を呈するこの疾患

Example

研修医 Y：N 先生，肺炎の入院中の方で，低ナトリウムの原因がわかりません．アドバイスいただけますか．

Dr.N：もちろん！　まずは患者さんのことを教えてください．

研修医 Y：ありがとうございます．78 歳男性で，高血圧，COPD の既往があります．内服薬はカルシウム拮抗薬で，他に抗コリン薬の吸入をしております．発熱，湿性咳嗽で受診され，診断は肺炎球菌性肺炎でした．ペニシリン系抗菌薬を投与して経過は良好です．入院時に血清ナトリウム値が 122 mEq/L でした．病歴からは腎前性の要因はないですし，血圧は 110/68 mmHg でした．身体所見上，浮腫や体重増加などの体液過多所見はありません．頸静脈虚脱や毛細血管再充填時間の明らかな延長もありませんでした．血清浸透圧は 234 mOsm と偽性低ナトリウムの可能性は低いです．尿中ナトリウムは 40 mEq/L で，尿浸透圧は 400 mOsm でした．血清尿酸値は 4.5 mg/dL でした．感染症に伴う ADH 過分泌による低ナトリウム血症と考えて，飲水制限を行いつつ，細胞外液補充液を補液しました．ちなみに，甲状腺機能や副腎機能に問題はありませんでした．

Dr.N：基本的なアプローチはできていますね．血圧，身体所見からは，体液量は過多ではなさそうですね．そのような場合，体液量正常，減少している疾患の両者を考慮します．この方の場合，甲状腺や副腎が問題ないようなので，一番近いパターンとしては，syndrome of inappropriate secretion of antidiuretic hormone（SIADH）ですね．ちなみに今も点滴は継続しているのですか？

研修医 Y：経過良好なので，点滴は終了し，食事を開始しています．しかし，血清ナトリウム値が一向に改善してこないのです．

Dr.N：入院後の血圧はいかがでしょうか？　あと体液量に関する身体所見はいかがですか？　変化はありましたか？

研修医 Y：血圧は 100 前後です．身体所見は著変ありません．SIADH なら水制限でしょうか．

Dr.N：ちょっと待ってください．血圧は低めですね．体液量は過剰でないので，

SIADH よりも mineralocorticoid responsive hyponatremia of the elderly（MRHE）を考えた方がよさそうです．鉱質コルチコイドの補充をしてみてください．

その後，フロリネフ®の投与により低ナトリウム血症は改善した．

MRHE は，mineralocorticoid responsive hyponatremia of the elderly の略称で，名前の通り，高齢者に生じます．腎臓におけるアルドステロンに対する反応性が加齢によって低下することにより，腎臓のナトリウム保持能が低下し，体液量が減少します．本来であれば，レニン・アルドステロン系（RAA 系）の賦活化が行われますが，加齢のためにRAA 系の賦活化が不十分なため，代償的に ADH の分泌が亢進し，結果的に体内ナトリウム量の減少と水分保持が生じて低ナトリウム血症を呈する病態です[1]．

臨床的に SIADH と似ていますが，MRHE に対して水制限は禁忌であり，両者の治療が異なるため，両者を区別することは重要だと思います[2] 表1．

実際には鑑別が難しい例もあり，そのような場合には，血清ナトリウム値が120 mmol/L 以上あれば，注意深く水制限を行って反応をみる方法やフルドロコルチゾンを投与して経過をみる治療的診断が行われることもあります[3]．

MRHE の治療は，フルドロコルチゾン 0.05～0.2 mg/日の投与を行い，約 1～2 週間で血清ナトリウムが改善することが典型的な経過です[4]．

表1 SIADH と MRHE の鑑別点と共通点

	SIADH	MRHE
鑑別点	体液量正常（やや溢水気味） 水分制限が治療の中核	体液量減少（体液量が 6～8％減少） 水分制限は病態を悪化
共通点	低ナトリウム血症，低浸透圧血症，尿中ナトリウム排泄亢進，高張尿，低レニン・低アルドステロン，相対的 AVP の分泌亢進	

高齢者の低ナトリウム血症，体液量減少をみた時にはMRHE も鑑別に考える．

●参考文献

1) 石川三衛. 鉱質コルチコイド反応性低ナトリウム血症（MRHE）. Medicina. 2004; 40: 1918-9.
2) 中村幸子, 飯田啓二, 玉川杏奈, 他. 鉱質コルチコイド反応性低ナトリウム血症（MRHE）の3例. 日内会誌. 2014; 103: 1382-4.
3) 宮崎 康. MRHEかSIADHかで鑑別に苦慮する例. JIM. 2012; 22: 124-5.
4) 湯澤美保, 齊藤智之, 佐々木正美, 他. 高齢者に見られる鉱質コルチコイド反応性低ナトリウム血症（MRHE）の一例. ホルモンと臨床. 2008; 56: 29-32.

61 低リン血症の意外な原因

Example

研修医 H：N 先生，外来に来ている患者さんについて報告させてください．

Dr.N：よろしくお願いします．

研修医 H：24 歳の女性で，パニック障害の既往があり，精神科に通院中です．本日は，電車に乗っている時に息切れが出現し，心臓や肺の病気が心配とのことで，当科の外来にいらっしゃいました．

Dr.N：本日は，パニック障害に関する他の症状はありますか？ バイタルサインはいかがでしょうか．

研修医 H：本日は息切れのみとのことです．バイタルサインは，体温 36.4℃，血圧 124/68 mmHg，脈拍 78/分，呼吸 20/分，SpO_2 100%（室内気）です．身体所見は特に異常ありません．過換気症候群だと思いますので，ベンゾジアゼピン系のお薬を処方しようと思います．ご本人の希望もあり，胸部単純，血液検査をを行っています．

Dr.N：若い人で，心疾患や呼吸器疾患のリスクはそれほど高くないですね．しかし，過換気症候群と考える場合は，必ず器質的疾患の除外を行い，また発作が起こるようなきっかけがないか確認することが重要ですね．検査結果が出たら教えてください．

研修医 H：はい．よろしくお願いします．

研修医 H：N 先生，結果が出ました．

Dr.N：特に問題なかったのかな？

研修医 H：実は血清リン値が低くて．0.9 mg/dL しかないのです．待合室では落ち着かれて，元気そうにみえますが，リンの補正を開始した方がよろしいでしょうか．

Dr.N：（なぜ，リンを測定したかはおいておこう）食事がずっと摂れていないとか飲酒ばかりしている方ではないですね？ 血清カルシウム値は正常？ あと，何

か薬剤は服用していませんか？

研修医 H：血清カルシウム値は正常です．その他，特に問題ない方です．

Dr.N：了解です．念のため，低リン血症をきたすリストをチェックしてください．該当しなければ，過換気による低リン血症でしょう．それなら，補正は必要ありません．自然に戻るでしょう．

患者さんに説明したところ，後日，検査のフォローを希望され，血清リン値の正常化が確認された．

Explanation

リンは体内で欠乏することの少ないミネラルの一つです．それは広く一般の食品に含まれているためで，飽食となった近年はむしろ過剰摂取が問題となっています．過剰摂取によりリンが血液中に増えすぎると，骨に蓄えられているカルシウムが血液中に溶け出しバランスを維持しようとする作用が働きます．よって，リンの過剰は骨密度の低下を招くため，注意が必要です．

しかし，リンには糖質代謝促進作用，エネルギー産生作用，体液酸塩基平衡維持作用，浸透圧の調整作用など，生体が生理機能を維持するために重要な役割があり[1]，極端な欠乏が起きると，生命維持が難しくなります．

リンは一定の値に維持される必要があり，その調整は主に腎で行われております．極端な経口摂取低下がない限り，低リン状態となることが少なく，一般内科診療においても，低リン血症に遭遇することは少ないです．しかし，低リン血症はさまざまな原因によって生じ，対処法も異なるため，低リン血症の原因を知っ

表1 低リン血症の原因（Alan SL Yu, et al. Causes of hypophosphatemia[2]）

① 細胞内への再分布	・インスリン作用増加 ・急性呼吸性アルカローシス ・hungry bone syndrome（急激な副甲状腺機能低下）
② 消化管からの吸収低下	・経口摂取低下 ・薬剤（アルミニウム，マグネシウム製剤，リン吸着剤など） ・脂肪便や慢性下痢状態
③ 尿からの排泄増加	・副甲状腺機能低下症 ・Fanconi 症候群 ・稀なリンを喪失する遺伝性腎疾患 ・その他（尿糖，アセタゾラミド，サイアザイド系利尿薬，急速輸液，鉄の経静脈投与，チロシンキナーゼ阻害薬，mTOR 阻害薬，VEDF 阻害薬など）

ておく必要があります 表1．

　低リン血症の原因疾患を考慮するうえでのポイントは，患者背景，使用薬剤，腎，副甲状腺疾患ですが，呼吸性アルカローシスやインスリン使用に伴う低リン血症は日常診療で遭遇しやすいです[3]．

　よって，低リン血症を見た際には，これらのポイントを意識して病歴聴取を行ってほしいと思います．

元気な低リン血症をみたら初めに過換気の可能性を疑う．

● 参考文献

1) Lewis JL. Overview of Phosphate. MERCK MANNUAL Consumer Version. © 2016 Merck Sharp & Dohme Corp., a subsidiary of Merck & Co., Inc., Kenilworth, NJ, USA.
2) Yu ASL, Stubbs JR. Causes of hypophosphatemia. Up to date. This topic last updated: Apr 13, 2016.
3) Halevy J, Bulvik S. Severe hypophosphatemia in hospitalized patients. Arch Intern Med. 1988; 148: 153-5.

62 血圧が低めの腎盂腎炎をみたら

> **Example**
>
> **研修医 I**：N 先生，昨晩に入院した患者さんのご報告をさせてください．
>
> **Dr. N**：夜勤，お疲れさまでした．どんな方ですか？
>
> **研修医 I**：63 歳の女性です．既往に脂質異常症，膀胱炎があります．普段は ADL 自立で元気に過ごされています．5 日前から膀胱炎のような症状があり，様子をみていましたが，昨晩に悪寒，戦慄を伴う 38℃の発熱，右側腹部痛，嘔気が出現したため，当院の夜間救急外来を受診されました．血圧 96/54 mmHg，脈拍 98/分，呼吸 18/分，体温 37.8℃でした．全身状態は不良でした．身体所見上，右 CVA 叩打痛陽性で，腎双手診でも圧痛が認められ，右腎盂腎炎の診断で，補液，抗菌薬の投与を開始しております．もちろん，血液培養，尿培養は提出済です．尿グラム染色では，白血球とグラム陰性桿菌が多少認められ，尿路感染症に矛盾しない所見と考えました．
>
> **Dr. N**：そうですか．しっかり基本をふまえた診療ができていますね．血圧が低いようですが，いつもこのくらいなのでしょうか？
>
> **研修医 I**：私も気になったので確認しましたが，普段は 110～120 台くらいとのことです．ちなみに乳酸の上昇はありませんでした．
>
> **Dr. N**：そうですか．私の経験上の話ですが，腎盂腎炎で血圧が低い場合，結石性腎盂腎炎のことが多いです．超音波検査で腎臓の評価はしてありますか？
>
> **研修医 I**：すみません．超音波での評価は行っておりませんでした．すぐに検査してまいります．
>
> **Dr. N**：では，一緒に超音波を当ててみましょう．結石性腎盂腎炎であれば，泌尿器科の先生の助けがないと治療ができません．感染症の治療をはじめる時には，必ず外科的治療が必要な病態を初めに評価しなければなりませんよ．
>
> **研修医 I**：はい，承知いたしました．

超音波検査を施行したところ，右腎盂の拡張が認められた．結石が確認でき

なかったため，腹部単純CTを追加し，右尿管に結石が認められ，その中枢側の拡張が確認された．泌尿器科にコンサルトし，DJステントが留置された．

尿路感染症は，尿路奇形や異物による閉塞，経尿道カテーテル挿入者や膀胱機能異常など尿流に異常をきたす病態を伴わない単純性尿路感染症とこれらの病態を合併する複雑性尿路感染症に区別されます．

複雑性尿路感染症は，時に泌尿器科的な処置が治療に必要となり，この症例のように尿路結石が上部尿路閉塞を起こして感染症を併発した場合には，速やかな尿管ステントの挿入が重要です．これらの複雑性尿路感染症は，41％が重症敗血症や敗血症性ショックに進展したとの報告があります．これらの報告によると，上部尿路閉塞を伴う急性腎盂腎炎において，高齢者（報告の平均は74歳）や麻痺を伴いADLが低い患者，心疾患の既往を有する患者，血小板減少（報告の平均値は8.6万/mL）が認められた際には，重症化，敗血症性ショックへ移行する傾向にあり注意すべきであるとのことでした[1]．

症例報告などの文献はみつけられませんでしたが，本症例のように血圧低下を伴う腎盂腎炎の場合，結石性腎盂腎炎であることが多いと感じています．

感染症の治療は，抗菌薬投与のみではなくドレナージや閉塞解除，異物除去などの外科的治療も必要な際には躊躇せずに行うことが必要です．そのためには，まずは外科的治療が必要な病態を見逃さないことが重要です．急性腎盂腎炎を治療する際には，必ず両側の腎臓に超音波を当てて，腎盂の拡張や腎膿瘍が認められないか必ず初めにチェックすることが大切です．

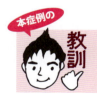

血圧が低い腎盂腎炎は，結石性腎盂腎炎のことが多い．

● 参考文献
1) Yamamoto Y, Fujita K, Nakazawa S, et al. Clinical characteristics and risk factors for septic shock in patients receiving emergency drainage for acute pyelonephritis with upper urinary tract calculi. BMC Urology. 2012; 12: 4.

63 血清クロール値が 118 mEq/L !?

Example

研修医 I: 先生，一件相談させてください．
Dr. N: どうしましたか？
研修医 I: 40歳の女性で，特に既往歴はなく，頭痛もちとのことです．ここ1カ月前頃より足に力が入らず，ふらつくとのことで受診されました．神経学的な検査を行ったところ，若干の両下肢筋力低下と体幹失調が認められています．タンデム歩行も十分にできませんでした．脳神経や，上肢には異常所見はなさそうです．腱反射も特に左右差や亢進減弱はないと思います．何らかの小脳失調をきたしていると思うのですが，頭部MRIを撮影しようと思います．
Dr. N: なるほど．急性に生じた小脳失調ですね．なかなか一般的な疾患ではなさそうなので，私も診察しましょう．
　　　こんにちは．医師のNです．一緒に診察をさせてください．
患者 A: よろしくお願いします．

> 診察上，確かに研修医Iの取った所見通りであった．

Dr. N: 以前の写真，例えば免許証をみせていただけますか？
患者 A: こちらです．
Dr. N: 今と見比べると若干，眼瞼が下がっているように思いますが，いかがでしょうか？　これはいつからかわかりますか？
患者 A: いわれてみればそうですね．あまり覚えていません．
Dr. N: わかりました．診察したところ，小脳に異常があるようなサインが認められています．頭の検査と一般的な血液検査をさせてください．
患者 A: よろしくお願いします．

> 頭部MRI上は特に所見が認められなかったが，血液検査で血清クロール

118 mEq/L と高値であった．その他，若干のトランスアミナーゼの上昇が認められた．尿所見，腎機能に異常は認められなかった．

Dr. N：Aさん，市販薬をよく飲むことはありますか？
患者 A：頭痛もちで，よく市販薬を服用します．効かないこともあって，決められた量よりも多く飲んでしまうことがよくあります．
Dr. N：わかりました．お薬の影響によって出ている症状かもしれません．入院のうえ，経過をみさせてください．

血中ブロム 56 μg/dL であり，補液のみで経過をみたところ，小脳失調症状，眼瞼下垂は改善し，血清クロール値も徐々に正常化した．

Explanation

ブロムワレリル尿素は，鎮静催眠作用あるモノウレイド系の化合物で，昔は睡眠薬として使用されていましたが，その毒性により使用は禁止されるようになりました．しかし，現在でも市販されている頭痛薬の成分の一つとして配合されています．現在，ブロムワレリル尿素は乱用のおそれのある医薬品の成分として，一般薬の販売が原則で1人1箱に制限されていますが，制限されている用法を超えて長期に連用した場合，さまざまな症状を呈することがあります．ブロムワレリル尿素の一部であるブロムは血中濃度の半減期が12日と著しく長く，連用により慢性ブロム中毒をきたすことがあります[1]．

ブロムの慢性中毒症状は，倦怠感，嘔気などの全身症状以外に，小脳症状，眼筋麻痺，脳幹症状や，錐体外路症状をきたすと報告されています．また，依存性もあり，離脱症状を呈することもあります[1]．

ブロム中毒では，血清クロール値が高値となりますが，これは偽性高クロール血症です．多くの施設で汎用されているイオン選択電極（ISE）法では，ブロムイオンやヨードイオンなどのハロゲンがクロールとして測定され，当量としてはクロールより大きく測定されるため，血清クロール値は偽高値となります．また，血清クロール値が上昇することでアニオンギャップが低くなり，アニオンギャップがマイナスとなることもあります[2]．

このようにアニオンギャップ低下，高クロール血症は，腎機能が正常で腎疾患がなければ比較的特異性の高い所見であるため，これらをみた際には，頭痛薬などの乱用を聴取し，慢性ブロム中毒を鑑別にあげられるようになるのが望ましい

です．

　ちなみにブロムワレリル尿素が含まれる市販薬が多数あります 表1 ．これらは定められた用法を守っていれば問題ありませんが，依存性があるため，知らない間に使用量や回数が増えているということがあり得ます．是非，使用の際には気をつけていただきたいと思います．

表1 ブロムワレリル尿素が含まれる市販薬

- グレランエース錠
- サリドンエース
- ヒロリン頭痛薬
- ナロンエース
- ウット
- 奥田脳神経薬
- シャドーゲン
- トリブラサイム

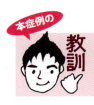

本症例の**教訓**　説明のつかない神経症状＋血清クロール高値をみたら，頭痛薬乱用によるブロム中毒を考える．

● 参考文献

1) 橋田英俊，本田俊雄，森本尚孝，他．市販鎮痛剤常用量の服用による慢性ブロム中毒の1例．日老医誌．2001; 38: 700-3.
2) Kraut JA, Madias NE. Serum anion gap: its uses and limitations in clinical medicine. Clin J Am Soc Nephrol. 2007; 2: 162-74.

64
運動したあとに生じる急性腎不全

Example

研修医 Y：先生，原因がわからない患者さんがおりまして，ご相談してもよろしいでしょうか．

Dr. N：もちろん！

研修医 Y：特に既往がない 16 歳の男性です．高校に通っており，剣道部に所属しているようです．特に家族歴や薬剤内服歴はありません．4 日前に腰痛，発熱が出現しました．様子をみても改善せず，体がむくんできたとのことで近医を受診されました．原因が不明であり，精査した方がいいとの判断で当院へ紹介となっております．

Dr. N：今までこのようなことはありましたか？ 4 日前に特別な練習をしたのでしょうか？

研修医 Y：はい．合宿や練習を多めにやると腰痛や微熱が出ることがあったようですが，数日休むと症状が消失したので，今までは受診をしたことがなかったようです．4 日前は試合に向けて，いつもよりも多めに練習をしたようです．

Dr. N：なるほど．尿量や尿の色調はいかがでしょうか？ また，家族に腎臓の病気の人はいませんか？

研修医 Y：尿量はここ数日少ないようです．色調は少し濃いめとのことですが，赤かったり褐色調ではないとのことです．家族歴はありません．

Dr. N：わかりました．診察所見で気になるところはありますか？

研修医 Y：体温 37.2℃以外のバイタルサインは正常で，全身状態はそれほど悪くはありません．両下肢に圧痕性浮腫があり，slow pitting edema でした．その他，両側 CVA 叩打痛が陽性でした．腎盂腎炎でしょうか？

Dr. N：男性ですし，両側という点も合わないと思います．血液検査と尿検査，腎臓超音波検査をしましょう．

尿一般沈査は異常なし，血液検査上では，Cr 5.4 mg/dL，BUN 49 mg/dL，UA 2.0 mg/dL，CK 150 IU/L，FEUA 41％であり，他には異常所見は認めら

れなかった．腎臓超音波では両側腎腫大で閉塞機転は認められなかった．

研修医 Y：これは何でしょう？
Dr. N：低尿酸血症を伴う運動誘発性急性腎不全の可能性があると思います．腎臓内科にコンサルトしましょう．

　その後，悪性腫瘍の検索で有意な所見は認められず，血中キサンチンおよびヒポキサンチン値が正常範囲であり，尿中アミノ酸排泄量と75gOGTTのいずれにも異常がないことを確認し，特発性腎性低尿酸血症と診断された．

Explanation

　特発性腎性低尿酸血症は，悪性腫瘍やFanconi症候群，先天性酵素異常に起因する尿細管からの尿酸排泄異常が認められないにも関わらず，尿細管からの尿酸排泄が亢進してしまう疾患です．病因として，尿酸の再吸収に働くトランスポーター（URAT1, URATv1/GLUT9）の異常が知られています．本疾患は，運動後に急性腎不全を伴う症例より，その病態が注目されるようになりました[1]．

　激しい運動により，各臓器局所で虚血，再灌流による組織障害が生じると，活性酸素が産生されます．通常であれば，体内の抗酸化物質である尿酸，アスコルビン酸，グルタチオン，メラトニン，ウロビリノーゲンなどによって副産物として生じた活性酸素は処理されます．尿酸は，この抗酸化物質の約半数を占め，尿酸が低下する本症では，十分にこの活性酸素が処理できません．この活性酸素が血管内皮細胞のシクロオキシゲナーゼを不活化することにより，腎動脈が収縮し，腎血流量の低下により腎機能低下が出現すると推測されています[2]．

　実際に画像検査などで腎動脈の収縮が確認されています[3]．

　本症は運動後，72時間以内に腹痛，嘔気嘔吐，倦怠感，鼠径部痛，発熱，乏尿などが出現し，採血上，腎機能障害と低尿酸血症が認められます[4]．よって，運動後にこのような症状をきたした場合には，血液検査を行うことが大切です．しかし，軽症例や時間が経ってしまった症例では，血液検査で異常が出ないこともあり，運動後に出現する症状が繰り返して出ているという病歴を聴取した際には，本症を鑑別の一つとして想起していただきたいです．

　本症の診断には，悪性腫瘍，Fanconi症候群，先天性酵素異常などによる尿細管からの尿酸排泄障害をきたす疾患や横紋筋融解症による急性腎不全の除外が必要です[4]．表1．尿酸排泄は亢進しており，尿酸排泄率は15〜150%くらいになり

得ます（正常：5〜10％）．

表1	特発性腎性低尿酸血症と鑑別を要する疾患と必要な検査
先天性酵素異常	血中キサンチンおよびヒポキサンチン値
Fanconi 症候群	尿中 NAG，β_2ミクログロブリン，尿中アミノ酸排泄量の測定と 75g OGTT
悪性腫瘍	胸腹部造影 CT や場合によっては上下部消化管内視鏡検査
横紋筋融解症	血中・尿中ミオグロビン

運動後の腎不全，背部痛をみたら，特発性腎性低尿酸血症を考える．

● 参考文献

1) Erley CM, Hirschberg RR, Hoefer W, et al. Acute renal failure due to uric acid nephropathy in a patient with renal hypouricemia. Klin Wochenshr. 1989; 67: 308-12.
2) 五十嵐隆．腎性低尿酸血症の運動後の急性腎不全．腎と透析．1996; 41: 237-40.
3) 武輪鈴子，谷口奈穂，田中幸代，他．腎性低尿酸血症における運動後急性腎不全の発症機序に関する考察．日小児腎臓病会誌．2009; 22: 147-51.
4) Ohta T, Sakano T, Igarashi T, et al. Exercise-induced acute renal failure associated with renal hypouricaemia: results of a questionnaire-based survey in Japan. Nephrol Dial Transplant. 2004; 19: 1447-53.

65 フルオロキノロンが効かない腎盂腎炎

> **Example**
>
> **研修医 Y**：先生，抗菌薬のことでご相談してもよろしいでしょうか．
> **Dr.N**：もちろん！
> **研修医 Y**：56 歳の女性で，5 日前からの発熱，右腰背部痛です．膀胱炎の既往が何度かあり，その他は特に問題ない方です．抗菌薬を何回か服用されているようです．抗菌薬については，1 日 1 回の薬のようなので，フルオロキノロン系のお薬だと思います．
> 　3 日前に当院を受診され，右 CVA 叩打痛陽性，腹部超音波検査で右腎腫大，尿所見で白血球を伴うグラム陰性桿菌が認められ，右急性腎盂腎炎と診断し，抗菌薬を開始いたしました．

Dr.N：なるほど．腎盂腎炎の典型的なプレゼンテーションですね．初期治療は何を選択されたのですか？

研修医 Y：ガイドラインをみるとフルオロキノロンが第一選択と書いてあったので，レボフロキサシン 500 mg/日の点滴投与を行っております．血液と尿からグラム陰性桿菌が検出され，今朝，大腸菌と同定されました．感受性は結果待ちです．

Dr.N：患者さんの治療開始後の状況はいかがですか？

研修医 Y：はい，それが一向によくなる気配がなくて．腎盂腎炎では，治療開始 3 日間は解熱しないことがあるといわれていますので，今朝までは様子をみていました．しかし，改善しないので，先生にご相談させていただこうかと思いました．

Dr.N：抗菌薬不応の腎盂腎炎の症例ですね．一般的に，抗菌薬が効かない時は，まず診断が合っているのか，外科的治療が必要な状況を見逃していないか，抗菌薬のスペクトラムのカバーは適切か，投与量は適切か，移行性はしっかりあるかなどを考えます．
　今回のケースでは，腎盂腎炎の診断は問題ないように思えますし，膿瘍や結石による尿路閉塞もないようなので，外科的な治療は不要と思います．投与量，

移行性も問題なさそうですね．そうすると抗菌スペクトラムのカバーはどうかということになります．最近，フルオロキノロン耐性大腸菌が増えているという報告があります．

ガイドラインとは異なるかもしれませんが，私は，腎盂腎炎の治療にキノロンは選択しません．第二世代セフェム系抗菌薬で治療することが多いです．

> 感受性同定の結果，フルオロキノロン耐性の大腸菌という結果であった．

Explanation

感染症診療に従事する際に，我々が相手にしている細菌は生物であり，場所や時代によって抗菌薬に対する感受性は変わるものです．よく使用される抗菌薬に対しては，それに対して細菌側も生存を図るためにさまざまな機序によって対抗し，その結果抗菌薬への耐性化という形で現れます．

尿路感染症の治療ガイドラインは色々ありますが，大体フルオロキノロン系抗菌薬を第一選択で使用するように勧めているものが多いです．これは，フルオロキノロン系抗菌薬の尿路感染症に対する効果が高いという研究[1]に基づく推奨であり，これ自体，間違いであるというつもりはありません．

フルオロキノロン系抗菌薬は，bioavailability が高く，内服でも点滴と同等の治療効果が得られるという特長をもつ抗菌薬[2]であるとともに，色々な細菌に有効であるという使用勝手のよい抗菌薬です．これらの特長を生かすために，入院で治療できない症例や原因菌を絞れない時など，特別な状況のみに使用するべきであると思っています．他に代替薬があるのであれば，このような使い勝手のよいフルオロキノロン系抗菌薬は温存すべきであると思います．よって，例えガイドラインで第一選択の推奨があったとしても，個人的には市中発症の尿路感染症には第二世代セファロスポリン系抗菌薬を選択しています．

さらに，フルオロキノロン系抗菌薬の使用により，フルオロキノロン系抗菌薬への耐性化がみられています 表1 ．

表1 大腸菌のフルオロキノロン系抗菌薬に対する感受性（厚生労働省．院内感染対策サーベイランス[3]）

年度	フルオロキノロン感受性の割合
2007年	75%
2008年	72%
2009年	71%
2010年	69%
2011年	67.2%
2012年	64.3%
2013年	63.1%
2014年	62.2%
2015年	60.2%

　フルオロキノロンの使用について見直してみませんか？　以下に，フルオロキノロン系抗菌薬が使用されている状況に対する個人的な対案をまとめました．

表2 フルオロキノロン系抗菌薬が使用される状況に対する対案

疾患	治療薬
市中発症尿路感染症	第二世代セフェム系抗菌薬
市中肺炎	第三世代セフェムもしくはβラクタマーゼ阻害薬付きペニシリン系抗菌薬
膀胱炎	ST合剤もしくは第二世代セフェム系抗菌薬
風邪	対症療法をしっかり行う
市中発症蜂窩織炎	第一世代セフェム系抗菌薬もしくはβラクタマーゼ阻害薬付きペニシリン系抗菌薬
細菌性咽頭炎・扁桃炎	ペニシリン系抗菌薬
細菌性副鼻腔炎	ペニシリン系抗菌薬
細菌性中耳炎	ペニシリン系抗菌薬
腹腔内感染症	βラクタマーゼ阻害薬付きペニシリン系抗菌薬もしくはセファマイシン系抗菌薬
淋菌感染症	第三世代セフェム系抗菌薬
クラミジア感染症	アジスロマイシン

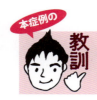 尿路感染はフルオロキノロン耐性菌が増加しており，もはや第一選択薬ではない．

● 参考文献

1) Talan DA, Stamm WE, Hooton TM, et al. Comparison of ciprofloxacin（7 days）and trimethoprim-sulfamethoxazole（14 days）for acute un- complicated pyelonephritis pyelonephritis in women: a randomized trial. JAMA. 2000; 283: 1583-90.
2) Catherine M, GREEN GM. Quinolones: a comprehensive review. Am Fam Physician. 2002; 65: 455-65.
3) 厚生労働省．院内感染対策サーベイランス．http://www.nih-janis.jp/report/kensa.html.（access 2016/11/11）

66 AKIを呈したカルシウムアルカリ症候群

Example

往診スタッフO：先生，緊急の往診依頼があります．お願いできますか？
Dr.N：いいですよ．どんな方ですか？
往診スタッフO：83歳の女性です．高血圧と骨粗鬆症の既往があり，普段は一部介助で車いす移動が可能な方です．高血圧と骨粗鬆症の治療で，ビタミンD製剤，カルシウム製剤，カルシウム拮抗薬が投与されていました．Y先生が定期的に診察し，先月までは特に問題ありませんでした．約1週間前頃よりよびかけても反応が鈍い状態だったようで，2日前に定時の訪問を行い，血液検査を行いました．
　結果はまだみておりませんが，取り寄せております．本日になって意識がなくなったとのことです．
Dr.N：早めの診察と処置が必要ですね．転倒歴はありませんか？
往診スタッフO：ご家族の話ではないとのことです．
Dr.N：こんにちは．医師のNです．
家族I：先生，よろしくお願いします．
Dr.N：お話は伺いました．診察させてくださいね．
往診スタッフO：先生，バイタルサインは，血圧108/48 mmHg，脈拍98/分，呼吸16/分，体温37.0℃，SpO_2 98%（室内気）です．
Dr.N：意識レベル低下以外は神経学的に異常がなさそうですね．
往診スタッフO：先生，伝え忘れていましたが，前回よりヒドロクロロチアジドが追加となっています．検査結果も届きました．

血液検査ではCr 3.5 mg/dL，BUN 48 mg/dL，Ca 14.4 mg/dLであった．

Dr.N：最近，尿の量は少なかったですか？
家族I：はい，最近までお水をよく飲んでたくさんおしっこが出ていたのですが，こ

G 腎・泌尿器

こ2日はほとんど出ていません．

Dr.N：おそらくですが，薬剤性の高カルシウム血症による急性腎障害をきたしていると思います．お薬の作用が強く出てしまった可能性もあります．他の意識障害の原因を調べるためにも，今すぐに病院を受診して，入院加療を受けた方がよいと思います．

家族 I：よろしくお願いします．

> 他に意識障害となりうる所見は認められず，ミルク・アルカリ症候群の診断で内服中止，生理食塩水の補液が行われ意識レベルは回復した．

Explanation

20世紀初頭，胃潰瘍に対しては牛乳とマグネシウム製剤とを一緒に飲むという治療が行われていました[1]．マグネシウム製剤の胃酸を中和する作用に加え，牛乳により粘膜を保護して栄養をつけるという理論から考案された治療法です．しかし，その治療を受けた患者さんの中で，高カルシウム血症による嘔吐や意識障害を呈するケースが散見されました．

マグネシウムが過剰に体内に入ることにより，副甲状腺ホルモンの分泌が低下します．それにより腎臓からの重炭酸イオンの再吸収が増えてアルカリ血症となります．その結果，カルシウムの吸収が増加し，高カルシウム血症にもなります．高カルシウム血症は腎輸入細動脈を収縮させて糸球体濾過量を低下させ，さらに多尿による循環血液量低下が生じ，結果として糸球体濾過量を減少させて，急性腎障害を引き起こします．このような機序により，高カルシウム血症，アルカリ血症，急性腎障害が生じ，ミルク・アルカリ症候群とよばれていました[2]．

プロトンポンプインヒビターなどの登場によりこれらの治療は行われなくなり，ミルク・アルカリ症候群は過去の病気になったと思われましたが，現代のミルク・アルカリ症候群とよばれる病態が出現しました[3]．それは，骨粗鬆症に対して投与される活性型ビタミンD製剤やカルシウム製剤にサイアザイド系降圧薬を併用した場合で，このような場合も高カルシウム血症，アルカリ血症，急性腎障害を認めます．また，カルシウムを上昇させる薬剤を服用している患者さんに，便秘に対して大量の酸化マグネシウムを同時に服用していれば，同様の病態を引き起こされます．

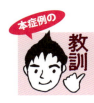

本症例の **教訓** 高齢者，特に骨粗鬆症や高血圧の治療中に腎障害をみた場合には，しっかりと内服薬を確認してください．

● 参考文献

1) Sippy BW. Gastic and duodenal ulcer: medical cure by an efficient removal of gastric juice corrosion. JAMA. 1915; 2: 1625-30.
2) Burnett CH, Commons RR, Albright F, et al. Hypercalcemia without hypercalcuria or hypophosphatemia, calcinosis and renal insufficiency; a syndrome following prolonged intake of milk and alkali. N Engl J Med. 1949; 240: 787-94.
3) Patel AM, Goldfarb S. Got calcium? Welcome to the calcium-alkali syndrome. J Am Soc Nephrol. 2010; 21: 1440-3.

67 高齢者の関節リウマチ

研修医T：先生，一件，外来から緊急入院がありました．ご報告させてください．
Dr.N：どんな方ですか？
研修医T：72歳の女性です．逆流性食道炎と高血圧，胆石症の既往がある方です．7日前頃より，両手の関節痛，両肩の痛みが出現しました．微熱，食欲不振も伴い，全身の筋肉痛も出現し，思うように動けないとのことで当科外来を受診されました．身体所見上，近位筋の把握痛，体幹筋筋力低下，両手手関節の腫脹，熱感，疼痛，肩関節の圧痛がありました．血液検査上は，白血球 9000/mm^3，CRP 3.5 mg/dL，血沈 115 mm/hr でした．抗CCP抗体は陰性でした．
Dr.N：なるほど．T先生は，何を疑っていますか？
研修医T：はい．一番にリウマチ性多発筋痛症（PMR）を疑っております．よって，悪性腫瘍や感染症の除外を行いたいと思います．
Dr.N：そうですか．確かにリウマチ性多発筋痛症が考えられますね．合わない点はありますか？
研修医T：そうですね．両手関節に関節炎の所見がはっきり認められているところでしょうか？
Dr.N：すばらしい！　私も先生のお話を聞いていて，両手関節炎が一番気になっていました．鑑別として，外せない疾患はなんでしょうか？
研修医T：関節リウマチでしょうか？　しかし，年齢が少し高齢のような気がします．
Dr.N：そうですね．最近，60歳以前で発症した関節リウマチを早期発症関節リウマチ（AORA）といい，60歳以降に発症した関節リウマチを高齢発症関節リウマチ（EORA）と区別されるようになりました．臨床所見が若干異なるからです．このEORAはPMRと区別が困難なことがあります．
研修医T：そうなのですね．では，手関節のMRIを予約して，骨髄浮腫や関節びらんの有無をチェックしたいと思います．

Dr.N: そうですね．もちろん，悪性腫瘍の除外はしてくださいね．腫瘍随伴症候群の可能性は否定できません．

研修医 T: はい．

> 造影 MRI で骨髄浮腫が認められ，EORA の診断で抗リウマチ薬の投与が開始された．

Explanation

60 歳以降に発症した関節リウマチは，高齢発症関節リウマチ（EORA）とよばれ，16～59 歳に発症する成人発症関節リウマチ（AORA）と区別されています[1]．

EORA は AORA と比較して，手指・足趾などの小関節に関節炎が少なく，膝や肩関節などの大関節に炎症を伴うことが多いです．また，比較的急性に発症し，発熱や赤血球沈降速度・CRP などの炎症反応が強く出ることが多い反面，リウマチ因子や抗 CCP 抗体の陽性率は低い傾向にあります．また，関節外症状として体重減少やリウマチ性多発筋痛症（PMR）同様の筋痛症状を呈することがあります[2]．このような違いが AORA と EORA に認められ，高齢者の関節炎を診療する時には，これらの点に着目する必要があります．

EORA は関節外症状を呈することがあり，時に PMR と鑑別が困難な時があります[3]．両者は合併したり，PMR から EORA に移行することもある[4]うえ，一部の専門家は両者を同一の病態と考えている方もいるため，なかなか両者を綺麗に区別することは難しいかもしれません．しかし，両者は治療が異なる（EORA には抗リウマチ薬を投与する必要がある）ため，目の前の患者さんはどちらの病態を呈しているのかを意識して治療することが大切です（本当に迷う時は，関節リウマチによる関節破壊を避けるため，専門医指導のもと，患者さんに同意を得て，抗リウマチ薬を投与することがあります）．

EORA と PMR の鑑別点を以下に示します 表1 ．ポイントは，手指や手の関節炎がはっきりとあるか，圧痛の部位だと思います．

表1 EORAとPMRの鑑別点[5,6]

EORAを示唆する所見	MCP, PIP, 手関節に関節炎が存在する。 リウマチ因子や抗CCP抗体陽性のことがある。 肩関節, 股関節全周性に炎症を有する（診察上圧痛を有する）。
PMRを示唆する所見	体重減少, 近位筋萎縮が存在する。 両上肢の圧痛が存在する。 股関節, 肩関節の前方に炎症を有する（診察上圧痛を有する）。 坐骨結節や棘突起に炎症を有する（診察上圧痛を有する）。

本症例の教訓：高齢者において, 手指や手に関節炎があり, 肩関節周囲に圧痛がある場合には, PMRよりもEORAを考える.

● 参考文献

1) Deal CL, Meenan RF, Goldenberg DL, et al. The clinical features of elderly-onset rheumatoid arthritis. A comparison with younger-onset disease of similar duration. Arthritis Rheum. 1985; 28: 987-94.
2) Turkcapar N, Demir O, Atli T, et al. Late onset rheumatoid arthritis: clinical and laboratory comparisons with younger onset patients. Arch Gerontol Geriatr. 2006; 42: 225-31.
3) 藤井健司. リウマチ性多発筋痛症の鑑別診断〜特に高齢発症関節リウマチとの鑑別について〜. 臨床リウマチ. 2014; 26: 201-6.
4) Caporali R, Montecucco C, Epis O, et al. Presenting features of polymyalgia rheumatica (PM R) and rheumatoid arthritis with PM R-like onset: a prospectivestudy. Ann Rheum Dis. 2001; 60: 1021-4.
5) Pease CT, Haugeberg G, Montague B, et al. Polymyalgia rheumatica can be distinguished from late onset rheumatoid arthritis at baseline: results of a 5-yr prospective study. Rheumatology. 2009; 48: 123-7.
6) 山下裕之. リウマチ性多発筋痛症におけるFDG-PET/CTによる画像診断の有用性と他の類似疾患との鑑別. Clin Rheumatol. 2014; 26: 216-23.

68 胸が腫れて痛い　肋軟骨炎？

研修医 S：先生，救急外来に来ている患者さんのご報告をさせていただきます．

Dr.N：ありがとう．どんな方でしたか？

研修医 S：36歳の女性です．既往は特にない健康な方で，昨日より右胸の痛みが出現したため，来院されました．痛みは緩徐発症，持続性で徐々に増悪しているようです．バイタルサインは問題なく，全身状態は良好です．ただ，痛みを感じているところを診察すると，ちょうど，第3肋間胸骨右縁に発赤，若干腫脹，熱感を伴う所見が認められました．外傷やトレーニングなどの病歴もありませんでした．肋軟骨炎でしょうか．呼吸音や呼吸回数も問題なく，胸膜炎の可能性は低そうです．解熱鎮痛薬を処方して様子をみようと思うのですが，いかがでしょうか．

Dr.N：なるほど．腰痛や仙腸関節の圧痛，その他の関節に症状や所見はありませんでしたでしょうか？　また，腸炎や尿路感染症の先行感染はありませんでしたか？

研修医 S：仙腸関節はわかりませんが，関節痛や腰痛の訴えはありませんでした．先行感染の病歴もありません．

Dr.N：そうですか．おそらくTietze症候群ではないでしょうか．付着炎を起こしていそうなので，脊椎関節炎の合併を心配しましたが，そのような所見はなさそうですね．解熱鎮痛薬で経過をみていただければよろしいと思います．

研修医 S：肋軟骨炎との違いのポイントはあるのでしょうか．

Dr.N：一番の大きな違いは，局所の炎症所見を伴うか否かだと思います．肋軟骨炎の場合は圧痛のみで，Tietze症候群の場合は，発赤，腫脹，熱感を伴います．あと，肋軟骨炎は40歳以上に多く，Tietze病は40歳未満の比較的若い女性に多い傾向があります．

研修医 S：勉強になりました．それでは，患者さんに処方して帰宅していただきます．

Explanation

　一般内科外来において胸痛の原因のなかで最も多いのは，筋骨格系の疼痛で約4割を占めます[1,2]．筋骨格系由来の胸痛をきたす疾患はいくつかあります 表1．これらの一部の疾患は全身に関節炎をきたす疾患の一症状のことがありますが，大多数は過剰な物理的負荷や外傷に由来し，安静や鎮痛薬の処方などの対症療法で対応可能であり，厳密には詳細な鑑別をしなくても，無難にことが運んでしまう疾患ばかりです．しかし，患者さんにとっては診断名を告げてあげることで安心して治療を受けることができ，また不要なドクターショッピングを防ぐことができるため，これらを鑑別すること自体は全く不要なことではないと思います．

表1　Tietze症候群以外の筋骨格系由来の胸痛をきたす疾患（Wise CM. Major causes of musculoskeletal chest pain in adults[3]）

肋軟骨炎	頻度は一番高い． 上位肋軟骨に生じることが多いが，色々な部位に圧痛を認め，腫脹はない． 局所の圧痛を確かめることが重要で，crowing rooster や horizontal arm flexion maneuvers は診断に有用である．
下位肋骨痛症候群	40代女性に多く，下位肋骨に圧痛を認める． 第12肋骨の前端の可動域が大きくなることにより，周囲に障害を及ぼして症状が出現する． 最下位の肋骨を前方に引っぱり，症状の再現性をみる手技（hooking maneuver）は診断に有用である．
胸骨症候群	胸骨に圧痛をきたす疾患で，多くは自然に治癒するが，時に全身関節炎に伴うことがある． 胸部単純写真や骨スキャンで所見が認められる．
自発性胸鎖関節亜脱臼	40〜60代女性に多く，反復性の物理的負荷により生じる． 脱臼は前上方に生じ，鎖骨内側に硬化性変化がみられる．
後胸壁痛症候群	背部の肋骨や肋骨脊椎の接合部に圧痛や片側皮膚に帯状に感覚異常を認める． 投球動作により，痛みが誘発されることもある．
Xiphoidalgia	食事や咳，物理的な負荷によって剣状突起に疼痛を生じる．

　Tietze症候群は，胸鎖関節や胸肋関節に腫脹を伴う非化膿性の炎症をきたす疾患で，原因はよくわかっておりません．第2から第3肋骨に生じることが多く，比較的若年層にみられやすいです[4]．一部の患者さんで，上気道炎の先行感染や咳嗽を伴うことがあります．

　脊椎関節炎に伴う腱付着部炎や胸肋鎖骨過形成症との区別ははっきりしておらず，一部の専門家はTietze症候群の存在に疑問をもっている人もいるようです[5]．治療は，基本的に非ステロイド系抗炎症薬でよいですが，逆に脊椎関節炎を見逃さないようにすることが重要です．

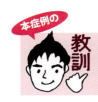

本症例の教訓 胸痛をみたら，圧痛部位を丁寧に診察する．時に全身性疾患の一症状のことがあり得る．

● 参考文献

1) Verdon F, Herzig L, Burnand B, et al. Chest pain in daily practice: occurrence, causes and management. Swiss Med Wkly. 2008; 138: 340-7.
2) Bösner S, Becker A, Hani MA, et al. Chest wall syndrome in primary care patients with chest pain: presentation, associated features and diagnosis. Fam Pract. 2010; 27: 363-9.
3) Wise CM. Major causes of musculoskeletal chest pain in adults. Up to date. This topic last updated: Oct 17, 2015.
4) Tietze A. Uber eine eigneartige Haufund von Fallen mit Dystrophie der Rippenknorpel. Berlin Klin Wschr. 1921; 58: 829-31.
5) Aeschlimann A, Kahn MF. Tietze's syndrome: a critical review. Clin Exp Rheumatol. 1990; 8: 407-12.

69
Gentle Liar Wolf

Example

研修医 Y：入院中の患者さんでアドバイスを頂きたいのですが．
Dr.N：どんな方ですか？
研修医 Y：85 歳の女性で，高血圧，脂質異常，閉塞性動脈硬化症，糖尿病の既往がある方です．約 5 カ月前頃より徐々に貧血と低アルブミン血症が進み，3 週間前から両側下腿浮腫が認められたとのことで来院されました．3 週間で 2 kg の体重増加があり，両下腿に fast edema が認められています．それ以外は，特に異常なく，全身状態も良好です．血液検査上は，Hb 7.5 g/dL（正球性），TP 4.9 g/dL，Alb 2.3 g/dL，Cr 1.42 mg/dL，UN 36.1 mg/dL，CRP 4.2 mg/dL 以外は特に異常は認められていません．尿タンパクが 3.4 g/Cr でした．
Dr.N：何らかのネフローゼ症候群があって，その原因が不明だという認識でいいかな？
研修医 Y：そうですね．薬剤や HBV，HCV，HIV などのウイルス感染はなさそうなので，悪性腫瘍の検索をしようと思っているのですが，何しろ元気な方で，どうしても悪性腫瘍があるようにはみえないのです．
Dr.N：あとは高血圧と糖尿病の既往があるので，腎硬化症やどちらかというと糖尿病性腎症の方がしっくりくるかな．一元的に考えるなら，貧血は腎性かな．
研修医 Y：なるほど．しかし，今朝の血液検査で，白血球 3000，血小板 5 万まで低下しているのです．
Dr.N：そうなると話が違ってきますね．まずは腎生検と骨髄検査を考えますか．おや？　入院時に認められていた右胸水が増えているみたいだけど．腎生検や骨髄検査の侵襲性を考えて，まずは胸水を調べましょうか．
研修医 Y：はい．わかりました．

胸水を採取し，滲出性胸水であったが，それ以外には特異的な所見は得られなかった．徐々に血球減少が進行したが，全身状態は変化なかった．

Dr.N：Y 先生，これらを一元的に考えるなら，ループスはどうかな．抗核抗体を測定して，それから骨髄検査や腎生検を考えよう．
研修医 Y：でも，SLE を発症する年齢でしょうか．
Dr.N：Late-onset SLE という概念を知っていますか？
研修医 Y：知りませんでした．先生，抗核抗体 640 倍と陽性でした．
Dr.N：では腎臓内科とリウマチ内科に今後の方針について相談しましょう．

Explanation

　全身性エリテマトーデス（SLE）は，妊娠可能な女性に多く認められる疾患ですが，時に 50 歳以上で発症することがあり，全体の 3〜18％を占めると報告されております[1]．このように高齢になって発症する SLE を高齢発症全身性エリテマトーデス（LOSLE）とよびます．古典的な SLE と LOSLE は臨床症状や経過が異なり，古典的 SLE のみのイメージをもって診療をしていると，LOSLE は診断ができなくなります．事実，両者は診断されるまでの時間が異なり，今までの報告をみると LOSLE は 2〜4 倍の期間を要しております[2]．

　LOSLE は古典的 SLE と比較して，血球減少やシェーグレン症候群がみられやすいといわれており，逆に皮膚粘膜病変，腎病変，中枢神経病変が認められることが少ないといわれております[2]．LOSLE は，このように通常の古典的全身性エリテマトーデスよりも活動性が低く，臓器障害も少ない傾向にあることから，症状が軽度であり，非特異的な所見ばかりになりやすいです[3]．LOSLE を診断するポイントとしては，高齢者でも SLE を発症しうることを認識することと原因不明の血球減少をみたら本症の可能性を考慮することであると思います．

　LOSLE は，薬剤誘発性 SLE（DIL）と似ていることがあり，LOSLE と診断する際には，内服薬を必ずチェックしてください　表1．DIL を疑うポイントは，原因薬剤を開始した後に SLE の所見が生じていることを確認することです．多くは薬剤開始後数週後に生じますが，時に数カ月後になることもあります．DIL では，抗核抗体や抗白血球細胞質抗体が陽性となりますが，抗ヒストン IgG 抗体との関連性が強いようで，診断の参考になる所見です[5]．

表1 DILの原因薬剤（Merola JF. Drug-induced lupus[4]）

definite	probable	possible
プロカインアミド	抗けいれん薬	ペニシリン
ヒドララジン	抗甲状腺薬	テトラサイクリン
ミノサイクリン	リファンピシン	バルプロ酸
ジルチアゼム	β遮断薬	スタチン系薬
ペニシラミン	リチウム	ラモトリギン
イソニアジド	パラアミノサリチル酸	グリセオフルビン
TNFα製剤	カプトプリル	
メチルドパ	IFNγ	
クロルプロマジン	ヒドロクロロチアジド	
	テルビナフィン	
	アミオダロン	
	チクロピジン	
	ドセタキセル	

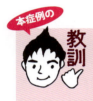

本症例の教訓　SLEは高齢者にも発症し，症状は非典型的となる．血球減少やシェーグレン症候群をきたしやすい．疑ったら薬剤もチェックする．

● 参考文献

1) Arnaud L, Mathian A, Boddaert J, et al. Late-onset systemic lupus erythematosus: epidemiology, diagnosis and treatment. Drugs Aging. 2012; 29: 181-9.
2) Tomic-Lucic A, Petrovic R, Radak-Perovic M, et al. Late-onset systemic lupus erythematosus: clinical features, course and prognosis. Clin Rheumatol. 2013; 32: 1053-8.
3) Rovensky J, Tuchynova A. Systemic lupus erythematosus in the elderly. Autoimmunity Rev. 2008; 7: 235-9.
4) Merola JF. Drug-induced lupus. Up to date. This topic last updated: Mar 07, 2016.
5) Marzano AV, Vezzoli P, Crosti C. Drug-induced lupus: an update on its dermatologic aspects. Lupus. 2009; 18: 935-40.

70 突然動かなくなった高齢者をみたら

Example

研修医 O：先生，診断がつかなくて困っております．
Dr. N：どんな方ですか？
研修医 O：82 歳の女性で，高血圧，脳梗塞の既往があり，ADL は車いす移動の方です．1 週間くらい前より，体を動かさなくなり，食事摂取が徐々に落ちてきたとのことで，当科外来を受診となりました．特に発熱もなく，バイタルサインは正常です．意識レベルも普段と変わらないようですが，あまり動かなくなったようです．見当識は清明ではありませんが，以前と変化はないようです．とらえどころのない症状で，困っています．
Dr. N：確かにとらえどころがない経過ですね．体を動かさないとのことですが，これは，麻痺なのでしょうか，それとも自発的に動かさないのでしょうか？
研修医 O：なかなか難しいところではありますが，手を他動的に挙上すると，一時的には保持できますが，すぐに降ろしてしまいます．下肢も同じような感じです．
Dr. N：動かした時に痛がりますか？
研修医 O：若干，顔をしかめます．もしかしたら，少し痛いのかもしれません．
Dr. N：近位筋の把握痛に関してはいかがですか？　固縮はありますか？
研修医 O：近位筋の把握痛や固縮ははっきりしません．
Dr. N：高齢者が急に動かなくなった場合，急性の感染症や何らかのせん妄，あとはリウマチ性多発性筋痛症，レビー小体型認知症を考えたいですね．この方は高齢でもありますし，ご本人，ご家族と相談して悪性腫瘍の検索を進めればいいと思います．
研修医 O：はい．ご家族は負担がかかる検査は止めてほしいとのことで，内視鏡検査以外の検査を行おうと思います．
Dr. N：結果がそろったら，ステロイドを投与するか検討しましょう．

精査の結果，悪性腫瘍は認められず，ツベルクリン反応陽性，HBV キャリア

は否定された．プレドニゾロン 10 mg/日（体重が 30 kg 台だったので）を開始したところ，元通りの状態になった．仮診断ではあるが，リウマチ性多発筋痛症と診断し，外来経過観察する方針となった．

Explanation

リウマチ性多発筋痛症（PMR）は，通常 50 歳以上の中高年者に発症し，発熱や頸部，肩，腰，大腿など四肢近位部（近位筋）の疼痛を主訴とする原因不明の炎症性疾患です．

筋痛以外に，朝のこわばり（通常 30 分以上続く），滑膜炎や滑液包炎による関節痛など，時に可動域制限や筋力低下も伴い，関節，筋などの運動器症状がメインの症状であるというイメージがあります．これらの症状が，急性に出現した場合，PMR の想起はそれほど難しくありません．しかし，PMR は倦怠感，疲労感，うつ状態，食欲不振，体重減少，微熱などの非特異的，全身症状もみられ[1]，これらの症状のみであると診断が難しくなります．また，非典型的 PMR として，片側の肩痛，下肢の痛み，手根管症候群，腹痛をきたして来院したケースの報告もあり[2]，実は，PMR は思っていたよりも頻度や疾患スペクトラムが広い疾患であるのかもしれません．本症例のように，急に動かなくなったというとらえどころのない主訴で受診される場合もあるので，高齢者＋急性の非特異的症状＋炎症反応上昇＋原因不明の場合は，PMR を鑑別にあげる必要が出てくると思います．

PMR を診断する際に重要なことは，近位筋の筋痛の有無を確認すること，筋力低下や肩，股関節の関節可動域や関節前面の圧痛を確認することが重要であると思います．血沈や CRP などの炎症反応上昇，エコーや MRI，時には PET にて滑膜炎，滑液包炎の存在を確認して，PMR の診断を進めますが，関節リウマチ，RS3PE 症候群，筋炎，多発性骨髄腫などの骨疾患，線維筋痛症，感染性心内膜炎，結核，パーキンソン病，甲状腺機能低下症，悪性腫瘍，血管炎，頸性偽痛風，脊椎関節炎，うつ病など，多数の鑑別診断がある[3]ため，診断を下す際には，これら除外診断を行う必要があります．訪問診療などで検査のアクセスが悪い場合には，まずはステロイドによる治療を開始して，治療反応が悪い時には診断の再考を行うという方法がとられることもあります．また，本ケースのようにステロイド投与によって軽度・非特異的な症状が改善することにより，最終的な診断がくだされることもあります．

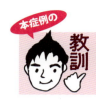

本症例の教訓 急に動かなくなった高齢者をみた時にはPMRを考える．

● 参考文献

1) Docken WP. Clinical manifestations and diagnosis of polymyalgia rheumatic. Up to date. This topic last updated: Sep 04, 2014.
2) Fitzcharles MA, Esdaile JM. Atypical presentations of polymyalgia rheumatica. Arthritis Rheum. 1990; 33: 403-6.
3) Michet CJ, Matteson EL. Polymyalgia rheumatica. BMJ. 2008; 336: 765-9.

71
軟骨が腫れて痛い

研修医 Y：N 先生，外来から精査入院になった患者さんの相談をさせてください．
Dr. N：どうぞ！
研修医 Y：68 歳の男性で，高血圧，緑内障の既往があります．3 週間前より微熱，全身倦怠感が出現し，2 週間前より前胸部痛も伴ってきたため，近医を受診されました．原因不明とのことで当科へ紹介となっています．

> 全身状態は良好．バイタルサインでは，微熱以外は問題なし．身体所見上は両側前胸部と季肋部の間の肋軟骨に沿って圧痛があったようです．血液検査で，白血球の増加と炎症反応が認められていました．それ以外に，Hb 7.1 g/dL の大球性貧血，血小板数 5 万/mm³ と血小板減少が認められたため，精査入院となりました．

Dr. N：なるほど．前胸部の圧痛には腫脹や熱感，発赤などの炎症所見はありますか？
研修医 Y：いえ，それが全くありません．しかし，外来で撮影された単純 CT で，両側下位肋軟骨周囲に炎症所見が認められていました 図1．

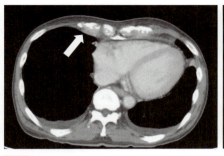 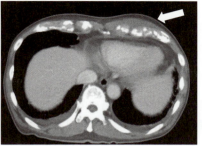

図1 胸部単純 CT

Dr. N: 耳介や鼻，気管に炎症所見はありますか？ また聴力や視力障害，しびれや脱力，皮疹などはありませんか？

研修医 Y: ROS として聴取しましたが，特にないようです．耳と鼻にも所見はありません．皮疹もありません．

Dr. N: わかりました．では，別の問題にフォーカスを当てましょう．網状赤血球と単球はいかがですか？ 血球減少となりうる薬剤は使用していませんか？

研修医 Y: 両者とも低めです．服用薬剤はカルシウム拮抗薬のみでした．

Dr. N: わかりました．Y 先生はどのような疾患を考えて，検査計画はどのようにしようと思っていますか？

研修医 Y: まったく思い浮かぶ疾患はないです．しかし，先生の質問からは再発性多発軟骨炎の可能性があるのでしょうか．

Dr. N: そうですね．私は，再発性多発軟骨炎と骨髄異形成症候群の合併や高齢発症 SLE の合併を疑っています．抗核抗体の測定と骨髄検査をしませんか．

研修医 Y: 承知しました！

肋軟骨の痛みは自然に軽快した．骨髄検査にて，骨髄異形成症候群/RCMD と診断された．

Explanation

再発性多発軟骨炎（relapsing polychondritis: RP）は再発性，進行性に全身の軟骨組織に炎症が起こる疾患です．軟骨組織やコラーゲンを多く含む組織であれば，どのような部位にも炎症が生じる可能性があり，耳や鼻，気管が有名ですが，心臓，血管，腎臓，神経，目，関節，肋軟骨，皮膚などにもさまざまな症状が起こります[1]．原因は特定されて

いませんが，コラーゲンに対する自己免疫的機序が考えられていて，物理的・化学的刺激で生じることがあり，何らかの外来抗原との交差反応で生じている可能性が推測されています．中年の女性に多いといわれていますが，そのような好発年齢や性別に当てはまらない症例も多くあるようです[2]．

本症は炎症が起こる場所によって，症状が異なり，多彩な症状を示します 表1．ポイントは軟骨の炎症で，診断は全身性の炎症症状や軟骨の炎症症状，それを支持する血液所見と画像所見から総合的に診断されます．診断基準はいくつか存在しますが，発症早期の症例は診断できないこともあり，一つの参考基準として用います．本症は，常に外傷や感染に伴う炎症との鑑別を要しますが，再発性である点，両側性である点，耳垂には所見がないという点，自然緩解が認められる点は本症を示唆します．

表1 RPの臨床症状（Michet CJ. Clinical manifestations of relapsing polychondritis[3]）

耳	腫脹，発赤などが数日〜数週間続く．再発により変形が生じる．内耳軟骨や聴覚神経，前庭神経を栄養する血管に炎症が起こると感音性難聴や耳鳴り，めまいが生じる．
目	上強膜炎，強膜炎，角膜炎，ぶどう膜炎が生じる．時に眼球後部や眼球周囲の炎症により眼球突出が起こる．
鼻	鼻閉，鼻汁，鼻出血が鼻軟骨の炎症とともに生じる．嗅覚が障害されることもある．再発により鞍鼻となる．
気道病変	発声異常や喘鳴，咳，息切れが生じる．進行すると気道軟骨が破壊され，気道が虚脱する．瘢痕部位の線毛円柱上皮の減少や，気道の閉塞，虚脱によりクリアランスは低下し，肺炎や，気管支炎を繰り返す．
関節炎	胸鎖関節，肋軟骨など胸骨周囲に多いが，指や膝の関節にも生じる．関節の変形は生じない．
心臓病変	進行性の弁輪の拡張によりARやMRが生じる．冠動脈の炎症による心外膜炎，心ブロック，心筋梗塞．
腎臓病変	メサンギウム増殖性腎炎，巣状壊死性糸球体腎炎を認める
神経病変	血管炎によるさまざまな神経障害，無菌性髄膜炎，認知機能低下が生じる．
皮膚病変	さまざまな皮膚病変が生じる．
消化管病変	RP単独の消化管病変は滅多に生じない．

また，RPは血管炎や膠原病，悪性腫瘍と合併することがあり，1/3に達すると報告されています[4] 表2．

表2 RPに合併する疾患

自己免疫疾患	関節リウマチ，全身性エリテマトーデス，橋本病，バセドウ病，潰瘍性大腸炎，クローン病，ベーチェット病（MAGIC症候群：Mouth And Genital ulcers with Inflamed Cartilage syndrome）
血管炎	白血球破砕性血管炎，結節性多発動脈炎，IgA血管炎，多発血管炎性肉芽腫症，顕微鏡的多発血管炎，Cogan症候群
悪性腫瘍	骨髄異形成症候群
その他	CVID，HIV，妊娠

本症例の教訓　軟骨に所見を認めたらRPを考える．併存疾患を見逃さない．

● 参考文献

1) Longo L, Greco A, Rea A, et al. Relapsing polychondritis: A clinical update. Autoimmun Rev. 2016; 15: 539-43.
2) Trentham DE, Le CH. Relapsing polychondritis. Ann Intern Med. 1998; 129: 114-22.
3) Michet CJ. Clinical manifestations of relapsing polychondritis. Up to date. This topic last updated: Jul 22, 2016.
4) Kronborg IJ. Autoimmune disturbances in relapsing polychondritis and primary alopecia. Arthritis Rheum. 1981; 24: 862-70.

72
顎の症状に注目

> **Example**
>
> **研修医 M**：外来から不明熱の症例が入院しました．
> **Dr. N**：どのような方か教えていただけますか？
> **研修医 M**：64 歳の女性です．既往は特にない，元気な方です．約 2 週間，37℃台の微熱が続くとのことで近医より紹介となりました．前医で，セフェム系，キノロン系の抗菌薬が投与されていますが，特に改善はみられなかったようです．既に診察いたしましたが，全身状態は良好で，微熱以外のバイタルサインは正常です．ROS，身体診察含めて，特異的所見はありません．血液検査上，白血球 9800/mm^3，CRP 7.6 mg/dL が認められるのみでした．血沈は 98 mm/hr です．胸部単純，尿検査も異常なしです．血液培養を採取しておりますが，CT まで踏み込むか悩んでおります．

Dr. N：先生の考え方は，特に私も異論はありません．まずは，私も診察させていただきますね．
研修医 M：よろしくお願いします．
Dr. N：H さん，初めまして．内科の N です．
患者 H：よろしくお願いします．
Dr. N：微熱が続いているそうですね．他に気になることはありませんか？
患者 H：いや，特にないですね．
Dr. N：食事や睡眠，あと気分的に落ち込んでしまうということはありませんか？あと体重が減少していませんか？
患者 H：いえ，体重は変わりないです．よく眠れているし，食事も食べられています．
Dr. N：食べ物を噛んでいる時に，顎が疲れて，食事を休憩したり止めたりすることはありますか．
患者 H：そうね．そういえば，顎が疲れやすくなったわね．食事は食べられているけど，食事にかける時間は以前より断然に長くなったわ．

その他の ROS では特異的所見なく，診察上も，異常を認められなかった．

Dr. N：顎跛行がありますね．外頸動脈に血管炎が存在する可能性があります．頸部を含めた造影 CT，超音波検査，眼底チェックをすぐにしましょう．

検査の結果，両側頸動脈に壁肥厚があり，眼底には異常所見は認められなかった．リウマチ内科にコンサルトし，巨細胞性動脈炎の仮診断でステロイドによる治療が開始となった．

Explanation

巨細胞性動脈炎は，病理学的に巨細胞を伴う肉芽腫性血管炎を呈する疾患で血管炎症候群のうち大血管炎に分類される疾患です．50 歳以上の高齢者に好発し，主として側頭動脈・眼動脈などの頭蓋領域の動脈と，時に大動脈・総頸動脈・鎖骨下動脈などの頭蓋領域外の動脈に炎症を生じ，その結果，狭窄・閉塞あるいは拡張をきたします．以前は側頭動脈炎ともよばれていた疾患ですが，2012 年改訂 Chapel Hill 分類において，巨細胞性動脈炎に分類されました[1]．

本疾患は，炎症が生じる場所によって出現する症状が異なるため，診断基準を覚えておくのみでは診断できないことがあります．側頭動脈に炎症が生じて，頭痛や側頭動脈の圧痛，脈拍欠損が認められれば診断はそれほど難しくないと思いますが，側頭動脈以外の動脈に炎症が生じた場合，必ずしも頭痛や側頭動脈の所見を伴う訳ではなく，診断が難しくなります．よって本症をスムーズに診断するためには，本症は全身炎症症状に各動脈の血管症状を伴うものと理解しておくとよいと思います 表1．

比較的頻度が高く，ポイントとなる症状は，強い頭痛，側頭動脈の圧痛，脈拍欠損，視力障害，顎跛行，頸動脈の圧痛です．疑いをもった場合，体表から評価できる場所であれば超音波検査を，深部の血管であれば造影 CT を考慮します[3]．可能であれば動脈生検も考慮したいものです．本症のなかで，時に一過性視力障害を訴える患者さんがおり，そのような場合には治療が遅れると失明の可能性があり，疑いをもった時点で眼症状の問診と眼底評価は必須です[4]．本症は急いで診断をつけなければならない状況もあることを覚えておいてください．

表1 巨細胞性動脈炎の症状〔Docken WP, Rosenbaum JT. Clinical manifestations of giant cell (temporal) arteritis[2]〕

全身炎症症状	発熱　倦怠感　体重減少　筋痛　関節痛
各血管症状	(1) 外頸動脈 　　経験したことがない局所的頭痛，側頭動脈の腫脹・圧痛・拍動低下，顎跛行（咀嚼で誘発される疼痛により咀嚼持続が困難となる），下顎痛 (2) 眼動脈 　　虚血性視神経症，視力低下，失明 (3) 脳動脈病変 　　一過性脳虚血発作，脳梗塞，片麻痺など (4) 総頸動脈・内頸動脈病変 　　頸部痛，頸部血管雑音，めまい，眼前暗黒感，失神 (5) 鎖骨下動脈 　　上肢痛，上肢冷感，上肢易疲労性，橈骨動脈拍動の減弱ないし消失，血圧左右差（10 mmHg以上），盗血現象 (6) 大動脈 　　胸痛，背部痛，大動脈瘤，大動脈解離，大動脈弁閉鎖不全 (7) 冠動脈 　　狭心症，心筋梗塞 (8) 総腸骨動脈 　　間欠的跛行，下肢冷感

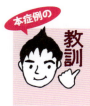

高齢者の不明熱患者さんでは，血管症状にも着目する必要がある．顎跛行は巨細胞性動脈炎の診断に役立つことがあり，問診を忘れない．

● 参考文献

1) Jennette JC, Falk RJ, Bacon PA, et al. 2012 revised International Chapel Hill Consensus Conferrence Nomenclature of Vasculitides. Arthritis Rheum. 2013; 65: 1-11.
2) Docken WP, Rosenbaum JT. Clinical manifestations of giant cell (temporal) arteritis. Up to date. This topic last updated: Nov 02, 2016.
3) Khan A, Dasgupta B. Imaging in giant cell arteritis. Curr Rheumatol Rep. 2015; 17: 527.
4) Salvarani C, Cimino L, Macchioni P, et al. Risk factors for visual loss in an Italian population-based cohort of patients with giant cell arteritis. Arthritis Rheum. 2005; 53: 293-7.

73 長引く薬の熱

Example

研修医 O：先生，不明熱のコンサルトをさせてください．
Dr. N：もちろん！　どんな患者さんですか？
研修医 O：78 歳の男性で，高血圧，心筋梗塞，慢性腎臓病の既往があり，今回は腎機能低下による溢水が生じ，心不全で入院されております．血清クレアチニンは 3.4 mg/dL で，今後透析導入も検討されています．今回，体液量の管理のため，利尿薬の反応が乏しかったため，持続血液濾過を行い，水を引きました．その結果，呼吸状態は改善したのですが，発熱が認められました．
Dr. N：なるほど．血流感染でも起こしてしまったのですかね．
研修医 O：そう考えまして，バスキャスを抜去して，血液培養，カテーテルの先端培養を提出いたしました．結果は，すべて陰性でした．その他のフォーカスの検索をしたのですが，特に有意な所見は認められませんでした．すでに 2 週間，テイコプラニンを投与しましたが，効いている印象がなかったので，中止しました．中止して 5 日経過しましたが，37℃台の発熱が持続しています．原因は何かもやもやしておりまして．
Dr. N：現段階の患者さんの状況はいかがですか？
研修医 O：患者さんの状態は悪くないです．食事も摂れています．
Dr. N：わかりました．私も診察させていただいてもよろしいでしょうか？
研修医 O：よろしくお願いします．

　診察してみたところ，確かに有意な身体所見は認められず，画像検査でも感染を疑わせる所見は認められていなかった．

Dr. N：脈の上がりが悪いですね．
研修医 O：脈拍ですか？
Dr. N：そうです．体温が 38℃まで上昇している時に脈拍が 80/分しかありませんね．薬剤熱の可能性はいかがでしょうか？

H 膠原病

73 長引く薬の熱

研修医 O：入院後に新たに始めた薬剤はテイコプラニンですが，既に終了して 5 日経過しているのですが．

Dr. N：そうですね．この患者さんの場合は，腎機能が低く，半減期が長いテイコプラニンによる薬剤熱が疑われるので，2 週間は経過をみてみてください．

研修医 O：わかりました．

2 週間が経過して，この患者さんの発熱は認められなくなった．

Explanation

　薬剤熱は，診断されていないことも多く，正確な頻度は不明であるといわれておりますが，入院患者さんの約 10％で起こるといわれています[1]．薬剤熱に特異的な所見があればもっと診断しやすいのですが，残念ながら，そのような所見はありません．しかし，薬剤熱はその特徴を熟知し，丁寧に薬歴を含めた病歴を取れば疑いをもつことができます．薬剤熱を疑う第一歩は，薬剤熱の原因になりやすい薬 表1 が投与されているか確認することです．一般的に抗菌薬，抗てんかん薬，抗不整脈薬が原因になりやすいと覚えておくとよいです．

表1　薬剤熱の原因になりやすい薬剤（Johnson DH, et al. Infect Dis Clin North Am. 1996; 10: 85-91[1]）

高頻度でみられる	中頻度でみられる	稀
ペニシリン	イミペネム	アミノグリコシド
セファロスポリン	バンコマイシン	マクロライド
サルファ剤（ST 合剤）	テイコプラニン	テトラサイクリン
アンホテリシン B	イソニアチド	クリンダマイシン
インターフェロン	リファンピシン	クロラムフェニコール
サリチル酸（高用量）	ストレプトマイシン	ステロイド
フェニトイン	NSAIDs	サリチル酸（常用量）
バルビツール	シメチジン	ビタミン剤
メチルドパ	メトクロプラミド	
アトロピン	アロプリノール	
プロカインアミド	ニフェジピン	
キニジン	ヒドララジン	
ブレオマイシン	アザチオプリン	
アスパラギナーゼ	ヨード剤	

　薬剤熱は薬剤を使用している患者さんであれば，どのような場合にも起こりうるものですが，一般的に原因薬剤開始後，7〜10 日後に認められることが多いです[2]．4 型アレルギーを介する反応を一般的な薬剤熱と扱うことが多いですが，

甲状腺ホルモンや抗コリン薬，交感神経刺激薬など体温調節機能障害によるものや悪性症候群などの特異体質反応によるものも正確には薬剤熱の中に含まれます．

その他，臨床的に薬剤熱を疑うポイントは，以下の3つです．
- 比較的全身状態が良好である．
- 比較的徐脈を認める．
  （ただし，頻度は10％といわれているので，なくても否定はできない[3]）
- 薬剤中止後48〜72時間以内に解熱する．

これらを意識しつつ，感染症などの頻度の高い発熱性疾患を除外して，原因薬剤を中止して経過をみることが求められます．

なお，薬剤の半減期や排泄経路，その経路の状態によっては，72時間以内に解熱しないこともあり得ます．例えば，本ケースのようにテイコプラニンは状況によっては半減期が48時間以上であり，さらに腎機能が低い状況であれば，テイコプラニンの消失にかなり時間がかかります．そのような場合，必ずしも48時間以内に解熱しないことがあります．よって，原因薬剤，腎機能などによって解熱までの時間はケースバイケースで考慮する必要があります．

この他，肝機能障害，異型リンパ球の出現（ただし，10％以下のことが多い）好酸球増加，比較的軽度の炎症反応上昇も薬剤熱の診断の参考になる時があります．

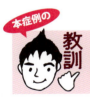

薬を使用している患者さんの発熱は常に薬剤熱の可能性がある．薬はリスク．最小限の使用に留めましょう．

●参考文献
1) Johnson DH, Cunha BA. Drug fever. Infect Dis Clin North Am. 1996; 10: 85-91.
2) Tabor PA. Drug-induced fever. Drug Intell Clin Pharm. 1986; 20: 413-20.
3) Mackowiak PA, LeMaistre CF. Drug fever: a critical appraisal of conventional concepts. An analysis of 51 episodes in two Dallas hospitals and 97 episodes reported in the English literature. Ann Intern Med. 1987; 106: 728-33.

74 プロカルシトニン陽性だから細菌感染症ですか？

> **研修医 K**：先生，診断に迷っている患者さんがおりまして．
> **Dr. N**：どんな方ですか？
> **研修医 K**：はい，56歳男性で十二指腸潰瘍と高血圧の既往歴があります．約1週間前からの発熱，関節痛，咽頭痛で受診されました．体温は39℃まで上昇することもあり，悪寒，戦慄はありません．両側の手，肩膝関節に関節炎があります．血液検査で核の左方移動を伴う白血球増加，CRP上昇，肝機能障害が認められました．血液検査で細菌感染のパターンでしたので，プロカルシトニンを評価したところ，10.5 ng/mLでした．診察上，他に所見が認められませんし，胸部単純写真，尿検査も異常が認められませんでした．血液培養はすでに採取しています．フォーカスとして，どこを考えたらよいのでしょうか？
> **Dr. N**：なるほど．咽頭痛があるようですが，白苔や口蓋弓の変形，頸部の圧痛などはありませんでしたか？
> **研修医 K**：はい，若干発赤が認められるのみでした．
> **Dr. N**：肝脾腫や有熱時の皮疹はありましたか？
> **研修医 K**：診察上は，特に肝臓は触れませんでした．脾腫もありません．皮疹に関しては，よくわからないそうです．
> **Dr. N**：血液培養などの結果もふまえなければ何ともいえませんが，左右対称性の多発関節炎もあるので，あまり細菌感染症の印象は受けませんね．成人Still病はいかがでしょうか？
> **研修医 K**：そうですか？ プロカルシトニン高値はどのように考えたらよろしいですか？
> **Dr. N**：プロカルシトニンは細菌感染症以外でも上昇することが報告されていますよ．もちろん，成人Still病でも高値を呈することがあります．
> **研修医 K**：そうなのですね．では，心臓超音波検査，造影CTや内視鏡検査などの予約をして，悪性腫瘍や感染症の精査を進めることにします．

血液培養は2セットともに陰性で，造影CT，上下部内視鏡検査でも特に異常は認められなかった．血清フェリチン値は 10500 ng/mL であり，成人Still病と専門医によって診断された．

Explanation

プロカルシトニン（PCT）はアミノ酸116個よりなる分子量約13 kDa のペプチドで，健常な人ではカルシトニンの前駆体として甲状腺C細胞でのみ合成されます[1]．細菌感染症を含めたさまざまな病態により TNF-α などの炎症性サイトカインが産生されると肺・腎臓・肝臓・脂肪細胞・筋肉などの色々な臓器で PCT が産生されて血中に分泌され，血中 PCT は高値となります[2]．このような時，白血球などからは PCT は産生されないことから，ステロイドや抗がん剤など白血球の機能に影響を与える状況下であっても，細菌感染症の場合は PCT 値が上昇するといわれています[3]．

このように PCT は細菌感染や敗血症の診断に有用であるといわれて使用され始めましたが，細菌感染特異的ではないことがわかってきました．確かに傾向として細菌感染症では高値を示しやすく，真菌感染症では中等度上昇，ウイルス感染症では上昇しない印象があります．その裏付けとして，細菌感染症とウイルス感染症において，PCT は感度92％，特異度73％で区別できるとの報告があります[4]．

しかし，病原微生物の鑑別は，病歴，身体所見，特異的な微生物学的検査で総合的に行うべきであり，PCT 単独で行うべきではありません．他の検査同様に PCT にも，偽陽性，偽陰性を呈する病態が多数あります[5] 表1．どのような検査も当てはまりますが，感度，特異度を意識して，病歴や身体所見も加味して総合的に評価できるようにしたいものですね．

表1 PCT の偽陽性，偽陰性を呈する疾患

偽陽性	・重症外傷，外科的侵襲，重度熱傷，熱中症 ・急性呼吸促迫症候群（ARDS），化学性肺臓炎 ・深在性真菌感染症（カンジダ，アスペルギルスなど） ・急性熱帯熱マラリア ・成人型 Still 病 ・ホルモン産生腫瘍（甲状腺髄様がん，肺小細胞がんなど） ・サイトカイン・ストーム状態
偽陰性	・感染の急性期 ・軽症や局所感染 ・亜急性心内膜炎

プロカルシトニンは細菌感染特異的な検査所見ではない．

● 参考文献

1) Becker KL, Nylén ES, White JC, et al. Clinical review 167: Procalcitonin and the calcitonin gene family of peptides in inflammation, infection, and sepsis: a journey from calcitonin back to its precursors. J Clin Endocrinol Metab. 2004; 89: 1512-25.

2) Linscheid P, Seboek D, Nylén ES, et al. In vitro and in vivo calcitonin I gene expression in parenchymal cells: a novel product of human adipose tissue. Endocrinology. 2003; 144: 5578-84.

3) Muller B, Peri G, Doni A, et al. High circulating levels of the IL-1 type II decoy receptor in critically ill patients with sepsis: association of high decoy receptor levels with glucocorticoid administration. J Leukoc Biol. 2002; 72: 643-9.

4) Simon L, Gauvin F, Anre K, et al. Serum procalcitonin and C-reactive protein levels as markers of bacterial infection: a systematic review and meta-analysis. Clin Infect Dis. 2004; 39: 206-17.

5) Christ-Crain M, Müller B. Procalcitonin in bacterial infections—hype, hope, more or less? Swiss Med Wkly. 2005; 135: 451-60.

75
骨を断たれるほど痛い発熱

研修医 Y：先生，昨日に海外帰りの発熱の患者さんが入院しました．診療方針の確認をお願いできますか？

Dr.N：もちろん！

研修医 Y：41歳男性で，既往は高尿酸血症のみです．仕事で7日前からインドネシアのジャカルタに渡航し，昨日に帰国しました．木材を使用する会社のようで，日中は森林の中で過ごしたようです．防蚊対策は，それほど気にされていなかったようで，蚊に刺された可能性はあるようです．動物との接触はなく，食事もホテル内のみのようです．淡水への曝露はありません．帰国前日より発熱し，全身の関節痛を伴っております．近医を受診したところ，海外帰りとのことで，当院への受診を指示されたようです．

Dr.N：渡航前のワクチン接種はいかがですか？

研修医 Y：渡航前にワクチンは打っていないようです．

Dr.N：そうですか．消化器症状や皮疹，呼吸困難，出血症状はありますか？

研修医 Y：いずれもありません．血液検査上，血小板が9万/mm^{3}と減少している以外は，若干の肝機能障害と炎症反応上昇のみです．血液培養，血液の塗抹でマラリアのチェックをしてもらっています．

Dr.N：最も可能性として考えられる疾患はデング熱だと思います．鑑別としては，マラリア，チクングニア，腸チフス，ツツガムシ病，レプトスピラ症などが考えられます．デング熱の迅速キットが存在するのですが，当院にはありませんので，保健所に相談して検査をしてもらいましょう．

研修医 Y：わかりました．解熱薬は非ステロイド系解熱鎮痛薬でよろしいでしょうか．

Dr.N：出血のリスクを高めることがあるので，アセトアミノフェンで様子をみましょう．

保健所での検査にて，NS-1抗原，PCRともに陽性であった．出血熱には至

らず，症状は軽快した．血液培養や血液塗抹検査でも特異的な所見は得られなかった．

再度海外に渡航する可能性があるとのことで，トラベルクリニックを紹介し，渡航前に受診を促した．

Explanation

感染症診療に慣れていない医療従事者にはデング熱は，馴染みがなく，覚えきれない沢山ある熱帯感染症の中の一つであり，日本で診療することは多くないというイメージをもたれているようです．2013年に日本に旅行に来たドイツ人が帰国後にデング熱と診断され[1]，2014年に海外渡航歴のない日本人がデング熱と診断された[2]ことによって，この疾患は以前よりは馴染める疾患になったと思います．

現在，海外に行く日本人は年間で1700万人といわれています．渡航先によって，かかりうる感染症の種類は異なり，特に東南アジアから帰国した発熱患者さんで考慮すべき感染性疾患は，デング熱，インフルエンザウイルス感染症，腸チフスなどのサルモネラ感染症，マラリアで，デング熱は，この中でも頻度が高い発熱性疾患です[3]．また，2016年現在では日本にも普通にデング熱が流行していると考える必要があります．

日常診療において，デング熱が疑われて検査をしない限り，何らかのウイルス感染症と診断され，見過ごされているのが現状であると推測されます．

デング熱はインフルエンザのような急性ウイルス感染の臨床像を呈しますが，本症を疑うポイントとしては，眼球後部の疼痛や筋，骨，関節など体中の痛み（デング熱は，断骨熱ともいわれる），かゆみを伴う皮疹，出血傾向（多くは，皮膚と鼻出血），白血球，血小板減少，肝機能障害などです[4]．時に，嘔気嘔吐，下痢などの消化器症状や上気道炎症状も伴うことがあります．CRPがそれほど上昇しないという点も診断の参考になります[5]．

デング熱であれば，アセトアミノフェンなどの対症療法で経過観察すれば自然に治癒し，特に心配はありません．しかし，2回目以降の感染で発症しうるデング出血熱は，時に命に関わる疾患であり，見逃しや診断の遅れは避けたいものです．デング出血熱の場合，名前の通り出血傾向がより顕在化し，ショックや激しい腹痛，持続性の嘔吐，意識レベル低下などの体液漏出による症状がみられ，デング出血熱の警告症状として常に注目すべき症状です[6]．

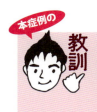

本症例の教訓

ウイルス感染パターンで，血小板減少，皮疹，全身の痛み，比較的炎症反応が低値の場合には，デング熱を疑う（迅速キットがない場合，保健所に相談すれば検査してもらえます）。

● 参考文献

1) 厚生労働省 [homepage on the Internet]. デング熱の国内感染疑い例の報告について. [updated 2014 Jan 10]. Available from: http://www.mhlw.go.jp/stf/houdou/0000034381.html
2) 厚生労働省 [homepage on the Internet]. デング熱の国内感染症例について（第一報）. [updated 2014 Aug 27]. Available from: http://www.mhlw.go.jp/stf/houdou/0000055605.html
3) Shirtcliffe P, Cameron E, Nicholson KG, et al. Don't forget dengue! Clinical features of dengue fever in returning travellers. J R Coll Physicians Lond. 1998; 32: 235-8.
4) Rothman AL, Srikiatkhachorn A, Kalayanarooj S. Clinical manifestations and diagnosis of dengue virus infection. Up to date. This topic last updated: Oct 26, 2016.
5) Kutsuna S, Hayakawa K, Kato Y, et al. The Usefulness of serum C-reactive protein and total bilirubin levels for distinguishing between dengue fever and malaria in returned travelers. Am J Trop Med Hyg. 2014; 90: 444-8.
6) Khor BS, Liu JW, Lee IK, et al. Dengue hemorrhagic fever patients with acute abdomen: clinical experience of 14 cases. Am J Trop Med Hyg. 2006; 74: 901-4.

76 急激に生じる発熱とショック

> **Example**
>
> **研修医 T**：先生，精神科からコンサルトが一件あります．
> **Dr.N**：どのような方ですか？
> **研修医 T**：はい．21 歳の男性です．統合失調症の既往があり，精神科通院中でしたが，先日自分で灯油をかぶり，焼身自殺を図ろうとしました．全身の II 度熱傷で，外用療法で治療中です．現在，精神科病棟に入院中ですが，7 日前からの高熱で相談されました．血液培養でメチシリン感受性黄色ブドウ球菌が検出されており，現在，十分量の第一世代抗菌薬が投与されております．本日のバイタルは，体温 38.5℃，血圧 100/54 mmHg，脈拍 98/分，呼吸 22/分です．全身をみましたが，熱傷の部位に明らかに感染している所見は認められませんでした．尿検査，胸部単純，造影 CT，経胸壁心臓超音波検査とフォローの血液培養を追加しています．
>
> **Dr.N**：何かカテーテルは入っていますか？
> **研修医 T**：現在，食事が始まっており，排泄もオムツ内でできているようなので，末梢静脈路が 1 カ所確保されているのみです．
> **Dr.N**：そのルートの先端培養も提出しましょう．
> **研修医 T**：わかりました．血液検査で，肝機能障害と若干の腎機能障害，CK 高値，血小板減少が認められます．胸部単純写真は異常なく，尿所見も異常ありませんでした．
> **Dr.N**：そうですか．血圧も低めだし，臓器障害の存在も考えると，この症例は，敗血症性ショックやトキシックショック症候群も考えないといけませんね．抗菌薬は，バンコマイシン，セフェピム，ミカファンギン，クリンダマイシンを併用して経過をみましょう．

数日後.

研修医 T：超音波検査や，画像検査では異常は認められず，ルートの先端培養も陰性

でした．熱が継続してみられているのですが，何が悪いのでしょうか．
Dr.N：そうですか．もしかしたら，創部に付着しているブドウ球菌の毒素が悪さをしているのかもしれませんね．シャワー浴も追加してください．
研修医T：なるほど．看護師にお願いしてみます．

その後解熱し，数日後に手指の落屑が認められ，臓器障害も徐々に改善したため，トキシックショック症候群と考えられた．

Explanation

トキシックショック症候群（TSS）は，TSS-1という毒素を産生する黄色ブドウ球菌が感染を起こすことにより発症します（実際は毒素産生株による感染でもTSSを発症しないこともあります）．一般的にばい菌が体内に侵入すると，生体の中ではそれを排除しようと免疫応答が生じます．その際に，ばい菌は抗原として抗原提示細胞を介してT細胞を活性化させますが，通常の抗原では，T細胞全体の0.01～0.1％を活性化させるのみです．TSS-1はスーパー抗原として抗原提示細胞を介さずMHC class Ⅱに直接作用し，その結果，T細胞全体の5～30％を一気に活性化してしまい過剰な免疫応答を引き起こします[1]．このような病態生理により，ショックや多臓器障害を引き起こします 表1．

本症は，タンポンが原因となる例が約半数[3]で，それ以外に術後創感染，周産期

表1 トキシックショック症候群の診断基準〔Toxic shock syndrome (other than Streptococcal) (TSS): 2011 Case Definition. Centers for Disease Control and Prevention[2]〕

① 発熱：38.9℃以上
② 発疹：びまん性の斑状紅皮症
③ 落屑：発症1～2週間後に手掌，足底にみられる落屑
④ 低血圧：成人では収縮期血圧90以下
⑤ 多臓器障害（以下の3項目以上）
　消化管：発症時における嘔吐，下痢
　筋：筋痛またはCPK上昇（正常値の2倍以上）
　粘膜：膣，口腔，咽頭または結膜充血
　腎：BUNまたはCreの上昇（正常値の2倍以上）または尿沈査で膿尿を伴う
　肝：T. bil，AST，ALTの上昇（正常値の2倍以上）
　血液：血小板が10万以下
　中枢神経：見当識障害または意識障害
⑥ 以下の検査が陰性（施行した場合）：
　血液，咽頭，脊髄液の培養
　ロッキー山紅斑熱，レプトスピラ症，麻疹の抗体価
　※ただし，血液培養は時に陽性となります．

創感染，乳腺炎，耳鼻科関連感染症（鼻中隔形成術，副鼻腔炎），骨髄炎，関節炎，熱傷，皮膚・皮下病変（特に会陰部，腋窩），インフルエンザ後の呼吸器感染などで報告があります[4]．黄色ブドウ球菌による感染症では何が原因でも起こりえるということです．

疑うきっかけとなるポイントは，以下の3つです．

- もともと元気な人が急速にショックを呈する
- 発熱，低血圧，紅斑などの皮膚，結膜充血などの粘膜症状
- 複数の臓器障害

非特異的かつ複数の問題点を呈するので，慣れていないと本疾患が想起にしくいようで，個人的に相談を受けるケースは比較的多いです．

治療が不十分であれば繰り返すこともあります．抗菌薬や毒素に対する治療としてクリンダマイシンが投与されます[5]が，時には本症例のようにソースコントロールが必要なこともあります．本症を疑ったときには，常に侵入門戸や感染巣はどこにあるのかを考えてください．

ちなみに，診断基準にもありますが，数日経過すると手掌や足底に表皮剥離が認められ，診断の確認ができます．

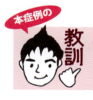

皮膚や粘膜が赤くて具合が悪い人をみたら，一度はTSSを考える．

● 参考文献

1) Lappin E, Ferguson AJ. Gram-positive toxic shock syndromes. Lancet Infect Dis. 2009; 5: 281-90.
2) Toxic shock syndrome（other than Streptococcal）(TSS): 2011 Case Definition. Centers for Disease Control and Prevention. [updated 2014 May 8; cited 2014 Aug 17]. Available from: https://wwwn.cdc.gov/nndss/conditions/toxic-shock-syndrome-other-than-streptococcal/case-definition/2011/
3) Gaventa S, Reingold AL, Hightower AW, et al. Active surveillance for toxic shock syndrome in the United States, 1986. Rev Infect Dis. 1989; 11: S28-34.
4) Chu VH. Staphylococcal toxic shock syndrome. Up to date. This topic last updated: Sep 04, 2015.
5) Schlievert PM, Kelly JA. Clindamycin-induced suppression of toxic-shock syndrome--associated exotoxin production. J Infect Dis. 1984; 149: 471.

77 成人発症パルボウイルス感染症は小児例と異なる

Example

研修医 T：先生，外来の患者さんでよくわからない方がいらっしゃるのです．

Dr.N：どんな方ですか？

研修医 T：43歳の女性です．脂質異常症の既往があって，普段は元気に過ごされているようです．約1週間前頃より手指，手関節，膝関節の圧痛が出現したようです．3日前より両側の手背に浮腫が認められ，また手足に違和感を自覚されたため，近医を受診のうえ，原因不明とのことで当科へ紹介となりました．全身状態は良好で，バイタルサインも安定しております．確かに手背に slow pitting edema が認められておりますが，痛みを訴える関節に他覚的には所見は認められませんでした．その他の身体所見でも異常はなく，ROS でも特に特異的な症状は認められませんでした．

Dr.N：なるほど．少関節炎の鑑別診断に沿って考えるべき症例ですね．関節リウマチをはじめとする膠原病，感染性心内膜炎やライム病などの感染症，ウイルス性関節炎（特に肝炎ウイルスや風疹），感染後における反応性関節炎，脊椎関節炎などが鑑別にあがると思います．森林散策歴や子供との接触歴，脊椎の痛みはいかがですか？

研修医 T：そこまでは考えていませんでした．確認してきます．

Dr.N：今は5月なので，パルボウイルスが感染しやすい時期でもあります．また，成人にパルボウイルスが感染した場合，小児に認められるような顔面の紅斑やレース様の紅斑は認められず，関節炎症状や手背の浮腫，神経痛様の痛みを生じることがあり，この方の症状に似ていますね．是非，子供との接触歴や周囲にパルボウイルス感染症の流行がないか確認するようにしてください．

研修医 T：成人発症のパルボウイルス感染症ですか．考えもしませんでした．確認してまいります．

確認したところ，幼稚園の園児との接触があり，パルボウイルス感染症が散

発的に認められていたとのことであった．ご本人の希望もあり，抗ヒトパルボウイルス B19 IgM 抗体を測定し，陽性であった．妊婦には接触しないように説明し，対症療法で経過観察となった．

Explanation

パルボウイルス B19 感染症は小児感染症として知られていますが，成人にも感染し，小児とは異なる臨床像を示すことが報告されています[1]．小児の典型例では，発熱や両頬の平手打ち様紅斑，四肢のレース状紅斑をきたします．しかし，成人発症例では皮疹は非典型的で，発熱の他に浮腫，関節痛，筋肉痛などの多彩な症状を呈します．このように本症は非特異的な症状で受診するため，初診外来において，一般的な症候学論的なアプローチを行うのみではなかなか診断に至るのが困難です．

本症を想起するためには，まずは成人にもパルボウイルス感染症が発症しうることを認識し，非対称性関節炎や手背・足背の浮腫で来院した場合には本疾患を鑑別に思い浮かべることが必要です．また，本症は時に重症化すると胸水や腹水貯留，赤芽球癆，心筋炎，脳炎を引き起こし，免疫不全者には慢性感染を起こして骨髄機能低下を示すこともあります．

成人におけるパルボウイルス B19 感染症は小児より感染することが多いと思われ，診断のきっかけには小児との接触歴の確認が有用であると考えられています 表1．

表1 パルボウイルス B19 抗体測定を考慮する条件
（永井洋子, 他. 感染症誌. 2009; 83: 45-51[2]）

1. CRP 低値もしくは正常，白血球減少なし
2. 粟粒状の紅斑が急速に出現（顔面は稀）
3. 四肢に関節痛，筋痛を有する（非対称性）
4. 四肢浮腫（特に手指，足関節，足背）
5. 罹患児との接触
6. 倦怠感，頭痛，発熱などのインフルエンザ様症状
7. 正常もしくは低補体血症/抗核抗体陽性

この 7 項目のうち，1＋2〜7 の中で 3 つ以上満たしたものは抗体測定を考慮する基準であり，参考になると思われます．

この他，個人的な経験に加え，いくつかの過去の報告では，本症は網状赤血球の減少[3]や低補体血症[3-5]を起こすことが多いといわれており，診断の確からしさを考慮するときに参考になる所見であると思われます．

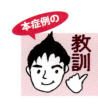

本症例の教訓 春から夏にかけて，少関節炎，手背・足背の浮腫，原因不明の神経痛が認められたら，小児との接触を確認する．

● 参考文献

1) Waza K, Inoue K, Matsumura S. Symptoms associated with parvovirus B19 infection in adults: a pilot study. Intern Med. 2007; 46: 1975-8.
2) 永井洋子, 原 規子, 前田 正, 他. 当科で2年間に経験した成人ヒトパルボウイルスB19感染症15症例の検討. 感染症誌. 2009; 83: 45-51.
3) 熊野浩太郎. ヒトパルボウイルス感染症B19感染症の様々な展望. 日臨免疫会誌. 2008; 31: 448-53.
4) Seishima M, Mizutani Y, Shibuya Y, et al. Chronic fatigue syndrome after human parvovirus B19 infection without persistent Viremia. Dermatology. 2008; 216: 341-6.
5) 亀田秀人. 膠原病検査の進歩と診断・治療への応用. 日内雑誌. 2003; 92: 1959-60.

78 菌血症は多彩なプレゼンテーションを有する

研修医 H：N 先生，外来の患者さんで報告をさせてください．

Dr.N：どうぞ！

研修医 H：84 歳の女性で，脳梗塞，高血圧，糖尿病の既往があり，ADL は全介助で施設入所中の方です．糖尿病については，DPP4 阻害薬と α グルコシダーゼ阻害薬のみです．昨日までは，普段通りに過ごしていたようですが，今朝起床後より食欲がなく，朝食を摂らなかったようです．血糖値を測定したところ，50 mg/dL であったようなので，ブドウ糖の投与がされています．しかし，なかなか血糖値が上がらなかったようなので，施設スタッフに付き添われて受診されました．

Dr.N：なるほど．持続する低血糖が問題点ですね．インスリンや血糖値を下げるような薬剤の使用はありませんね？

研修医 H：はい．全身状態はそれほど悪くなさそうですが，施設の方の話によるといつもよりも元気がないようです．バイタルサインは，体温 35.6℃，血圧 156/62 mmHg，脈拍 90/分，呼吸 20/分，SpO$_2$ 97％（室内気）です．それほどバイタルサインは変化がなさそうです．血液検査，尿検査，胸部単純写真撮影を行おうと思います．

Dr.N：そうですね．診察上も特に異常はありませんか？

研修医 H：はい，特に有意な所見はありませんでした．

検査の結果，尿中白血球の増加は認められていたものの，他に大きな異常は認められなかった．血糖値は 80 mg/dL と若干低値のままであった．

研修医 H：少し点滴して，回復したらお帰りいただこうかと思うのですが．

Dr.N：原因不明の低血糖では，敗血症が原因であることが多いです．やや体温も低いですし．血液ガス分析で乳酸アシドーシスがないかチェックしましょう．同時に感染巣も探す必要があると思います．

研修医 H: わかりました．血液ガス分析では，pH 7.30, PCO_2 31.5 mmHg, HCO_3^- 15 mEq/L, 乳酸 3.5 mmol でした．

Dr.N: 膿尿があるし，尿路感染症疑いで治療をしましょう．血液培養ももちろん必要ですね．

研修医 H: はい！

後日，尿と血液より同じ感受性の *E. coli* が検出された．

血液培養はいつ採取すべきか？ 病院で感染症のコンサルテーションをしているとたまに他科の先生や研修医の先生に質問されることがあります．

血液培養は，血液中の細菌や真菌を検出するための検査であり，一言で述べると菌血症/真菌血症を疑った時です[1]．逆に例えば，高熱患者さんでもインフルエンザ抗原陽性で，インフルエンザに矛盾しない状況であれば血液培養の採取は必要ありません．

悪寒戦慄を伴う発熱が認められた場合や白血球の異常高値，血管内カテーテルなどが挿入中の患者さんであれば，血液培養を採取しない医師はあまりいないと思います．しかし，実際にはこれらを呈さない菌血症患者さんも多く存在します[2] 表1．

表1 血液培養採取の適応とタイミング

- 以下の状態で原因不明の場合
  低体温，意識変調，ショック，呼吸不全，腎不全，高血糖，低血糖，代謝性アシドーシス，脳血管障害（＋発熱）
- 突然変調をきたした高齢者もしくは小児
- 説明のつかない白血球増多や減少，代謝性アシドーシス
- 菌血症を疑う典型的な症状がみられる
  （発熱・悪寒/戦慄・頻脈・頻呼吸など）
- 血管カテーテル挿入中の発熱
- 抗菌薬の変更時

Bennett and Beeson によって50年以上前に行われた観察で，菌血症は実際には体温上昇の1または2時間前に先行し，発熱後での採血は陽性率がむしろ低下することを指摘しています[3]．また，2008年に Clinical Microbiology に投稿された研究に，有意な血培陽性の時間帯は体温の最高点（Tmax）においてとそれ以外の時間帯（前後24時間）でも陽性比率は相当バラつきもあり変わりなかったとい

う報告があります[4]．要は，発熱のみに着目するのではなく，表に記載されている項目を意識して血液培養を採取するか決められるようにしてほしいと思います．

みなさんが思っているよりも，血液培養を採取する機会は多いですよ．

原因不明の病態をみたら発熱がなくても血液培養を採取する．

● 参考文献

1) Coburn B, Morris AM, Tomlinson G, et al. Does this adult patient with suspected bacteremia require blood cultures? JAMA. 2012; 308: 502-11.
2) Seigel TA, Cocchi MN, Salciccioli J, et al. Inadequacy of temperature and white blood cell count in predicting bacteremia in patients with suspected infection. J Emerg Med. 2012; 42: 254-9.
3) Bennett IL, Beeson RB. Bacteremia: a consideration of some experimental and clinical aspects. Yale J Biol Med. 1954; 262: 241-62.
4) Riedel S, Bourbeau P, Swartz B, et al. Timing of specimen collection for blood cultures from febrile patients with bacteremia. J Clin Microbiol. 2008; 46: 1381-5.

79 緊急性のある下肢の痛み

Example

往診スタッフO：先生，一件，緊急の往診をお願いします．
Dr.N：どんな方ですか？
往診スタッフO：72歳の男性で，糖尿病と高血圧，脳梗塞の既往があって，ADLは室内伝い歩きの方です．今朝，起床時に足の痛みを訴えられまして，整形外科のT先生に午前中にみていただきました．捻挫の診断でロキソプロフェン処方となっています．しかし，痛みが改善しないとのことで，再度往診の依頼がありました．
Dr.N：わかりました．まいりましょう！
患者K：先生，待っていたよ．痛くてね．よろしくお願いします．
Dr.N：Kさん，初めまして．辛そうですね．まずは経過を教えていただけますか？
患者K：昨日までは特に普段通りに過ごしていました．今朝起きたら，左足に痛みを感じました．最初は歩けていましたが，今は痛くて歩けません．足をぶつけた記憶もないです．さっきから，微熱も出てきて．捻挫じゃないのではないかと思って，連絡しました．
Dr.N：わかりました．では，痛いところをみせてください．見た目は，特になんともないですね．赤くもないし，腫れてもいないですね．ここ（左足関節）は痛みますか？
患者K：そこはそれほど痛くないです．
Dr.N：ここ（左下腿の後面）は痛みますか？
患者K：いたたたたた!!
Dr.N：すみません．それほど強い痛みがあるのですね．バイタルサインはどうですか？
往診スタッフO：体温37.8℃，血圧130/68 mmHg，脈拍120/分，呼吸28/分，SpO₂ 97％（室内気）です．
Dr.N：ありがとう．Kさん，あくまでも可能性ですが，壊死性筋膜炎という，足の深部の感染症の可能性が考えられます．これは，すぐに手術をしないと命に危険

が及ぶ感染症です．すぐに大きな病院に行って，整形外科の先生にみてもらった方がいいと思います．
患者K：捻挫じゃないのですね？
Dr.N：今の診察では，捻挫の症状とは違うと思います．
患者K：わかりました．すぐに病院に行きます．

総合病院へ搬送し，壊死性筋膜炎の診断で，外科的手術が行われた．

Explanation

壊死性筋膜炎は深部の軟部組織感染症であり，細菌が筋膜に感染を起こした疾患で，A群連鎖球菌（type Ⅱ）や嫌気性菌（type Ⅰ）が原因となります[1] 表1．Type Ⅰ，Type Ⅱどちらも重篤な疾患ですが，Type Ⅱの場合，数時間で急速に進行するため，速やかな診断と整形外科医へのコンサルテーションが求められます[2]．

表1 壊死性筋膜炎の特徴

Type Ⅰ	嫌気性菌を含めた複数菌が原因となる 糖尿病，末梢血管疾患，免疫不全，術後などに生じやすい 糖尿病，末梢血管疾患で生じた場合，下肢に多い 頸部，会陰部を含めた体幹部に生じることもある
Type Ⅱ	A群溶連菌，黄色ブドウ球菌，*Vibrio vulnificus*，*Aeromonas hydrophilia* によって生じ，通常は単一菌による 進行が速く数時間でショックになる 皮膚の摩擦，鈍的外傷，激しい運動が誘因となる

本疾患を想起するポイントは，以下の4つです．
- 全身状態が悪い．
- バイタルサインが不安定（血圧低下，乏尿）．
- 正常にみえる皮膚に強い圧痛を有する．
- 紫斑，血疱を伴う．

よく研修医の先生がCTやMRIで評価してガスを確認するという診療を行っていますが，本症では必ずしもガスは伴わず（特にType Ⅱでは），画像検査は早期診断には役に立ちません[3,4]．進行が速い疾患なので，早期の血液検査では異常がないこともあり，また本症の血液学的検査所見は非特異的なものばかりであり，血液検査は早期診断には役に立ちません[5]（その他の臓器障害や異常を評価するためには血液検査は必要です）．

勝負は，局所の所見の異常に気づくことと全身状態の悪さを感じ取ることです．もし，診断に迷うようなことがあれば，外科医立ち会いのもと，皮膚に小切開を入れて，筋膜の色調を確認し，さらに直接指を入れて，組織の固さを評価することです．その際には，しっかり深部まで評価する必要があります．本症であれば，筋膜の色調は悪く，壊死して柔らかくなった筋組織を触知することができます．
　このように治療だけではなく時に診断においても，外科的処置が必要であり，疑った段階で整形外科医に連絡して一緒に診察していただいた方がよい疾患です．

壊死性筋膜炎（特にType Ⅱ）の診断は身体所見が命．
整形外科コンサルトをためらわない．

● 参考文献
1) Gary B. An Overview of necrotizing fasciitis. Primary Infection. 1999; 22-5.
2) Anaya DA, Dellinger EP. Necrotizing soft-tissue infection: diagnosis and management. Clin Infect Dis. 2007; 44: 705-10.
3) Schwartz MN, Pasternack MS. Cellulitis and subcutaneous tissue infections. In: Mandell GL, Bennett JE, Dolin R, editors. Principles and Practice of Infectious Diseases, 6th ed. Philadelphia: Churchill Livingstone; 2005. p. 1172-94.
4) Schmid MR, Kossmann T, Duewell S. Differentiation of necrotizing fasciitis and cellulitis using MR imaging. AJR Am J Roentgenol. 1998; 170: 615-20.
5) Holland MJ. Application of the Laboratory Risk Indicator in Necrotising Fasciitis (LRINEC) score to patients in a tropical tertiary referral centre. Anaesth Intensive Care. 2009; 37: 588-92.

80 伝染性単核症をみたら

研修医 T：先生，外来の患者さんでご相談が．
Dr.N：OK！　どんな患者さんですか？
研修医 T：19歳の男性です．特に既往のない，元気な大学生です．約1週間前から38℃台の発熱と咽頭痛で来院されました．両側扁桃に白苔が認められ，後頸部に約1cm大の圧痛を伴うリンパ節腫脹が複数認められます．肝臓は触れませんでしたが，Traubeの三角では濁音を認めます．新しい恋人ができたという情報はありませんが，伝染性単核球症と考えて，採血と超音波検査を行いたいと思います．
Dr.N：わかりました．他に下痢や皮疹，あと，性交渉についてはいかがでしょうか？
研修医 T：下痢の訴えはありませんでした．皮疹については確認します．性交渉については聞いていません．ラグビー部のようで，部活が忙しくて恋人はいないといっていましたが．
Dr.N：伝染性単核症や無菌性髄膜炎，麻疹を考えた時は，急性HIV感染症を鑑別に考えるようにしてください．全例の患者さんに検査をする必要はないと思いますが，少なくとも，HIV感染症のリスクについては問診をするようにしてみてください．
研修医 T：わかりました．確認してまいります．
Dr.N：T先生，どのように聞くつもりだい？
研修医 T：えっと，風俗に行ったりしますか？　とSTDになったことをありますか？　あとは輸血歴などを聞こうと思っています．
Dr.N：輸血歴は大切ですね．性交渉歴については，ただ風俗だけではなく，相手の性別，パートナーの数，プロテクトをしているか，特殊なプレーをしていないか，アメリカでは，性別を超えて，（動物の）種を聞くこともあるようです．
　　患者さんには，何らかの人からうつる感染症を疑っています．感染症は食物，動物や性交渉からうつることがありますので，皆に聴いています．気を悪くせず教えてくださいと2人きりの状態で聴きましょう．

研修医 T：動物の種ですか!?　世界は広いですね．承知いたしました．

　問診の結果，2 カ月前に同性との性交渉歴が確認できた．HIV-RNA を測定し，急性 HIV 感染症と診断された．

Explanation

　急性 HIV 感染症は，HIV に新規に感染し，潜伏期を過ぎて発熱などの症状を呈する疾患です．報告によって異なりますが，10〜50％の感染者は症状を呈することがなく経過するといわれています[1]．症状を呈する患者さんの多くは，発熱，リンパ節腫脹，咽頭痛，皮疹，筋痛/関節痛，下痢，体重減少，頭痛などの非特異的な症状を呈します[2]．これらの症状のみでは，日常臨床では何らかのウイルス感染症と考えられ，なかなか本症の診断を想起しにくいと思います．

　そのような中で，症状から疑うポイントとしては，以下の 3 点です．
- 通常のウイルス感染よりも有症期間が長い
- 皮膚・粘膜に潰瘍性病変を認める
- 発疹が強く出ている

臨床症状以外にも，診断のきっかけとなるポイントがいくつかあります．
- STI（sexually transmitted infections）の既往を一つでも有する（特に梅毒と HBV は重要です）
- 家族歴のない HBV キャリア
- 原因ウイルス不明または発疹を伴う伝染性単核球症
- 海外渡航歴のない赤痢アメーバ，A 型肝炎
- 上記の情報を有する場合のウイルス性髄膜炎，インフルエンザ抗原陰性のインフルエンザ，麻疹疑い

HIV は輸血や性交渉，垂直感染で感染が成立する微生物なので，同じ感染経路をもつ微生物による感染を起こしていた場合，HIV も一緒に感染している可能性があります．また，新規感染者の多くは若い男性で，これは MSM（men who have sex with men）の方々が感染のリスクが高いからです[3]．MSM の人口は少なく，限られたコミュニティでの交流でありウイルスが伝搬しやすい状況にあること，また異性間性交渉よりも同性間性交渉の方が粘膜の損傷が生じやすく，感染のリスクが高まります．また性交渉のやり方よって，糞口感染する微生物も要注意となります．急性 HIV 感染症は時に，伝染性単核球症やウイルス性髄膜炎，インフルエンザ，麻疹様の臨床像をとり[4]，これらを診断する際には，本症を必ず

思い出してほしいと思います．

　本症を疑った場合，プライバシーが保たれる状況で，性交渉歴を詳細に問診します（慣れた先生は雰囲気からわかるそうです）．診断のためには，HIV-RNA（Viral load）の測定が必要です．

伝染性単核球症，ウイルス性髄膜炎，季節外れのインフルエンザ，麻疹は鑑別として，急性HIV感染症を考慮する．

● 参考文献

1) Schacker T, Collier AC, Hughes J, et al. Clinical and epidemiologic features of primary HIV infection. Ann Intern Med. 1996; 125: 257-64.
2) Lavreys L, Thompson ML, Martin HL Jr, et al. Primary human immunodeficiency virus type 1 infection: clinical manifestations among women in Mombasa, Kenya. Clin Infect Dis. 2000; 30: 486-90.
3) Hoenigl M, Green N, Mehta SR, et al. Risk factors for acute and early HIV infection among men who have sex with men（MSM）in San Diego, 2008 to 2014. A Cohort Study. Medicine（Baltimore）. 2015; 94: e1242.
4) Perlmutter BL, Glaster JB, Oyugi So. How to recognize and treat acute HIV syndrome. Am Fam Physician. 1999; 60: 535-42.

81
再発する多発性皮膚潰瘍

Example

ある日の初診外来で．
　高血圧，B 型肝炎のキャリアの既往を有する 67 歳女性が難治性の潰瘍の原因精査目的で形成外科クリニックより紹介．

Dr.N：初めまして．医師の N です．よろしくお願いします．経過を教えていただけますか．

患者 M：先生，よろしくお願いします．3 年前くらいから右耳下，両側頸部，顔面に約 1〜2 カ月で自然によくなってしまう約 5〜15 mm の発赤，腫脹を呈した後，固くなって，そのあとに潰瘍ができて，痂疲化する病変が認められました．年に 2, 3 回の頻度で認められて，一般培養検査，PET も行いましたが，有意な所見が認められず，潰瘍性病変切除のみで経過観察されていました．
　2 年前に潰瘍性病変の皮膚生検により Rosai-Dorfman 病と診断され，プレドニゾロン 15 mg/日の投与が開始されました．ステロイドに対する反応性は乏しかったです．その後も反復して認められたので，ガリウムシンチグラフィ，単純 CT 検査，上下部内視鏡検査が行いましたが，特に異常は指摘されませんでした．もう，先のみえない状況で，何とか助けてください．

Dr.N：それは大変でしたね．ちなみに皮膚の潰瘍以外の自覚症状はありませんでしたか．

患者 M：そういえば，たまに腰が痛くなります．

Dr.N：わかりました．それでは，診察させてください．

皮膚には多発する潰瘍が認められた 図1．

Dr.N：心臓に特に病的ではないと思われる雑音がありますが，他には異常はなさそうですね．腰は少し下位腰椎のレベルに叩打痛があるようですね．

患者 M：先生，何かわかりますでしょうか．

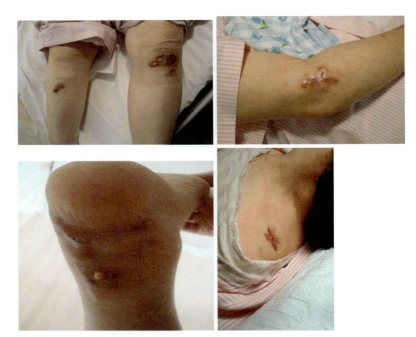

図1 本症例の皮膚潰瘍

Dr.N：確かに珍しい病変だと思います．色々な原因が考えられますので，いくつか検査をさせてください．最終的には，もう一度この潰瘍部の生検が必要となります．

患者 M：わかりました．よろしくお願いします．

　　血液検査上，著明な血沈亢進，炎症反応上昇が認められた．クオンティフェロンは陽性コントロールが陰性であったため，判定不能であった．
　　皮膚科にコンサルトのうえ，皮膚生検を行っていただき，他に経気管支鏡肺生検，骨髄生検，血液抗酸菌培養を行った．
　　その結果，肺に肉芽腫が，皮膚，骨髄，血液から大きめの抗酸菌が認められた 図2 ．

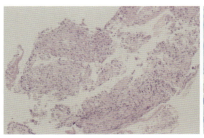 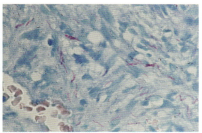

図2 左：肺組織（Hematoxylin-Eosin 染色），
　　右：骨髄組織（Ziehl-Neelsen 染色）

　胸部 CT で左舌区に浸潤影が認められ，経気管支肺生検を行ったところ，肺組織に抗酸菌が認められた．各検体から，*Mycobacterium kansasii* が検出された．

Dr.N：M さん，原因がわかりました．
患者 M：本当ですか！　是非治療をお願いいたします．

　播種性 *Mycobacterium kansasii* 感染症と診断し，リファンピシン 600 mg/日，イソニアジド 300 mg/日，エサンブトール 750 mg/日，クラリスロマイシン 1000 mg/日による多剤併用療法を開始した．治療開始後，皮膚潰瘍は徐々に改善した．

　入院時に認められた腰痛に関しては，同部位に骨硬化病変が認められ，治療に伴い改善したため，抗酸菌感染症による病変と考えられた 図3 ．

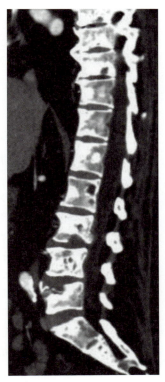

図3 脊椎 CT

> **Explanation** 時に総合内科の外来にも皮膚症状を訴えられて受診されることがあります.

多発性皮膚潰瘍は内科医にとっては馴染みのない主訴ですが，以下の原因を考慮しながら鑑別疾患を考えるとアプローチが容易となります表1．

表1 難治性皮膚潰瘍の原因

1．	動脈疾患（動脈閉塞・動脈血栓症）	動脈性潰瘍，虚血性潰瘍 通常足趾〜足部にみられる
2．	静脈疾患（下肢静脈瘤と深部静脈血栓後遺症）	静脈性潰瘍，うっ滞性潰瘍 通常下腿の下1/3にみられる
3．	神経障害（糖尿病性，脊髄損傷など）	神経性潰瘍 糖尿病性潰瘍は通常足趾〜足部にみられる
4．	物理的障害（物理的圧迫による＝褥瘡）	仙骨部・大転子部・踵部・背部・後頭部などにみられる 車椅子使用者では坐骨部にみられる
5．	血管炎＋微小血栓（膠原病など）	下腿にみられることが多い
6．	慢性炎症性疾患	
7．	皮膚腫瘍	

皮膚潰瘍の原因は，血流や物理的要因が原因となるものとその他に区別できると思います．前者の場合，問診や一般的な身体所見で判別することが難しくないと思われます．後者の場合，血管炎や腫瘍，結核や非結核性抗酸菌，サイトメガロウイルス，ひいては原虫のリーシュマニアなどが慢性炎症を生じて潰瘍を形成するため，生検をして組織学的に診断した方が速く診断がつくため，問診，身体所見で原因がわからない場合は，速やかに皮膚科依頼を検討した方がよさそうです（もちろん，詳細な問診を行ったうえで）．

今回，原因として同定された*M. kansasii*は，一般的に呼吸器感染症として診断されることが多く[1,2]，肺外病変としてはリンパ節，血液，骨髄，心膜，骨・軟部組織，肝，脾臓への感染症が報告されています[3]．本症例のように播種性*M. kansasii*感染症が皮膚病変を生じることは少ないようです[4]．

一般的に播種性*M. kansasii*感染症は，HIVによる免疫不全患者さんに発症することが多く，非HIV患者さんでは非常に稀です．完全に病態の解明がなされている訳ではありませんが，IFN-γの産生能やレセプター欠損症が存在する場

合，サルモネラや抗酸菌に対する抵抗力が低下し，感染が難治化，もしくは重症化することがあるといわれています．遺伝性を有する場合はメンデル遺伝型マイコバクテリア易感染症などとよばれています[5]．

残念ながら，IFN-γ の測定は商用ベースの検査では測定できません．そこで，結核の検査である抗原特異的インターフェロン-γ 遊離検査（interferon-gamma release assay: IGRA）を測定する際に，陽性コントロールの有無をみることで IFN-γ 活性を代替的に評価できる可能性を考えています．もし，IFN-γ の働きが欠損していた場合，陽性コントロールの抗原を加えても反応が弱かったり，認められないはずです．難治性抗酸菌感染症やサルモネラ感染症をみた際には，IFN-γ 測定を研究室に依頼することも必要ですが，同時に IGRA で IFN-γ を参考にしてもよいかもしれません．

本症例の教訓 血流や物理的要因が関係しない皮膚潰瘍は速やかに生検すべし．

参考文献

1) Reich JM, Johnson RE. *Mycobacterium avium* complex pulmonary disease presenting as an isolated lingular or middle lobe pattern. The Lady Windermere syndrome. Chest. 1992; 101: 1605-9.
2) Evans SA, Colville A, Evans AJ. Pulmonary *Mycobacterium kansasii* infection: comparison of the clinical features, treatment and outcome with pulmonary tuberculosis. Thorax. 1996; 51: 1248-52.
3) Sang HH, Kyoung MK, Bum SC, et al. Disseminated *Mycobacterium kansasii* Infection Associated with Skin Lesions: A case report and comprehensive review of the literature. J Korean Med Sci. 2010; 25: 304-8.
4) Mohammed M, Preneshni N, Jantjie T. Cutaneous *Mycobacterium kansasii* infection in a patient with AIDS post initiation of antiretroviral therapy. J Infect Dev Ctries. 2011; 5: 553-5.
5) 高田英俊．メンデル遺伝型マイコバクテリア易感染症（MSMD）．Available from: http://emeneki.com/knowledge/phagocyte/detail04.html (Accessed on 2016 Nov 16)

82
その奥にある病態

研修医I：先生，救急からコンサルトが来ています．ご報告してもよろしいでしょうか．

Dr.N：ありがとう．よろしくお願いします．

研修医I：68歳の男性で，高血圧の既往があります．2日前から発熱があり，今朝より意識レベルが低下したとのことで，先ほど当院を救急受診されました．意識レベルはE2V3M4で，バイタルサインは，血圧168/84 mmHg, 脈拍110/分，呼吸24/分，体温38.5℃，項部硬直が認められました．前頭部，前頬部の副鼻腔には圧痛は認められませんでした．

Dr.N：化膿性髄膜炎ですね．血液培養，腰椎穿刺，抗菌薬の投与は済んでいますか？

研修医I：はい，既に検査し，セフトリアキソン，バンコマイシン，アンピシリンの投与が始まっています．髄液所見は，細胞数，蛋白が上昇し，糖が低下していました．

Dr.N：典型的な所見ですね．

研修医I：はい．

Dr.N：スメア（髄液のグラム染色）はどうでした？

研修医I：はい，白血球は多数みえました．

Dr.N：それで，グラム陽性双球菌はみえましたか？

研修医I：それが，みえたのがグラム陰性桿菌なのです．先生も一緒にみてもらえますか？

Dr.N：もちろん！　それは非典型的ですね．

顕微鏡をみると確かに，腸内細菌様のグラム陰性桿菌が1種類のみ認められていた．

Dr.N：この方の出身地はどこですか？

研修医I：生まれも育ちも沖縄のようです．

Dr.N：そうですか．家族の中に，HTLV-1 感染者はいらっしゃいますか？
研修医 I：それはわかりません．確認します．
Dr.N：わかりました．それでは，抗 HTLV-1 抗体と便の生スメア，便の糞線虫の検査を提出しておいてください．
研修医 I：わかりました．

> 精査の結果，抗 HTLV-1 抗体陽性で，便の生スメアにて糞線虫を確認した．イベルメクチンによる駆虫も同時に行った．

Dr.N：沖縄，奄美地方や九州地方出身者などの流行地域出身者にグラム陰性桿菌による髄膜炎や原因が特定できない菌血症を認めた場合，播種性糞線虫症を鑑別に考えたいですね．

Explanation

糞線虫は熱帯や亜熱帯地域に広く分布し，日本では九州南部，奄美大島，沖縄にかけて多く認められます．糞線虫はこれらの地域の土壌に存在し，その土に触れることにより経皮感染を起こします．最近は，流行地域でも舗装道路が多くなり，また裸足で歩くことが以前よりも少なくなったため，感染者は高齢者に多い傾向にあります[1]．よって，これらの地域で幼少期を過ごした人や，戦争で東南アジアに出征歴のある人に感染（保虫）がみられることが多いです．

経皮的に感染したフィラリア型幼虫は静脈やリンパ系に侵入し，肺に到達して，気道を逆行して食道に入り，十二指腸，上部空腸に定着します．そこで産卵，孵化して非感染性のラブジチス型幼虫となり，糞便と共に肛門から排泄されます．その際に肛門から自家感染を起こして，持続的に寄生します[2]．

糞線虫が皮膚に侵入した際には，掻痒を伴う浮腫や出血斑，蕁麻疹様の皮疹が下肢に認めることがあり[3]，一部の症例で動揺性の好酸球増多症を認めます．無症状もしくは慢性的な嘔気，食欲不振，体重減少を認めることもあり，流行地域出身者において，原因不明の消化器症状を認めたら，本症を鑑別に考えたいものです．

悪性疾患や低栄養，細胞性免疫を抑制する薬剤や TNF-α 阻害薬の使用，低 γ グロブリン血症，移植患者，HIV，HTLV-1 感染に伴う免疫不全者では通常の糞線虫の活動部位を超え，また腸閉塞や吸収不良症候群をきたすことがあります．腸管からフィラリア型幼虫が全身に散布されると，その過程で腸内細菌が糞線虫

と共に血流感染を起こし，敗血症や髄膜炎，肺炎などを発症する播種性糞線虫症を生じます[4]．糞線虫の流行地域では，HTLV-1 も存在しており，両者の併存は播種性糞線虫症と関連性を有する報告もあり[2]，流行地域出身者で，腸内細菌による髄膜炎や原因が特定できない菌血症では播種性糞線虫症を疑ってほしい．

そのような場合，喀痰や便で虫体を確認することが大切です[5]．しかし，生スメアは感度が低いので，繰り返し検査を行うことが重要です．診断する他の方法として，血液を用いた抗体検査[6]や寒天平板培地によって虫体の軌跡を検出する方法もあります．

本症例の教訓

流行地域出身者で，腸内細菌による髄膜炎や原因が特定できない菌血症では播種性糞線虫症を疑う．

● 参考文献

1) 安里龍二，仲宗根民男，吉田朝啓，他．沖縄県における糞線虫新感染の可能性について．沖縄県公害衛生研究所報．1991；25：52-60．
2) 平田哲生，座覇 修，金城福則，他．糞線虫の生態と病態を探る．化学と生物．2001；39：513-7．
3) Meinking TL, Burkhart CN, Burkhart CG. Changing paradigms in parasitic infections: common dermatological helminthic infections and cutaneous myiasis. Clin Dermatol. 2003; 21: 407-16.
4) Keiser PB, Nutman TB. Strongyloides stercoralis in the Immunocompromised Population. Clin Microbiol Rev. 2004; 17: 208-17.
5) Boulware DR, Stauffer WM 3rd, Walker PF. Hypereosinophilic syndrome and mepolizumab. N Engl J Med. 2008; 358: 2839.
6) Carroll SM, Karthigasu KT, Grove DI. Serodiagnosis of human strongyloidiasis by an enzyme-linked immunosorbent assay. Trans R Soc Trop Med Hyg. 1981; 75: 706-9.

83 右の腋が腫れて痛い

Example

研修医 H：昨晩に入院された方の報告をさせてください．
Dr.N：お願いします．
研修医 H：既往のない 27 歳の女性です．3 日前から 38℃台の発熱が，一昨日より右腋窩の痛みが認められ，徐々に腫れてきたようです．近医を受診しましたが，原因が不明とのことで，当科へ紹介となりました．
　海外渡航歴，動物接触歴，森林散策歴はありません．体温 38.8℃，血圧 122/72 mmHg，脈拍 86/分，呼吸 18/分でした．診察上，右腋窩リンパ節が約 3 cm 大に腫大し，著明な圧痛が認められています．それ以外の体表リンパ節は触知せず，脾腫もありませんでした．ROS を含め，それ以外に有意な身体所見は認められませんでした．血液検査上は，若干の白血球増加と炎症反応増加のみです．異型リンパ球は 1％でした．伝染性単核球症と考えて，抗体検査と対症療法を行っております．
Dr.N：一つ確認させていただきたいのですが，右上肢と乳房に傷や炎症所見はありませんでしたか？　また右腋窩部に索状の発赤，硬結は触れませんでしたか？
研修医 H：看護師さんと一緒に診察したのですが，特に所見はないと思います．
Dr.N：そうですか．猫との接触もありませんでしたか？
研修医 H：ないとおっしゃっていました．
Dr.N：わかりました．診察に行きましょう．こんにちは．医師の N です．少しお話を聞かせてください．
患者 S：よろしくお願いします．
Dr.N：約 2〜3 週間前頃に猫に引っ掻かれたり，野良猫を抱っこしたりしたことはありませんでしたか？
患者 S：えっと，あ！　3 週間前に鎌倉に遊びに行った時に野良猫を抱っこしました．小さな子猫がいて，抱っこしました．引っ掻かれたかはわかりません．先生，右の脇がものすごく痛くて，もう少しなんとかなりませんか．
Dr.N：確かに炎症所見が強い感じですね．抗菌薬を開始してみましょう．H 先生，

Bartonella hensele の抗体を測定してみましょう．
研修医 H：はい．

> マクロライド系抗菌薬開始後，速やかに症状が改善した．後日，抗 *B. hensele*-IgM 抗体（EIA）128 倍が確認された．

Explanation

猫引っ掻き病は，*Bartonella hensele*（*B. hensele*）を保菌した猫に引っ掻かれたり，噛まれたりして感染します．眼にみえない小さな傷からも感染することがあり，本ケースのように直接猫に引っ掻かれなくても，感染することがあり得ます．基本的には 20 代以下の若い人に発症することが多いですが，約 6％は 60 代以上であったという報告があります[1]．

本症は，受傷部位から *B. hensele* が創から侵入し，リンパ節，肝臓，脾臓を含めた網内系の臓器で処理されるため，発熱，限局性リンパ節腫脹，受傷部位に水疱，紅斑，丘疹が出現することが一般的です[2]．派手な皮膚所見に所属リンパ節腫脹があれば，反応性リンパ節腫脹と判断することは容易ですが，本症は皮膚などの表面にそれほど有意な所見が認められることは少ないです．よって，発熱＋限局性リンパ節腫脹は，本症の可能性を考えて，猫との接触歴を聴取してください．

また，本症は肝脾腫やリンパ節腫脹を伴わず，不明熱として現れることがあり[3]，このような場合は猫との接触歴を聴取しない限り，診断のきっかけをつかむことが難しいので，不明熱患者さんの診察の際には必ず動物接触歴を聴取してください．

顔面や眼球から *B. hensele* が感染した場合，神経網膜炎や，パリノー眼腺症候群を呈することもあります[4]．また本症は，さまざまな神経合併症や筋骨格系症状を起こしたりすることもあるなかなか奥が深い感染症です[5,6]．さらに以下のようなケースで受診されることも報告されています 表1．

表1 猫引っ掻き病の rare presentation（Spach DH, et al. Microbiology, epidemiology, clinical manifestations, and diagnosis of cat scratch disease[7]）

高カルシウム血症（カルシトリオール産生過剰による）
深頸部感染症
培養陰性感染性心内膜炎
肺炎・胸水貯留・肺結節などの肺病変
重症敗血症
血小板減少性紫斑病

　このように猫引っ掻き病は，とらえどころのない症状で受診することがあります．診断のポイントは，猫との接触歴を聞き出すことだと思います．よくわからない病態と遭遇した場合には動物接触歴をしっかり聴取してください．

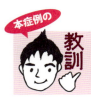

本症例の**教訓** よくわからない病態と遭遇した場合には動物接触歴をしっかり聴取する．

● 参考文献

1) Ben-Ami R, Ephros M, Avidor B, et al. Cat-scratch disease in elderly patients. Clin Infect Dis. 2005; 41: 969-74.
2) Mazur-Melewska K, Macedulski T, Prusinowska J, et al. Variable, clinical course of the cat scratch disease. Pediat Med Rodz. 2012; 8: 176-9.
3) Tsujino K, Tsukahara M, Tsuneoka H, et al. Clinical implication of prolonged fever in children with cat scratch disease. J Infect Chemother. 2004; 10: 227-33.
4) Cunningham ET, Koehler JE. Ocular bartonellosis. Am J Ophthalmol. 2000; 130: 340-9.
5) Marra CM. Neurologic complications of *Bartonella henselae* infection. Curr Opin Neurol. 1995; 8: 164-9.
6) Maman E, Bickels J, Ephros M, et al. Musculoskeletal manifestations of cat scratch disease. Clin Infect Dis. 2007; 45: 1535-40.
7) Spach DH, Kaplan SL. Microbiology, epidemiology, clinical manifestations, and diagnosis of cat scratch disease. Up to date. This topic last updated: Oct 27, 2015.

84
左側のみに出現する多発塞栓症

Example

研修医 H：耳鼻科からのコンサルト症例の報告をさせてください．

Dr.N：お願いします．

研修医 H：79 歳男性で，10 年前に胸部大動脈瘤の既往があり，人工血管置換術を施行されています．その 1 年後に胸骨骨髄炎を発症し，抗菌薬とデブリドマンで治療されています．その後は，自立した生活が送れておりました．約 1 年前頃よりたまに一過性の発熱が認められ，特に精査されず，何回かフルオロキノロン系抗菌薬の処方を受けて内服していたようです．

入院される 3 日前に咽頭痛が出現し，咽頭炎の診断で耳鼻科に入院となりました．第二世代セフェム系抗菌薬が開始され，咽頭痛はよくなったようです．

Dr.N：咽頭炎で入院とは，何か事情があったのでしょうね．

研修医 H：その辺はわかりません．入院後に，左外頸動脈に炎症所見，左上肢の動静脈に血栓形成が認められ，また炎症反応も改善しないとのことで，コンサルトがきました．現在は咽頭痛や咽頭所見はありません．左上肢に浮腫と，静脈炎のような炎症所見が認められます．右上肢には特に所見はありません．下肢にも所見はありません．

Dr.N：原因不明の多発塞栓症ですか．過凝固をきたす疾患の精査をしましょうか．悪性腫瘍も含めなければなりませんかね．一緒に診察に行きましょう．

診察に伺ったところ，左眼瞼結膜に点状出血があり，右上下肢に筋力低下，嗄声が認められた．

Dr.N：脳血管障害の可能性があるので，至急頭部 CT を施行しましょう．神経内科にもコンサルテーションしましょう．

研修医 H：はい！

頭部 CT では，左前頭側頭部にくも膜下出血が認められた．頭部 MRI が追

加され，左 MCA 領域に多発性の塞栓が認められた．

神経内科専門医 H：まるで感染性心内膜炎のパターンですね．血液培養を採取して，あとは循環器内科医に聞いてみてください．抗凝固薬は投与しない方がいいと思います．
Dr.N：お忙しい中，ありがとうございました．循環器の先生にも相談してみます．

　循環器内科にコンサルトしたが，経胸壁心臓超音波検査では特に異常はないとの返答であった．

Dr.N：興味深いことに，全て左側のみに所見が出ているのですね．手術した胸部大動脈に何か問題でもあるのかもしれないですね．H 先生，胸部造影 CT をお願いできますか．
研修医 H：はい，オーダーしておきます．

　胸部造影 CT では，人工血管周囲に軟部組織の増加が，周囲への炎症所見波及が認められ，人工血管感染症が疑われる所見であった．

研修医 H：先生の読み通りでしたね．すごいです．抗菌薬は何を選択したらいいのでしょうか？
Dr.N：非常に難しいですね．理想をいえば，すぐに手術をして，その検体のグラム染色をみてから抗菌薬を選択したいです．
研修医 H：心臓血管外科の先輩に聞いてきます！

研修医 H：N 先生，このような状態では手術はできないといわれていまいました．患者さんのご家族にも状況を説明したところ，手術の希望はありませんでした．
Dr.N：そうでしたか．手術療法は，侵襲性も大きいので，やむを得ないですね．多発塞栓が認められ，もしかしたら眼内炎も併発しているかもしれませんので，一刻の猶予もありません．血液培養を採取し，十分なスペクトラムを有する抗菌薬で治療を開始した方がいいと思います．
研修医 H：それでは，メロペネムとバンコマイシンを開始します．
Dr.N：眼内炎も考えていますので，真菌のカバーもお願いします．眼内移行性も考えて，リポソーマルアンホテリシンがいいでしょう．

治療開始後，状況はあまり変わらず，眼科診察により眼内炎とも診断された．同様の理由で，眼科的に侵襲的な治療はなされず，保存的に治療が行われた．
　後日，血液培養から，*Candida albicans* が検出された．*Candida albicans* による人工血管感染症，眼内炎，多発性塞栓症と診断された．抗真菌薬へ変更したが，炎症反応は若干改善したものの，神経所見や全身状態の回復は望めず，緩和医療が行われた．真菌感染が生じた原因として，盲目的に繰り返し投与されたフルオロキノロン系抗菌薬の関与が疑われた．

Explanation

Candida albicans による菌血症などの深在性真菌感染症は，基本的にリスクファクター 表1 を有する患者さんに発症します．

表1 深在性真菌感染症のリスクファクター（Chow JK, et al. Crit Care Med. 2008; 36: 1993[1]）

- 血液悪性腫瘍患者
- 術後（特に腹部手術後）
- APACHE score 高値
- 中心静脈栄養中
- 移植患者
- 消化管穿孔
- 急性腎不全（特に透析中）
- 広域抗菌薬使用中
- 抗がん剤などの化学療法中

　これらをみると，比較的重度の免疫不全や消化管に問題がある状態，重症患者さん，皮膚・粘膜バリア機能が破綻している状態が深在性真菌感染症のリスクになるとまとめられます．
　一般臨床で遭遇する深在性真菌感染症のほとんどはカンジダ感染症です．カンジダは，皮膚や消化管に常在しており，普段は特に害を及ぼしません．しかし，上記のようなリスクファクターを有する状況になると体内に侵入し，感染症を引き起こします．このような点では，黄色ブドウ球菌の性質に似ていると思います．
　カルバペネム系抗菌薬やピペラシリン・タゾバクタムなどの広域抗菌薬を使用すると，感染巣に抗菌効果を発揮するだけではなく，他の部位にも同様に抗菌効果を発揮します．特に問題となるのは，細菌が多数存在する消化管です[2]．消化管に常在する細菌は，平時はバランスを保っており，生体にとってよい働きをしてくれています．このよい働きの一つとして，細菌叢による非特異的免疫防御としての働きがあり[3]，広域抗菌薬の使用により，これらの働きは障害されてしまい，一部のばい菌のみが増殖します．この時に問題となるばい菌がカンジダや *Clostridium difficile*，その他の耐性菌です．
　本ケースでもフルオロキノロン系抗菌薬の投与により，消化管常在細菌叢が破

壊され,それにより,カンジダが血中へ侵入して人工血管に感染した可能性が考えられます[4].このように抗菌薬,特に広域抗菌薬は,抗菌薬が効きにくい感染症を誘発する可能性があります.広域抗菌薬の使用は安心ばかりではなく,次に控えている難治性感染症へのリスクもあります[5]ので,そのデメリットもわかったうえで,広域抗菌薬の投与を考えられるようになってほしいと思います.

本症例の教訓 広域抗菌薬の使用は,安心ばかりではなく,他の感染症のリスクになりうる諸刃の剣でもある.

● 参考文献

1) Chow JK, Golan Y, Ruthazer R, et al. Risk factors for albicans and non-albicans candidemia in the intensive care unit. Crit Care Med. 2008; 36: 1993-8.
2) Jernberg C, Löfmark S, Edlund C, et al. Long-term impacts of antibiotic exposure on the human intestinal microbiota. Microbiology. 2010; 156: 3216-23.
3) Purchiaroni F, Tortora A, Gabrielli M, et al. The role of intestinal microbiota and the immune system. Eur Rev Med Pharmacol Sci. 2013; 17: 323-33.
4) Marr KA, Seidel K, White TC, et al. Candidemia in Allogeneic Blood and Marrow Transplant Recipients: Evolution of Risk Factors after the Adoption of Prophylactic Fluconazole. J Infect Dis. 2000; 181: 309-16.
5) De Rosa FG, Corcione S, Raviolo S, et al. Candidemia and infections by Clostridium difficile and carbapenemase-producing Enterobacteriaceae: new enteropathogenetic opportunistic syndromes? Le Infezioni in Medicina. 2015; 23: 105-16.

85 梅毒の検査評価

Example

研修医 K：外来に診療依頼が一件きております．
Dr.N：どのような患者さんですか？
研修医 K：28 歳の女性で，既往は子宮筋腫と鉄欠乏性貧血です．今回，子宮筋腫の手術のために婦人科病棟へ入院となりました．術前検査で RPR 32 倍，TPHA 1280 倍とのことで相談したいようです．
Dr.N：そうですか．既に診察はしましたか？
研修医 K：はい．お会いしてきましたがお元気そうでした．
Dr.N：他に既往歴はなかったのですね？ STD（sexually transmitted diseases）に関する検査はされていましたか？ あと，性交渉歴はいかがでしょうか？
研修医 K：クラミジア感染症に罹患したことがあるようですが，治療済みのようです．検査に関しては，特にされていないようです．性交渉歴については，プライベートでの性交渉はありませんが，commercial sex worker で，ソープランドで働いているようです．プロテクトについては，時にしていないこともあったようです．
Dr.N：STD のハイリスク患者さんですね．このような場合は，全ての STD について work up が必要です．
研修医 K：具体的にはどのような検査を行うべきでしょうか？
Dr.N：この方の場合は，淋菌 PCR，クラミジア・トラコマティス PCR，抗 HIV 抗体，抗 HBs 抗原，抗 HCV 抗体，尿検鏡でトリコモナスを検査すればよいと思います．
研修医 K：梅毒に関してはいかが致しましょうか？
Dr.N：この結果から梅毒に感染しているといえます．最近も含めて今まで症状がないことを考えると，この方は恐らく潜伏期梅毒の可能性が高いと思います．
研修医 K：神経梅毒の精査はいかが致しましょうか？
Dr.N：潜伏期梅毒と神経梅毒とでは治療が異なるため，しっかりと鑑別する必要があります．神経症状に関する review of system（ROS）の聴取と髄液検査が必要ですね．HIV 感染がなければ，髄液中の細胞数 5 以上，蛋白 45 mg/dL で神経梅

毒が示唆されます．一般的には髄液中の VDRL が測定されますが，場合によっては FTA-ABS も測定されます．

検査の結果，髄液所見や症状は特に認められず，罹患時期が不明なため，晩期潜伏期梅毒の診断で，ペニシリンとプロベネシドの投与がなされた．

Explanation

梅毒は，感染してからの時期により異なる症状を呈します 表1．基本的にはこの順序で進行しますが，第1期梅毒と第2期梅毒の臨床症状が同時に出現したり，潜伏梅毒から第2期梅毒に逆戻りすることもあります[1]．

神経梅毒については，以前は晩期梅毒の一つと考えられていましたが，Treponema pallidum は感染直後から中枢神経に浸潤し，一部の患者さんで早期から症状を呈することがわかってきました[2]．潜伏梅毒の診断時に合併があるか判断する必要があります．

表1 梅毒の分類と代表的な症状

第1期梅毒	初期硬結，硬性下疳，無痛性横痃
第2期梅毒	バラ疹，扁平コンジローマ，多彩な症状，合併症（腎炎，髄膜炎，神経障害，ぶどう膜炎，関節炎，骨炎など）
潜伏梅毒（早期）	感染成立後1年以内のもので無症状
潜伏梅毒（晩期）	感染成立後1年以降のもので無症状
晩期梅毒	ゴム腫，心血管梅毒
神経梅毒	早期神経梅毒：髄膜や脳神経に病変をきたす 後期神経梅毒：脳実質や脊髄に病変をきたす

梅毒の診断は，臨床症状の評価のうえ，検査も併用して行います．

直接菌体を評価する方法もありますが，技術的に難しいこともあるため，基本的には血清学的に診断され，以下の2種類の検査を組み合わせて行います 表2．

(1) 非トレポネーマ抗原検査（RPR 法，VDRL 法）

この検査は，感染後2～4週間で陽性となります．

全身性エリテマトーデスや抗リン脂質抗体，特発性血小板減少性紫斑病，結核，HIV 感染，慢性肝疾患などで生物学的偽陽性を示すことがあります．治療によって低下し，治療効果判定にも使用されます．

ただし，無症候で2～8倍の時は陳旧性梅毒と判断されます．

(2) トレポネーマ抗原検査（TPHA 法，FTA-ABS）

この検査は，陽性であれば梅毒の罹患はほぼ確実です．
陽性になるまで感染後約 4 週間かかります．
その代わり一度陽性となったら生涯陽性となり低下しません．
生物学的擬陽性は認められません．

表2 梅毒の血清学的検査の評価(山根誠久．モダンメディア．2010；56：8-11[3])

非トレポネーマ抗原検査	トレポネーマ抗原検査	解釈
陰性	陰性	非梅毒 稀に初期梅毒
陽性	陰性	初期梅毒 生物学的擬陽性 （多くは 8 倍以下）
陽性	陽性	梅毒 時に梅毒治癒後
陰性	陽性	梅毒治癒後※

※治療歴がない場合には後期潜伏期梅毒として判断をして治療することもあります．

潜伏梅毒と診断した際には，神経梅毒について考慮する必要があります．髄液検査を考慮すべき時は以下の通りです[4]．
① 神経症状や眼症状を有する
② 活動性のある晩期梅毒（大動脈炎，ガマ腫）の所見を有する
③ 治療失敗例
④ HIV 感染患者の後期潜伏梅毒，もしくは罹患期間不明の梅毒患者

CSF-VDRL は特異性が高く，陽性であれば臨床的に神経梅毒と診断が可能です．しかし感度は 30～70％と低く，特異度は低いが感度の高い CSF FTA-ABS の測定を組み合わせて診断します[5]．

梅毒は，症状と検査からどのステージに属するか評価して治療を行います．基本的にはここで述べた通りに進めればよいのですが，HIV 合併例では検査所見は非典型的になりやすく，総合的に判断する必要があります．このような場合には，HIV 診療に慣れた専門医に相談した方がよいと思います．

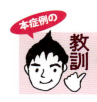

本症例の教訓 梅毒は great imitator. 多彩な症状を呈するため，性交渉歴や性行為感染症の既往を聞きだし，リスクの評価を行う．

● 参考文献

1) Golden MR, Marra CM, Holmes KK. Update on syphilis: resurgence of an old problem. JAMA. 2003; 290: 1510-4.
2) Lukehart SA, Hook EW III, Baker-Zander SA, et al. Invasion of the central nervous system by *Treponema pallidum*: implications for diagnosis and treatment. Ann Intern Med. 1988; 109: 855-62.
3) 山根誠久. ONE POINT MEMO No. 202. モダンメディア. 2010; 56: 8-11.
4) Workowski KA, Berman SM. Sexually transmitted diseases treatment guidelines, 2006. Centers for Disease Control and Prevention. MMWR Recomm Rep. 2006; 55: 1-94.
5) Marra CM, Critchlow CW, Hook EW 3rd, et al. Cerebrospinal fluid *treponemal antibodies* in untreated early syphilis. Arch Neurol. 1995; 52: 68-72.

86 神経梅毒のフォローアップについて

Example

研修医 N：先生，一件ご相談させていただきたいのですが．
Dr.N：もちろん！
研修医 N：79 歳の男性です．高血圧，脳梗塞の既往がありますが，ADL は自立しています．約 1 カ月前頃より食欲不振，血便が出現し，外科で大腸がんの診断がついております．幸い転移はないため，今後手術を行う予定です．術前検査で RPR 陽性，TPHA 陽性であり，当科へコンサルテーションとなりました．特に脳神経に関する症状はありませんでしたが，髄液検査を行ったところ，細胞数，蛋白ともに上昇しており，髄液 VDRL も陽性でした．
Dr.N：この症例に髄液検査を行うべきかは少し微妙な点がありますが，診断は神経梅毒ですね．治療は始めましたか？
研修医 N：はい．2 週間の入院に同意を頂けなかったため，外来でセフトリアキソンを点滴することにいたしました．
Dr.N：そうですか．
研修医 N：2 週間の点滴が終了して，髄液検査を行いましたが，細胞数や蛋白，VDRL はあまり変わっていません．治療を延長した方がいいのでしょうか？ また，どのくらいの期間をおいて，検査をしたらよろしいでしょうか？
Dr.N：梅毒の治療により非トレポネーマ抗原はすぐには低下しません．一般的な梅毒では，治療開始後半年の時点で RPR の対タイターが 1/4 に低下，神経梅毒では 1 年後の髄液所見が正常で VDRL 陰性化が治療目標です．血液検査は半年後と，髄液検査でも 3〜6 カ月毎のフォローが推奨されています．
研修医 N：そうなのですね．随分焦って結論を出そうとしていたのですね．
Dr.N：そうですね．梅毒の治療後はゆっくり経過をみていくことが必要です．もし，治療目標が達成できなかった場合は，再度同じ治療を行います．また，再感染のリスクもあるため，1 年以上にわたり RPR をフォローする必要があります．
研修医 N：わかりました．どうもありがとうございました．

本書は診断をメインにとのことでしたが，日常診療で梅毒関連の治療後フォローのことで度々ご相談を受けるので，この項を設けました．

RPR，VDRLをはじめとする非トレポネーマ抗体は，梅毒感染後2〜4週後に上昇し始め，無治療であれば3〜6カ月頃にピークに達し，数年間以上高値が持続するといわれております．

梅毒の治療効果判定は，臨床症状の評価とRPR定量検査を行いますが，梅毒は再感染することもあり，注意深く経過を追うことが求められます．一般的に，治療後6，12カ月後にRPR定量検査を行うことが推奨されています[1]が，日常臨床では3カ月毎にフォローされていることが多いように思います．フォローのされ方は病期によって若干異なります 表1 ．

表1 病期によるフォローアップスケジュール〔Centers for Disease Control and Prevention（CDC）. 2015 Sexually Transmitted Diseases Treatment Guidelines[2]〕

病期	フォローアップ
第1期梅毒 （感染後〜3カ月）	6，12カ月後にRPRを測定する． 症状が再燃，もしくは元の抗体価よりも4倍以上上昇した場合は，治療失敗と評価する（髄液検査考慮）．
第2期梅毒 （感染後3カ月〜3年）	病期が進むほど抗体価が下がりにくい．
第3/4期梅毒 （感染後3年以降）	6，12，24カ月後にRPRを測定する． 上記の治療失敗の条件の他，RPR 32倍以上の際には，髄液検査を考慮する．

治癒判定に関しては，日本と海外とで若干異なるのですが，RPR定量値が初期の抗体価から6カ月以内に4倍以上の低下が認められた場合に治癒と判断してよいと思っています[3]．抗体価の値は個人差があり，治療後も高値（一般的に16倍以上）を保持しているケースもあります．ただし，このようなケースの場合には，HIV感染症が隠れていることがあるので，HIVの評価も行います[4]．

神経梅毒においても，3〜6カ月に一度の髄液検査でよく，目標は，2年以内にVDRL陰性や髄液中細胞数，蛋白が正常範囲内にあることです[5]．半年以内に髄液中白血球が陰性化しない場合や1年以内にVDRLが元の値の4倍以上低下しない場合は再治療の適応となります．

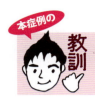
本症例の教訓　梅毒の治癒判定は急いで行わない.

● 参考文献

1) Sena AC, Wolff M, Martin DH, et al. Predictors of serological cure and Serofast State after treatment in HIV-negative persons with early syphilis. Clin Infect Dis. 2011; 53: 1092-9.
2) Centers for Disease Control and Prevention (CDC). 2015 Sexually Transmitted Diseases Treatment Guidelines. http://www.cdc.gov/std/tg2015/syphilis.htm. (access 2016/11/18).
3) French P, Gomberg M, Janier M, et al. European guidelines on the management of syphilis. Int J STD AIDS. 2009; 20: 300-9.
4) Workowski KA, Bolan GA, Centers for Disease Control and Prevention. Sexually transmitted diseases treatment guidelines, 2015. MMWR Recomm Rep. 2015; 64: 1-137.
5) Marra CM, Maxwell CL, Tantalo LC, et al. Normalization of serum rapid plasma reagin titer predicts normalization of cerebrospinal fluid and clinical abnormalities after treatment of neurosyphilis. Clin Infect Dis. 2008; 47: 893-9.

87 突然発症する死への恐怖

ある日の初診外来.
　近医より高血圧の既往がある 76 歳男性，1 カ月前より唇の震えがあり，この 1 カ月で震えにより救急外来を 2 回受診歴があり，精査目的で紹介.

Dr.N：はじめまして．医師の N です．

患者 T：先生，なんとかしてください．もう，どこにいっても門前払いで．

Dr.N：それは大変でしたね．まずはお話を聞かせていただけますか？　調子が悪くなったのは約 1 カ月前だそうですね？　その頃からの経過を教えてください．

患者 T：今まではこのようなことはなかったのです．約 1 カ月前から急に唇や手が震えるようになってしまって．その時に，体がカァッと熱くなって，汗が出るのです．夜中にそのようなことがあって，救急車をよんでしまいました．この症状は少し経つと落ち着いてくるのですが，繰り返し出てきてしまって，最近では，この症状が怖くなって，外出もできなくなってきました．

Dr.N：なるほど．それらの症状が出た時に，動悸や胸痛，もしくは呼吸が苦しい，めまい，また死んでしまいそうな恐怖感はありますか？

患者 T：動悸もめまいも息切れもあります．夜中だと，死んでしまうかもしれないと思ったので，救急車をよんでしまいました．

Dr.N：今まではこのようなことがなかったのですね？　最近，何か環境の変化がありましたか？

患者 T：今まではありませんでした．2 カ月前に妻と死別しました．

Dr.N：なるほど．それでは，今は辛い時期ですね．これらの症状はパニック障害という病気によるものだと考えます．少し検査が必要ですが，検査に異常がなければ精神科を紹介しますね．治療を受ければよくなる可能性が高いですよ．

患者 T：本当ですか!!　先生，ありがとう，ありがとう．どこに行ってもやることはないといわれてきたので，本当に嬉しいです．検査をお願い致します．

Dr.N：それは辛かったですね．一緒に検査をして診断を進めていきましょう．

Explanation

パニック障害は，プライマリケアを訪れる患者さんの4〜8％を占め[1]，common disease の一つです．パニック障害はパニック発作を繰り返し認められる疾患 表1 です．死にそうな恐怖が繰り返し襲ってくるという主訴であれば，本症を想起するのはそれほど難しくありませんが，震えやほてり，寒気，めまいなどを繰り返すという主訴で受診された場合，本症を想起することはなかなか難しいと思います．

表1 パニック障害の診断基準〔American Psychiatric Association. Diagnostic and Statistical Manual of Mental Disorders, Fifth Edition（DSM-5）[2]〕

A. 1と2を繰り返す．	1. 予期しないパニック発作が繰り返し起こる． 2. 少なくとも1回の発作の後1カ月は以下のうち一つが続いている． ● もっと発作が起こるのではという不安 ● 発作またはその結果がもつ意味についての心配
B. 物質，身体疾患，他の精神疾患でうまく説明できない．	

以下の症状のうち4つ以上が突然発症し，10分以内に頂点に達する．
　心臓症状：動悸，胸痛，嘔気
　呼吸器症状：息切れ，窒息感
　自律神経症状：めまい，発汗，震え，異常感覚，寒気またはほてり
　恐怖症状：死の恐怖，発狂恐怖，現実感消失または離人感

　診断のポイントは，自律神経障害を示唆する症状が発作的に繰り返しているという点だと思います．この点に着目していれば，本症を疑うことができ，さらに死への恐怖や循環器，呼吸器症状，さらに予期不安を聴取することにより，本症を確信に変えることができると思います．

　しかし，本症を診断する前に必ず，器質的疾患を除外してください．なぜなら，似たような症状をきたす精神科，内科疾患が存在するからです 表2 ．

　これらの鑑別のためには，最終的には精神科専門医による精神科的な診察が必要となりますが，内科医としては，神経学的所見を含めた身体診察と，主訴に応じて甲状腺機能，血算，生化学検査などのスクリーニングを行い，年齢や家族歴，心血管リスクによっては，心電図やホルター心電図，心臓超音波，胸腹部造影CT，尿中カテコラミンの測定なども考慮して，しっかり内科疾患の除外を行うことが

表2 パニック障害の鑑別疾患（Roy-Byrne PP. Panic disorder in adults: Epidemiology, pathogenesis, clinical manifestations, course, assessment, and diagnosis[3]）

内科的疾患	狭心症，不整脈，肺塞栓症 COPD，気管支喘息 甲状腺機能亢進症，褐色細胞腫 側頭葉てんかん 薬の副作用：低血糖，テオフィリン中毒，カフェイン中毒，コカイン中毒
精神科的疾患	身体表現性障害 　不安障害（全般性，社会性，分離） 　特定の恐怖障害 　強迫性障害 　心的外傷後ストレス障害 　物質関連障害

求められます．

さらに，現在の生活上のストレス，懸念事項や不安，近親者との別れや死亡，対人問題，最近の薬物乱用などについて確認するとより踏み込んだ診療を行うことができます．日常診療において，パニック障害の患者さんは困っていることが多いです．是非，診断をして治療への道筋をつけてあげてください．

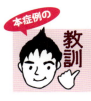

本症例の教訓　繰り返す自律神経症状を訴える時はパニック障害の可能性を考慮する．

参考文献

1) Kroenke K, Spitzer RL, Williams JB, et al. Anxiety disorders in primary care: prevalence, impairment, comorbidity, and detection. Ann Intern Med. 2007; 146: 317-25.

2) American Psychiatric Association. Diagnostic and Statistical Manual of Mental Disorders, Fifth Edition (DSM-5). Arlington, VA: American Psychiatric Association; 2013.

3) Roy-Byrne PP. Panic disorder in adults: Epidemiology, pathogenesis, clinical manifestations, course, assessment, and diagnosis. Up to date. This topic last updated: May 26, 2016.

88 長引く微熱の原因

> **Example**
>
> ある日の初診外来．
> 35歳女性，既往歴なし．主訴は微熱が続く．

Dr.N：初めまして．医師のNです．今日はどうされましたか？
患者E：微熱が3週間くらい続いて，体がだるいのです．食欲もなくて．
Dr.N：そうですか．38℃を超えたり，悪寒，戦慄を伴うことはありますか？
患者E：高熱はないのです．何となく，熱っぽくて．しんどいです．
Dr.N：他に特異的な症状はありますか？　例えば，のどが痛いとかお腹が痛いとか．
患者E：特にないです．
Dr.N：気分的に落ち込んでしまったり，今まで楽しめていた趣味が楽しめなくなるようなことはありそうですか？
患者E：あります．2カ月前に仕事の部署が異動になって，慣れないうえに，人間関係が複雑でしんどいのです．週末は休めているのですが，なかなか疲れが取れなくて，あと，疲れやすいのです．
Dr.N：頭痛はありますか？　症状は夕方になると少し和らぐような印象はありますか？
患者E：頭痛というか，頭が重い感じがあります．振り返ると，午後になると軽快する傾向はあります．
Dr.N：死にたいと思うことはありますか？
患者E：実はばかばかしいと思いながら，死んだら楽になるかなと考えてしまうことがあります，本当に恥ずかしい話ですが．
Dr.N：そんなことはありません．Eさん，恐らく適応障害やうつ病を発症している可能性があります．全て，病気がそのような状況を作り上げている可能性があるので，Eさんは全然悪くないのですよ．微熱もうつからくる症状の可能性があります．
患者E：本当ですか．治るのでしょうか．辛くて辛くて．

Dr.N：まずは内臓の病気でうつ状態を発症していないかチェックするために，診察と一般的な検査をさせてください．これらが問題なければ，精神科の先生にみてもらいましょう．大丈夫．必ずよくなりますから．

診察，検査の結果，特に異常なしであった．精神科にコンサルトしたところ，適応障害の診断で，治療が開始された．

Explanation

時に一般内科外来で，微熱のみを訴えて受診される患者さんに遭遇します．臨床推論的には，微熱のみでは色々な病気の可能性があるため，その他の随伴症状や特異的な疾患に結びつく情報が患者背景や身体所見に認められないかチェックします．そこで発見された情報から，診断に切り込んでいきますが，時にどんなに問診しても有意な情報が得られないことがあります．

意外と知られていないのですが，微熱のみで外来受診された患者さんの原因はうつ病であることがあります[1]．うつ病は，脳内でセロトニンの分泌が減少して生じる病気ですが，セロトニン分泌低下が自律神経の働きを阻害することもあり，それにより体温調整がうまくいかなくなることがあります．また，過度な肉体的，精神的ストレスによっても自律神経障害が生じて，微熱をきたすことがあります[2]．当直や夜勤明け，失恋などで微熱を認めたことはありませんか？

よって，微熱のみで，他に異常が認められない場合，うつ病のスクリーニングやストレスなどの患者背景を聴取してください．このような時でも感染症や膠原病などの慢性炎症性疾患を見逃さないためにも，詳細な身体診察を行い，必要に応じて末梢血液検査，尿検査，血沈，CRPなどの炎症反応，TSH，ビタミンB_{12}，葉酸，胸部単純写真などでスクリーニングを行い，異常がないことを確認することを忘れないでください．

ちなみにうつ病にもさまざまな病型[3]があり，またうつ状態を呈する精神疾患（パニック障害や統合失調感情障害，適応障害など）も存在するため，小児期からの成長過程にも着目して精神症状を総合的に考慮できる精神科専門医によって確定診断を受けることが望ましいと思います．よって，プライマリーケアで行うべきことは，意欲の減退と抑うつ気分の有無を確認し，どちらか一つを認めた場合に必要に応じて内科疾患の除外を行ったうえで，精神科へスムーズに紹介することです．個人的な経験ですが，うつ病の治療によって，微熱も改善することが多いです．微熱のみで診断がついていない患者さんは困っていることが多いので，

是非，治療への道筋をつけてあげてください．

一般外来でみる長引く微熱の原因は，うつ病のことが多い．抑うつ症状や社会心理的な背景を聴取する．

● 参考文献

1) 近藤哲哉，菅原英世，赤嶺真理子，他．大うつ病患者における微熱の自覚症状．心身医学．2006; 46: 875-81.
2) 岡 孝和．微熱の一症例―心理的ストレスで発熱するのか？ こころの臨床．2003; 22: 47-9.
3) American Psychiatric Association. Diagnostic and Statistical Manual of Mental Disorders, Fifth Edition (DSM-5). Arlington, VA: American Psychiatric Association; 2013.

89 繰り返す原因不明の消化管出血

ある日の初診外来．
22歳女性が，他大学病院より血液凝固異常の精査で，当院へ紹介となる．

Dr.N：初めまして．医師のNです．経過を教えていただけますでしょうか．

患者F：よろしくお願いします．今回の病気が起こるまでは健康に過ごしてきました．2年前に吐血して，胃潰瘍と診断を受けました．その後，合計3回，下血が認められ，その都度，大腸内視鏡や胃カメラを行いましたが，原因が特定できていません．その時に，PT-INRが10以上になっていまして，ビタミンKを処方されています．退院する時には正常に戻っているのですが，また同じことを繰り返しています．

Dr.N：出血する時には，必ず，PT-INRが延長しているのですね．

患者F：今までの経過を振り返るとそのようです．私は，何か血液の病気でしょうか．

Dr.N：今まで，出血するようなことや家族の中で出血しやすい方はいらっしゃいましたか？ また，生理の血が止まりにくい，妊娠したことは？

患者F：いえ，今までは一度も．家族，親戚を含めてそのような人はいません．妊娠もありません．

Dr.N：わかりました．まずは，今の時点で血液凝固の異常がないかみてみましょう．

　血液検査の結果，血小板数，出血時間，PT，APTTは正常であった．小腸検査の予約をして，一度帰宅とした．
　入院予約当日，下血で救急外来を受診．その時のPT-INRは9.8であった．速やかに消化管の精査が行われ，大腸からの消化管出血が認められたが，出血の原因となりそうな病変は認められず，凝固機能低下による消化管出血と判断された．

Dr.N: Fさんは学生ですか？ お家は何をされていますか？
患者F: はい，看護専門学校に通っています．家は薬局をしています．

> 母親と面談し，ワーファリンなどの薬剤が減っていないか確認していただいたところ，本人の部屋からワーファリンが大量に発見された．入院中，下血は改善し，PT-INRも正常化したため，ミュンヒハウゼン症候群と考えられた．

Explanation

ミュンヒハウゼン症候群は，傷害行為自体を手段として用いて，自分に周囲の関心を引き寄せることで，自らの精神的満足を他者から得ようとする精神疾患です[1]．身体的・心理的症状と徴候を意図的に作り出す虚偽性障害の一つに分類され，特に身体的症状や徴候の強いものをミュンヒハウゼン症候群とよびます．

これを他人で再現するものを代理ミュンヒハウゼン症候群とよびます[2]．

代理ミュンヒハウゼン症候群は，親（母親が多い）が子供に不当な薬物投与や傷害行為などで病気にさせ，子供を病院に連れ回します．最悪，子供が死亡することもあり，児童虐待として問題になっています[3]．

ミュンヒハウゼン症候群は，通常の病態生理学的には説明がつかない状態で受診されたりするため，診断困難例として受診されることが多いです．未婚女性で医療従事者に多いといわれております．

本ケースでは，約5年の病歴を聴取したため，問診には非常に時間を費やしました．本症を疑うポイントを知っていればもっと速く診断にたどり着いたと思いました 表1．

精神科的な根治治療は難しいようですが，少なくとも診断をつけることで，無駄な検査や入院が減り，最終的には早期診断が患者さんの利益につながります．

表1 ミュンヒハウゼン症候群を疑うポイント〔Irwin MR, et al. Factitious disorder imposed on self (Munchausen syndrome)[4]〕

患者背景	・女性,医療従事者に多い. ・多数の薬剤アレルギー,外傷や手術痕あり.
病歴	・高頻度に,また複数の医療機関を受診. ・病歴が曖昧で,一貫性,再現性がない.
症状	・前医や親族などからの情報収集を拒否する. ・精神科受診を拒否する. ・症状が珍しく,どの疾患にも当てはまらない. ・一つの症状が改善すると別の症状が出現する. ・侵襲の高い検査や処置への抵抗が少ない.
経過・状況	・ほとんどお見舞いの人が来ない. ・一般的な治療に反応が乏しい. ・入院して速やかに問題が改善する. ・退院の話が出ると症状が再燃もしくは悪化する.
検査所見	・病歴と検査所見の整合性が取れない. ・さまざまな検査が行われており,それらは全て正常である.

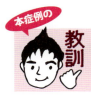

本症例の教訓

常に病歴を丁寧にとり,他覚的所見との整合性を確認することが重要.説明がつかない場合は,本症を考慮する.

● 参考文献

1) American Psychiatric Association. Diagnostic and Statistical Manual of Mental Disorders, Fifth Edition (DSM-5). Arlington, VA: American Psychiatric Association; 2013.
2) Roesler TA, Jenny C. Medical Child Abuse: Beyond Munchausen Syndrome by Proxy, 1st ed. Elk Grove Village: American Academy of Pediatrics; 2009.
3) 南部さおり. 児童虐待としての「代理人によるミュンヒハウゼン症候群」: 社会・医療・司法手続における MSBP の問題点. 犯罪社会学研究. 2002; 27: 60-73.
4) Irwin MR, Bursch B. Factitious disorder imposed on self (Munchausen syndrome). Up to date. This topic last updated: Jan 15, 2016.

90 しゃっくり（吃逆）が止まらない

Example

往診スタッフ O：先生，緊急往診の依頼です．
Dr.N：どうしましたか？
往診スタッフ O：しゃっくりが止まらないそうです．
Dr.N：Oh！ それは辛いね．行きましょう．
往診スタッフ O：75歳の男性でレビー小体型認知症と高血圧の既往があり，Y先生がみています．2カ月前からしゃっくりが出始めたようで，今回，家族の希望もあり，大学病院の総合診療科で精査をしていただくことになりました．紹介状によると，頭部MRI，頸部を含む胸腹部造影CT，上部消化管内視鏡検査を行ったようですが，器質的な異常は指摘できなかったようです．芍薬甘草湯を処方されて，帰宅となっています．
Dr.N：しっかり検査はされているようですね．では，他に原因がないかチェックする必要がありますね．Iさん，よろしくおねがいします．
患者 I：先生．（ヒクッ）しゃっくりが止まらなくて．
Dr.N：しゃっくりが止まらないのって，しんどいですよね．まずは，しゃっくりを止めましょう．お口を開けて，のどをみせてください．

舌圧子で，舌の後部を圧迫し，嚥下反射を誘発した．

患者 I：オエッ！ ゲプっ!! あー，気持ち悪い．あれ？ しゃっくりが止まった．
Dr.N：止まったようですね．落ち着いたところで，少しお話を聞かせてください．今回，しゃっくりが始まるようになった時期に始めた新しい薬はありますか？
患者 I：特にありません．
Dr.N：それでは，しゃっくりはどのような時に出てきますか？ 決まって，食後ということはありませんか？
患者 I：そういえば，いつも食後ですね．
Dr.N：最近，食べるのが速くなったり，以前より多めに食事することはありますか？

家族I：先生，最近そうなのです．やはり，早食いはよくないのでしょうか．
Dr.N：食事を食べ過ぎたり，速く食べると胃が膨らんで，横隔膜を刺激してしゃっくりが出ることはあります．まずは，ゆっくり食事をすることと，量を少しだけ控えてみてください．
患者I：わかりました．

> その後，しゃっくりが出るようなことはなかったとのことであった．

Explanation　吃逆は何らかの原因で横隔膜がけいれんして起こります．横隔膜がけいれんすると，声帯の筋肉が収縮して，狭くなった声帯を急激に吐く息が通るために，「ヒクッ」という音がします．ほとんどの場合は数時間で治まりますが，稀に長時間続くことがあり，止める方法を知っておくと便利です．また病的な吃逆のこともあるため，原因を理解しておく必要があります．吃逆の原因は，解剖学的に整理すると覚えやすいです．中枢神経障害，中枢神経と横隔膜をつなぐ迷走神経，横隔神経への障害，横隔膜への障害と心因性に分類されます 表1 ．

表1　吃逆の原因（Lembo AJ. Overview of hiccups[1]）

横隔膜の直接刺激	消化管の拡張や炎症，肝炎，肝脾腫，腹腔内膿瘍，腹部術後など
迷走神経・横隔神経刺激	肺疾患：肺炎，膿胸，気管支炎，喘息，胸膜炎，反応性リンパ節腫脹 心血管系：大動脈瘤，心筋梗塞，心外膜炎 縦隔：縦隔炎，縦隔腫瘍，胸部外傷，胸部術後 頸部：咽頭炎，喉頭炎，甲状腺腫，頸部嚢胞，頸部腫瘍，抜管後 耳介：毛髪や異物による鼓膜障害
中枢神経障害	頭部疾患：頭部外傷，脳血管障害，側頭動脈炎，頭蓋内感染，脳腫瘍，多発性硬化症，脊髄空洞症，水頭症 中毒・代謝疾患：アルコール中毒，尿毒症，糖尿病，低ナトリウム血症，高カルシウム血症 薬剤性：αメチルドパ，デキサメタゾン，ジアゼパム，短時間作用型バルビタール
心因性	ストレス，興奮，転換反応，詐病など

　これらのような疾患がありますが，色々と評価しても原因を特定できないことも多いです[2]．器質的な要因が原因となっている患者さんを見分けることは難しいですが，睡眠中にも出現する場合は器質的な要因をもっていることが多いです．吃逆の診療では対症療法を行う前に，上記の疾患の除外診断をしっかりと行う

必要があります．問診では，吃逆の重症度と期間，随伴する症状と手術歴，アルコールと違法薬物の使用歴，そして内服している薬物について聴取する必要があります．診察では，外耳道，甲状腺や頸部リンパ節，胸腹部身体所見を詳細にチェックし，スクリーニング検査としては，血算，生化学（腎機能，肝機能，電解質，カルシウム，アミラーゼを含む）が考慮されます．そのうえ，その患者さんのリスクに応じて，心電図，頭部 MRI，頸部，胸部，腹部 CT，気管支鏡検査，上部消化管内視鏡検査を考慮します．頭から横隔膜までの間に何らかの障害を有する場合と電解質異常，薬剤などの全身的な要因で吃逆は生じ，それらに異常がないかをチェックすることをイメージして頂ければよいと思います．

治療に関してですが，色々な方法 表2 がいわれており，どれが一番よいという臨床研究はありません[3]．まずは，非薬物療法を行い，不成功に終わった場合に，薬物療法が行われます．薬物療法の中では，クロルプロマジンが初めに使用されることが多いです[4]．個人的には安価で安全，かつ簡単である咽頭反射誘発法（舌圧子で舌の奥側を刺激し，咽頭反射を誘発する方法です）を行うことが多く，成功率は経験上，大体 8〜9 割くらいです．皆様も是非，お試しください．

表2　吃逆の治療法

非薬物療法	● 息をこらえて呼吸を止める： 　水を一気に飲む，乾燥したグラニュー糖をスプーン1杯飲みこむ． ● 鼻咽頭の刺激： 　舌をガーゼでつまみ 30 秒ほど牽引する． ● 経鼻胃管法： 　胃管で内容物を排除，冷水による胃洗浄． ● バルサルバ法： 　腹部を圧迫しつつ，息ごらえをしながら手を腹筋で押し返そうといきむ． ● 横隔膜刺激： 　前屈して胸部を圧迫，心窩部を冷却，膝を胸につける． ● 注意をそらす： 　好きなことを考える，賭け事，急に驚かす ● 氷水に顔をつける ● 頸動脈マッサージ
薬物療法	コントミン，プリンペラン，セレネース，三環系抗うつ薬，デパケン，カルバマゼピン，フェニトイン，ケタラール，リドカイン，アトロピン，アダラート，柿のヘタ，芍薬甘草湯，半夏瀉心湯，半夏厚朴湯など

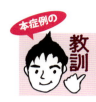

本症例の教訓 しゃっくりには舌圧子で治療できることが多い．

● 参考文献

1) Lembo AJ. Overview of hiccups. Up to date. This topic last updated: May 02, 2016.
2) Rousseau P. Hiccups. South Med J. 1995; 88: 175-81.
3) Moretto EN, Wee B, Wiffen PJ, et al. Interventions for treating persistent and intractable hiccups in adults. Cochrane Database Syst Rev. 2013; 1: CD008768.
4) Marinella MA. Diagnosis and management of hiccups in the patient with advanced cancer. J Support Oncol. 2009; 7: 122-7.

91
高体温？ 発熱？

> **Example**
>
> **研修医 T**：先生，救急外来から熱中症の患者さんの入院依頼を受けました．
> **Dr.N**：ありがとう．どんな感じですか？

研修医 T：76 歳の男性です．高血圧，狭心症の既往がある ADL が自立した方です．自宅の敷地内で農業を営まれていて，本日は，畑の横で倒れているところを通行人に発見され，救急車で搬送となりました．体温 39.0℃，血圧 130/86 mmHg，脈拍 116/分，呼吸 18/分でした．診察上，それほど大きな所見がなかったので，熱中症の診断で，点滴，冷却しながら一般病棟へ搬送となっています．
Dr.N：今日は暑いですからね．患者さんを診に行きましょう．U さん，はじめまして．医師の N です．お話しできますか．
患者 U：先生，ご迷惑をおかけしてしまいました．
Dr.N：いえ，大変でしたね．確認させていただきたいのですが，畑で倒れたことは覚えていますか？
患者 U：いえ，それが，今日は家を出る時にふらふらしていて，畑仕事を始める前から嘔気，倦怠感を自覚していました．気のせいだろうと思い，畑仕事を始めたところ，体に力が入らなくなって，倒れてしまいました．
Dr.N：畑仕事を始める前から体調が優れなかったのですね．
患者 U：そうです．
Dr.N：そうですか．それが本当でしたら熱中症以外の病気を考えなければなりません．他に症状はありませんか．
患者 U：少し右の頭が痛いです．
Dr.N：少し診察させてください．

　診察してみると，右下肢に発赤，熱感，圧痛があり，蜂窩織炎の存在が確認された．また，右目に瞳孔散大，結膜充血が認められ，急性緑内障発作の可能性が疑われた．

Dr.N：Uさん，診察させていただいたところ，右足にばい菌が入り込んで炎症を起こしている所見が認められています．これについては，抗菌薬の投与を開始します．右目の見え具合はいかがですか？

患者 U：そういえば，いつもよりも見えにくいかも．

Dr.N：緑内障といって，目の圧が上がりすぎてしまう病気の可能性がありますので，眼科の先生に診察してもらいますね．

患者 U：よろしくお願いします．

Explanation

　高体温症は，体外環境が高温・多湿・無風という環境下において放熱機構の効率が悪くなり発症します．また，悪性高熱症という遺伝疾患性の素因をもつ患者さんが揮発性麻酔薬やサクシニルコリンに曝されることにより高熱をきたす病態もあります[1]（注；悪性症候群とは異なる概念です）．高体温症は，基本的に手足は温かく，体内では熱産生が抑制されるため，活動性や筋緊張が低下します．呼吸抑制が起こるといわれておりますが，悪性高熱症や熱射病では頻呼吸になる[1,2]ので，一概にはいえません．

　一方，発熱は種々の原因（発熱性物質）によって体温調節中枢が錯誤的に高い水準にセットされ，低温環境下に置かれた場合と同様の体温調節機構を営むことによって体温が高くなります．発熱では，熱産生促進と熱放出抑制が同時に起こり，熱産生促進は筋緊張亢進と体動の増加によって，熱放出抑制は末梢血管収縮によって生じます．末梢血管が収縮するため，四肢の血流量が減少し，末梢の手足は冷たく発汗は認められません[3]．逆に敗血症の初期では，末梢血管抵抗が抵抗するため，手足の末梢は温かく感じることもあります．

　このように両者を明確に区別することは難しいとされています．現実的には，病歴から推測していくしかなさそうです．病歴では，患者さんがおかれている環境や解熱薬が無効であることを丁寧に問診します．身体所見では，四肢末梢の温かさ，筋緊張，呼吸状態が区別するポイントです 表1 が，必ずしも当てはまらないことがあるので，注意してください．

　高体温症は，夏期に熱中症で受診されるばかりでなく，冬期にも過度な部屋の加熱や衣服の着込みで生じることもあります．この高体温症と発熱性疾患は治療方針が異なるため，高体温をみた際に，盲目的に発熱としないことが大切です．

表1 発熱と高体温の特徴

	発熱	高体温
原因	病気： 　感染症，膠原病，悪性腫瘍	環境： 　衣服着せすぎ，高温環境
熱産生	亢進（筋緊張亢進）	抑制（筋緊張低下）
手足の温度 発汗	冷たい（敗血症の初期は温かい） なし	温かい あり
呼吸抑制	なし	あり （熱射病では頻呼吸あり）
治療	原疾患の治療　解熱薬	冷却

本症例の教訓

体温が高い時，ときに発熱ではなく高体温が隠れている．
病歴と四肢の温度，筋緊張，呼吸回数に注目する．

● 参考文献

1) Rosenberg H, Pollock N, Schiemann A, et al. Malignant hyperthermia: a review. Orphanet J Rare Dis. 2015; 10: 93.
2) Tek D, Olshaker JS. Heat illness. Emerg Med Clin North Am. 1992; 10: 299-310.
3) Anthony S. Fauci, Eugene Braunwald, Dennis L. Kasper, et al. Harrison's Principle of Internal Medicine 17th Ed＞Chapter 17. Fever and Hyperthermia. New York City: McGrow-Hill Professional; 2008.

92 半夏厚朴湯が著効した嚥下障害

Example

往診スタッフ S：先生，新しい患者さんの依頼が来ています．
Dr.N：どのような方ですか？
往診スタッフ S：64歳の男性ですが，側弯症と精神発達遅滞がありまして ADL は車いす移動です．誤嚥を繰り返しており，最近まで誤嚥性肺炎で入院をしていました．
Dr.N：わかりました．ちなみに誤嚥を起こすような病気の記載はありますか？ 脳梗塞とか認知症とか？
往診スタッフ S：いえ，特にありません．頭部 MRI も行っているようですが，特に異常はなかったようです．ST さんのコメントもありますが，喉頭の挙上が遅く，嚥下反射時間の延長による嚥下障害と書いてありました．
Dr.N：何か神経疾患が隠れていなければいいですね．Y さん，初めまして．医師の N です．
家族 Y：よろしくお願いします．誤嚥を繰り返し起こしていて，何かいい薬はありますか．今まで，アマンタジンとエナラプリルを試しましたが，副作用により，服用継続が困難でした．シロスタゾールというお薬は頭痛がするようで，なんだか怖いようです．
Dr.N：それでは，漢方薬を試してみますか？
家族 Y：はい．試してみたいと思います．

　半夏厚朴湯を処方したところ，嚥下障害は改善し，その後，誤嚥は起こさずに，刻み食を食べられる状態となり，安定した生活を送れるようになった．

Explanation

半夏厚朴湯は古典『金匱要略（きんきようりゃく）』に咽中炙臠（いんちゅうしゃれん；喉の粘膜が敏感になって起こる不快感のことで，何かがへばりついた違和感という意味）に対して使用する漢方薬として，現在まで伝えられているお薬です[1]．また，半夏厚朴湯は加齢現象により咽頭蓋の動きが鈍くなってむせる場合にも使用されます．

本邦でも半夏厚朴湯に嚥下反射時間短縮効果により，誤嚥性肺炎の予防効果があるという報告もなされており[2]，嚥下障害に対して有効な薬剤と考えられています．作用機序としては，大脳基底核におけるサブスタンスPの分泌を促すことにより嚥下機能が改善されるといわれています．

超高齢化社会を迎えた日本で，65歳以上の高齢者における死因第3位は誤嚥性肺炎で，誤嚥性肺炎のマネジメントは非常に重要となってきております．誤嚥性肺炎の治療は，喀痰の除去や抗菌薬の投与ですが，予防も治療と同じくらい重要なことです．誤嚥性肺炎で一度入院すると，廃用症候群やせん妄などの退院後にも悩まされる合併症を生じることが多く，なるべく誤嚥性肺炎を起こさせないようにすることが望まれます．予防で重要な点は，口内を常に清潔に保つこと，嚥下機能に応じた食形態にすること，適切な食事の体勢・時間をとること，筋力を維持するため運動をすることなどが日常生活で求められます[3]．これらを行ったうえに，薬物治療 表1 により誤嚥の確率を低下させることも可能であり，禁忌がなければ使用を検討することもよいのではないかと思います．

表1 嚥下機能を改善させる内服薬[4-6]

ACE阻害薬	サブスタンスPの分解を阻害する．死亡率の改善も認められている．
アマンタジン	大脳基底核でドパミンの分泌を促進する．
シロスタゾール	大脳基底核の血流を改善させて，嚥下機能を改善させる．ただし，出血に注意．
半夏厚朴湯	サブスタンスPの分泌を促進する．
六君子湯，モサプリド	胃からの逆流が起こりやすいタイプに有効．

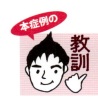
喉の症状や嚥下障害に対して，半夏厚朴湯は試す価値のある薬である．

● 参考文献

1) 傷寒・金匱方剤解説．http://kenseidou.net/shoukan211.pdf#search='半夏厚朴湯＋金匱要略'（access 2016/11/23）
2) Iwasaki K, Wang Q, Nakagawa T, et al. The traditional Chinese medicine banxia houpo tang improves swallowing reflex. Phytomedicine. 1999; 6: 103-6.
3) Luk JK, Chan DK. Preventing aspiration pneumonia in older people: do we have the 'know-how'. Hong Kong Med J. 2014; 20: 421-7.
4) El Solh AA, Saliba R. Pharmacologic prevention of aspiration pneumonia: a systematic review. Am J Geriatr Pharmacother. 2007; 5: 352-62.
5) He M, Ohrui T, Ebihara T, et al. Mosapride citrate prolongs survival in stroke patients with gastrostomy. J Am Geriatr Soc. 2007; 55: 142-4.
6) Iwasaki K, Wang Q, Nakagawa T, et al. The traditional Chinese medicine banxia houpo tang improves swallowing reflex. Phytomedicine. 1999; 6: 103-6.

93
ビスホスホネートの投与期間

> **Example**
>
> **往診スタッフ S**：先生，新しい患者さんの依頼があります．
> **Dr.N**：どんな方ですか？
> **往診スタッフ S**：84歳の女性で，高血圧，骨粗鬆症，脂質異常症の既往があります．今まで骨折の既往はなく，ADLも自立しておりました．今回，畳のうえで，足を滑らせて転んだだけなのですが，右大腿骨転子部骨折となって入院していました．入院に伴いADLが低下したため，通院が困難とのことで，訪問診療部に依頼がありました．

Dr.N：なるほど．では，お話を聞きに行ってみましょう．はじめまして，医師のNです．
患者 E：よろしくお願いします．今回はまいっちゃいました．一度転んだだけで，人生が変わっちゃう感じですよ．
Dr.N：転倒は，時に人生を変えてしまいます．予防をしっかり注意していきましょう．他に困っていることはありますか？
患者 E：はい．他には困っていることはなくて，元気です．
Dr.N：わかりました．初めてお会いするので，一通りの診察をさせてください．
患者 E：よろしくお願いします．

　身体診察上，右大腿骨転子部の手術痕のみで，他には特異的な所見は認められなかった．

Dr.N：診察上は，大きな問題はなさそうですね．内服しているお薬を確認させてください．
患者 E：内服しているのは，アムロジン®，リバロ®，ボナロン®，ワンアルファ®です．
Dr.N：ありがとうございます．このボナロン®は，大体何年間くらい服用していますか？
患者 E：大体6年くらいは飲んでいると思います．

Dr.N：Eさんの骨折は，非定形大腿骨骨幹部骨折という骨折の可能性もあると思います．そうであればボナロン®という薬の中止を検討する必要があると思います．

患者E：これは骨を元気にする薬だと聞いています．私に必要なのではないでしょうか．

Dr.N：これは骨粗鬆症に対して，第一選択の薬です．しかし，長く飲むと逆に骨がもろくなるので，3年以上の服用は避けた方がいいかもしれないという報告もあります．整形外科の専門の先生にもご意見を頂きましょう．

患者E：よろしくお願いします．

Explanation

骨粗鬆症の治療として，ビスホスホネート製剤は主要薬剤として骨粗鬆症の予防と治療ガイドラインにおいても使用が推奨されています．本邦で使用可能なビスホスホネート製剤は5種類存在し，椎体骨骨折の予防効果にはすべての種類で有効でありますが，非椎体骨折，大腿骨頸部骨折の予防にはアレンドロネートとリセドロネートのみであり，注意が必要です[1,2]．

ビスホスホネート製剤は骨折の既往がある骨粗鬆症のハイリスク患者では，脊椎骨骨折や大腿骨頸部骨折ともに効果があることが判明しておりますが，骨折の既往のない患者における有効性は，骨折の部位によって分かれています．脊椎骨骨折の予防に対しての有効性は認められているようですが，大腿骨頸部骨折などの非脊椎骨折においては，有効性は証明されておりません[3]．よって，ビスホスホネート製剤の適応は骨折の既往がある人や骨密度が低下しており，骨折のリスクが高い人（飲酒や喫煙，骨折の家族歴がある人）などに限られます．

また，ビスホスホネート製剤を3年以上投与すると，骨密度の改善が得られるどころか，骨折のリスクを高めてしまう報告も出てきました[4]．ビスホスホネート製剤を長期に使用することにより，骨のコラーゲン同士の架橋が変化し，骨のしなやかさが失われてチョークのように硬くなり，折れやすいという状態になってしまうようです．

近年，ビスホスホネートと非定形大腿骨骨幹部骨折 表1 の因果関係について最終的な結論は出ていないものの，本症例のように両者についての関連性が報告されています[5]．非定形大腿骨骨幹部骨折とは，以下の特徴を有する骨折です．

表1 非定形大腿骨骨幹部骨折の特徴

- 受傷機転としての明らかな外傷を認めない例や立位からの転倒など軽微な外傷による骨折
- 小転子遠位部直下から顆上部直上までの骨折で，横骨折か短い斜骨折像を呈する．粉砕骨折とはならない
- 両側皮質を貫通する完全骨折では，内側スパイクを認めることがある
- 不全骨折の場合は外側のみに生じる

　現段階でいえることは，ビスホスホネート製剤は漫然と長期に投与継続するのではなく，投与開始後3〜5年で服用継続について見直すことが必要だと思います．服用継続に関しては，骨密度や骨吸収マーカーで薬剤の効果を評価し，副作用のリスクなども勘案して総合的に判断します．なお，5年以上投与後にビスホスホネート製剤を中止しても骨折のリスクが上がることはないようです[6]．

　このように，骨粗鬆症の薬物治療のエビデンスは色々と出てきておりますが，日常診療で一番重要なことは転倒をさせないことだと思います．転倒につながるような薬剤や住居環境を整理し，視力の維持のための眼科的介入，ADLを維持できるように必要に応じてリハビリテーションの挿入を検討するようにしてください．

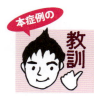

本症例の教訓　ビスホスホネート製剤は3年以上の長期使用は検討の余地がでてきた．今後の研究に注目すべし．

● 参考文献

1) Gehrmann SV, Windolf J, Kaufmann RA. Distal radius fracture management in elderly patients: a literature review. J Hand Surg Am. 2008; 33: 421-9.
2) McClung MR, Geusens P, Miller PD, et al. Effect of risedronate on the risk of hip fracture in elderly women. Hip Intervention Program Study Group. N Engl J Med. 2001; 344: 333-40.
3) Bolland MJ, Grey AB, Gamble GD, et al. Effect of Osteoporosis Treatment on Mortality: A meta-analysis. J Clin Endocrinol Metab. 2010; 95: 1174-81.
4) Erviti J, Alonso A, Gorricho J, et al. Oral bisphosphonates may not decrease hip fracture risk in elderly Spanish women: a nested case-control study. BMJ Open. 2013; 3: e002084.
5) 野中秀規, 土屋惠一, 北崎 等, 他. ビスホスホネート長期服用例に発生した非定形大腿

骨骨幹部骨折の検討. 千葉医学. 2013; 89: 231-4.
6) Bone HG, Hosking D, Devogelaer JP, et al. Ten years' experience with alendronate for osteoporosis in postmenopausal women. N Engl J Med. 2004; 350: 1189-99.

94
PPIは骨折のリスクになるクスリである

Example

往診スタッフO：先生，新しい患者さんの診療をお願いします．
Dr.N：了解です．
往診スタッフO：75歳の男性で，最近まで腰椎圧迫骨折で総合病院の整形外科に入院していました．既往歴は，高血圧，不安障害です．腰痛で，通院が難しいとのことで，当院に訪問診療の依頼が来ました．
Dr.N：そうですか．まずはお話を聞いてみましょう．Uさん，初めまして．医師のNです．
患者U：よろしくお願いします．腰が痛いですが，前に比べたら，よくなりました．今は，腰以外は特に問題なくて，食事もしっかり食べられています．
Dr.N：そうですか．それはよかったですね．お酒やタバコはのみますか？　ご家族で，圧迫骨折の方はいらっしゃいますか？　お薬は何を飲んでいますか？
患者U：お酒はたまに飲む位で，タバコは若い時に止めました．それほど吸っていないです．親戚で圧迫骨折の人はいないなぁ．薬は，アムロジン®，タケプロン®，デパス®，今回，ボナロン®とアルファロール®が追加となりました．
Dr.N：わかりました．最近，体重が減ったり，食欲がないということはありませんでしたか？
患者U：全くないです．今回，尻餅をついて，腰をやったようです．病院で調べたら，骨密度が低いようで，まいりました．
Dr.N：胃潰瘍や十二指腸潰瘍，逆流性食道炎といわれたことはありますか？
患者U：ありません．ただ，たまに胃の不快感があるので，数年前から胃薬を飲んでいます．
Dr.N：そうですか．実は，最近わかってきたことなのですが，このタイプの胃薬を飲み続けると骨折しやすくなることがあります．胃潰瘍などがなければ，この薬を継続しなくてはならないことはなくて，一度止めてみませんか？　もしくは，他の薬に変更することでも構わないと思います．
患者U：へぇ．そんなこと考えたこともなかったです．もう，骨折はこりごりなの

で，胃薬は止めてみます．

Explanation

PPI（proton pump inhibitor）は，1989年に初めての薬剤が上場され，胃十二指腸潰瘍や逆流性食道炎などの酸関連疾患に対して最も効果が高い薬剤で，現在，治療の主軸になっております．このようにPPIの存在意義は大きく，現在，米国では処方薬のなかで第3位の医療コストがかかる薬剤となっているようです．適切に使用されればまったく問題ないのですが，しばしば不必要に長期に使用されているケースをみかけます．もちろん，難治性・再発性逆流性食道炎では長期に服用が必要となるケースもあると思われますが，可能であれば常に服用を終了できるタイミングを探るようにしたいものです．

近年，PPIの長期使用により，呼吸器および消化管感染症，栄養障害，骨折などのリスク上昇が示唆されている報告があります[1]．The Food and Drug Administration（FDA）は，1年間に14日間の治療を3クール以上使用しないようにも提言されています[2]．

2011年のThe American Journal of MedicineでPPIと骨折に関する11の臨床研究に関するメタアナリシスが報告されています．この解析によると，PPIは大腿骨近位部骨折のリスクを上昇させ，椎体圧迫骨折やその他の部位の骨折のリスクも上昇させるという結果が出ていました．この研究で特筆すべき点は，1年以下の使用と1年以上の使用ともにリスクは変わりなかったという点であり，数カ月の使用でも骨折のリスクを上昇させることは認識しておく必要があります．しかも，ビスホスホネートの使用によっても骨折のリスクを減じることはできないということでした[3]．

PPIが骨折のリスクを上昇させる正確な機序は明確にされておりませんが，基礎研究や動物実験からは，破骨細胞のH^+ATPアーゼポンプを阻害することにより骨吸収を抑制する可能性示唆されています．この他，PPIにより低クロール状態となりカルシウム吸収が低下する可能性や，ビタミンB_{12}やマグネシウムの吸収低下による影響などが考えられております[1]．

骨折の他にもCKD[4]や認知症[5]も増やすなどと報告されており，PPIは一般的に思われているよりも気軽に使用をできるような薬剤ではないのかもしれません．目の前の患者さんの処方薬について，PPIも含めて見直してみませんか？

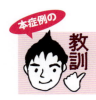

本症例の教訓　PPI は不必要になった時点で中止する．

● 参考文献

1) Yu EW, Bauer SR, Bain PA, et al. Proton pump inhibitors and risk of fractures: A meta-analysis of 11 international studies. Am J Med. 2011; 124: 519-26.
2) FDA Drug Safety Communication. Possible increased risk of fractures of the hip, wrist, and spine with the use of proton pump inhibitors. (Rockville, MD: U.S. Food and Drug Administration) http://www.fda.gov/drugs/drugsafety/post-marketdrugsafetyinformationforpatientsandproviders/ucm213206.htm. (Accessed November 23, 2016)
3) De Vries F, Cooper AL, Cockle SM, et al. Fracture risk in patients receiving acid-suppressant medication alone and in combination with bisphosphonates. Osteoporosis Int. 2009; 20: 1989-98.
4) Xie Y, Bowe B, Li T, et al. Proton pump inhibitors and risk of incident CKD and progression to ESRD. J Am Soc Nephrol. 2016; 27: 3153.
5) Haenisch B, von Holt K, Wiese B, et al. Risk of dementia in elderly patients with the use of proton pump inhibitors. Eur Arch Psychiatry Clin Neurosci. 2015; 265: 419-28.

95 ARB＋NSAIDs 使用後の腎機能低下

Example

往診スタッフ O：先生，緊急往診を1件お願いできますか？
Dr.N：いいですよ．どのような方ですか？
往診スタッフ O：脳梗塞，骨粗鬆症，高血圧の既往がある84歳の男性で，ベッド上で寝たきりの方です．本日は，体がむくんできており，呼吸も苦しそうとのことで，緊急往診の要請がありました．
Dr.N：それは急を有する状況ですね．すぐに行きましょう！
　　　Wさん，こんにちは．医師のNです．
患者 W：苦しい．
家族 W：先生，大体1週間前くらいから足や手，最近は背中にもむくみが出てくるようになってきました．しかし，食事は摂れているし，何も症状を訴えなかったので様子をみていました．一昨日辺りから，食事摂取量が低下して，今日から息苦しさを訴えるようになりました．
往診スタッフ O：2日前にY先生にみてもらい，採血の結果が出ています．

> 血清クレアチニン値が普段1 mg/dL くらいであったが，急に4.8 mg/dL まで上昇していた．

Dr.N：最近，おしっこの出はいかがでしたか？　あと，少し，座ってみましょうか．
家族 W：ここ数日はおしっこの量は少なくなりました．
患者 W：あぁ，頭を上げて少し楽になったよ．
Dr.N：今，内服している薬剤をみせてください．
家族 W：バイアスピリン®，ラシックス®，アムロジン®，オルメテック®，ボナロン®，アルファロール®，ロキソニン®を服用しています．ロキソニン®は，1カ月前に腰の痛みで飲み始めました．
Dr.N：わかりました．診察をさせてください．

K 薬剤・その他

診察上，全身に圧痕性浮腫があり，頸静脈怒張，両側背部下方に水疱性ラ音が認められた．心音では，明らかな雑音やⅢ音は聴取できなかった．心電図を施行したが，特に虚血性変化は認められなかった．

Dr.N：Wさん，何らかの原因で腎臓の機能が低下し，水が溜まって，心臓に負担がかかっている状況だと思います．薬の飲み合わせで，腎臓が悪くなったのかもしれません．入院して治療を受けた方がいいと思います．

家族W：よろしくお願いします．

　　入院後，心臓の評価がなされ，特に心臓には異常は認められなかった．薬剤性腎障害が疑われ，ロキソニン®，オルメテック®の中止により，腎機能は徐々に回復した．

Explanation

　　アンギオテンシン受容体拮抗薬（ARB）やアンギオテンシン変換酵素阻害薬（ACEI）は，レニン-アンギオテンシン-アルドステロン系を阻害することにより，糸球体の輸出細動脈を拡張させて糸球体内圧を低下させます．糸球体内圧を低下させることにより長期的な腎機保護作用を発揮しています[1]．

　　しかし，例えば敗血症や出血，周術期などによる循環不全状態では，腎血流量が低下するので，ある程度の糸球体内圧を維持することが必要となり，このような急性期の状況では，ARBやACEIは腎臓にはマイナスに働くことがあり得ます[2]．また，非ステロイド系解熱鎮痛薬（NSAIDs）は，糸球体の輸入細動脈を収縮させて，糸球体血流量を下げてしまいます[3]．よって，理論的には，両者の併用によって，糸球体内圧は極端に下がり，有効な腎機能を発揮することができなくなってしまうことが起こることがあります．

　　2013年のBritish Medical Journalに，ある一つの大規模コホート研究の結果が掲載されました．英国の48万7372人を対象に，ネステッドケースコントロール分析が実施されました．利尿薬＋ACEI/ARBの使用者を参照群としたグループと，利尿薬＋ACEI or ARBの2剤とNSAIDsを同時期に使用（3剤併用）したグループについて，急性腎障害による入院について調査されました．その結果，調整率比を求めたところ，1.31（1.12-1.53）と有意なリスク上昇がみられ，特にNSAIDsの使用開始から30日以内に最もリスクが高くなるという結果となりました[4]．

これらの降圧薬はよく使用されており，心不全を有する患者さんであれば，利尿薬も併用されているかもしれません．また，利尿薬との合剤も多い現在では，そのような患者さんに NSAIDs を処方する際には，腎機能低下に注意していただきたいと思います．

本症例の教訓　ACEI/ARB と NSAIDs の併用時には腎機能障害に注意する．

● 参考文献

1) Kidney Disease Outcomes Quality Initiative (K/DOQI). K/DOQI clinical practice guidelines on hypertension and antihypertensive agents in chronic kidney disease. Am J Kidney Dis. 2004; 43: S1-290.
2) Arora P, Rajagopalam S, Ranjan R, et al. Preoperative use of angiotensin-converting enzyme inhibitors/angiotensin receptor blockers is associated with increased risk for acute kidney injury after cardiovascular surgery. Clin J Am Soc Nephrol. 2008; 3: 1266-73.
3) Huerta C, Castellsague J, Varas-Lorenzo C, et al. Nonsteroidal anti-inflammatory drugs and risk of ARF in the general population. Am J Kidney Dis. 2005; 45: 531-9.
4) Lapi F, Azoulay L, Yin H, et al. Concurrent use of diuretics, angiotensin converting enzyme inhibitors, and angiotensin receptor blockers with non-steroidal anti-inflammatory drugs and risk of acute kidney injury: nested case-control study. BMJ. 2013; 346: e8525.

96
骨を脆くする利尿薬

研修医 H：先生，昨日，転倒による右大腿骨頸部骨折と原因不明の低ナトリウム血症で入院された患者さんの報告をさせてください．

Dr.N：了解です．低ナトリウム血症による転倒でしょうかね．

研修医 H：はい．77 歳の女性で，高血圧，心筋梗塞，虚血性心筋症による慢性心不全で循環器内科に入院歴がある方です．現在，自宅で息子さん夫婦が面倒をみられており，ADL は室内伝い歩き可能なレベルです．

> 数日前より食欲不振，何となく元気がない状態が続いていたようです．徐々に活動性も低下し，昨晩，トイレに行く際に転倒し，当院へ救急搬送となりました．右臀部痛があり，右大腿骨頸部骨折と診断され，今後整形外科で人工骨頭置換術が行われる予定です．入院時の血液検査で，血清ナトリウム 122 mEq/L と低ナトリウム血症が認められ，当科へ入院となりました．

Dr.N：なるほど．徐々に生じた低ナトリウム血症でさまざまな症状の説明がつきそうですね．では，低ナトリウム血症となった原因について調べないといけませんね．

研修医 H：はい．他の検査所見でも意識障害と関連する所見はありませんでした．この方は，体液量は正常で，極端な過不足はないと思います．尿中ナトリウム 44 mEq/L，FENa 1.5％，FEUN 45％でした．血清 UA 4.5 mg/dL でした．TSH やコルチゾールは既に提出ずみです．尿一般沈査では異常なしです．過度な飲水の病歴もありません．

Dr.N：すばらしいですね！　今のところ原因は，何が考えられそうですか？

研修医 H：はい．ホルモンの結果を待ちつつ，生理食塩水で補正を行っております．

Dr.N：内服薬は何か飲まれていますか？

研修医 H：服用薬剤は，アムロジピン®，バイアスピリン®，レニベース®，アーチス

ト®,ラシックス®,クレストール®です.
Dr.N: そうですか.現在,浮腫など体液貯留の所見はないのですね.
研修医 H: ありません.
Dr.N: ラシックス®は中止しましょう.転倒はもちろん,骨密度低下の原因になっているかもしれません.

後日,骨密度は YAM 70%であり,年齢比でも基準値以下であった.

Explanation

　ループ利尿薬は,近位尿細管の Na^+-K^+-$2Cl^-$ 共輸送体に作用し,ナトリウム再吸収を抑制して利尿を促すことにより,過剰になった水分を体外に排出させます.そのような薬剤なので,心不全など体液量をコントロールする時に必須の薬剤です.
　しかし,近位尿細管の Na^+-K^+-$2Cl^-$ 共輸送体に作用するため,カリウムの再吸収が抑制されます.長期にわたる使用により低カリウム血症となりますし,それによりインスリンの分泌抑制,またインスリン感受性の低下も引き起こし,その結果,耐糖能異常が出現します[1].また,ナトリウムの再吸収が抑制されることにより,近位尿細管での尿酸の再吸収が促され,高尿酸血症を誘発します[2].
　ループ利尿薬はカルシウム排泄作用を有するため,時に高カルシウム血症の治療として生理食塩水と併用して用いられます.少し古い研究ですが,大腿骨頸部骨折で入院された高齢者を対象に,サイアザイド系利尿薬投与群とループ利尿薬投与群で,骨折のリスクがどのようになるか比較したケースコントロールスタディがあります[3].カルシウム排泄を抑制するサイアザイド系利尿薬とカルシウム排泄を促進させるループ利尿薬が骨折にどのような影響を及ぼすか評価した研究です.結果は,サイアザイド系利尿薬投与群は骨折の予防効果はなく,ループ利尿薬投与群では骨折との関連性がみいだされました.ループ利尿薬は長期に使用することにより,低カルシウム血症となるばかりではなく,骨密度低下,ひいては骨折を起こす可能性があるようです.また,本例のように稀に低ナトリウム血症に関連することもあり,低ナトリウム血症からせん妄が生じ,転倒のリスクが増加するため,他の意味でも骨折のリスクとなり得ます.
　よって,ループ利尿薬は体液量が過剰な場合のみ,短期間の使用とし,決して漫然と使用しないことが重要であると思われます.体液量が正常化したら,中止し,必要に応じて使用するという姿勢が大切です.
　稀ではありますが,ループ利尿薬は,血球減少や聴力障害,急性膵炎の原因と

なることもあり，決して軽々しく漫然と投与してよい薬剤ではありません[4,5]．

フロセミドは体液過剰状態のみに投与する．漫然と投与はしない．

● 参考文献

1) O'Byrne S, Feely J. Effects of drugs on glucose tolerance in non-insulin-dependent diabetics (Part I). Drugs. 1990; 40: 6-18.
2) Steele TH, Oppenheimer S. Factors affecting urate excretion following diuretic administration in man. Am J Med. 1969; 47: 564-74.
3) Heidrich FE, Stergachis A, Gross KM. Diuretic drug use and the risk for hip fracture. Ann Intern Med. 1991; 115: 1-6.
4) Chao CT, Chao TY. Furosemide and pancreatitis Importance of dose and latency period before reaction. Can Fam Physician. 2013; 59: 43-5.
5) Rybak LP. Ototoxicity of loop diuretics. Otolaryngol Clin North Am. 1993; 26: 829-44.

97 市販の風邪薬でもご注意を！

Example

往診スタッフ S：先生，腹痛で緊急往診の要請です．
Dr.N：行きましょう！
往診スタッフ S：認知症でアリセプト®を処方されている78歳の男性で，奥様と2人暮らしです．普段は特に大きな問題はありませんが，たまに人が変わったように，認知が進行することがあるようです．夕食後より腹痛を訴えていたようで，奥様からご連絡がありました．
Dr.N：こんばんは．医師のNです．
患者 K：先生，痛くて，痛くて．
家族 K：先生，さっきからこの繰り返しで．
Dr.N：わかりました．まずは痛いところをみてみましょうね．Sさん，バイタルサインのチェックをお願いいたします．

　冷や汗をかいて，下腹部を押さえている．診察したところ，下腹部が膨隆し，同部位に圧痛，硬結が触れた．ポータブルエコーでは，同部位に尿が貯留した膀胱が認められた．

Dr.N：おしっこが溜まっているようですね．排尿はありましたか？　すぐに処置をしますよ．楽になりますからね．
患者 K：今日はおしっこが出ていません．先生，よろしくお願いします．

　経尿道カテーテルを挿入したところ，800 mLの尿が得られた．

患者 K：先生，エラく楽になりました．ありがとうございます．
Dr.N：Kさん，何か新しく薬を服用したことはありませんか．
患者 K：薬ですか．特に新たな薬はありません．
家族 K：先生，昨日，少し風邪っぽかったので，私が以前処方されたPL配合顆粒®を

飲ませました．
Dr.N： 今まで風邪薬を飲んだことはありましたか？
家族 K： いいえ．普段は風邪も引かない元気な方ですから，薬は認知症の薬のみです．
Dr.N： お年寄りの場合，風邪薬で尿閉になりえます．今後，服用は避けた方がいいかもしれませんね．それと，認知症の中で，薬に過敏になってしまうものがあります．今回のことも含めて，診療情報提供書を作成いたしますので，今度の外来で聞いてみてください．
家族 K： わかりました．ありがとうございます．

後日，神経内科医から返信があり，以前より疑いのあったレビー小体型認知症の可能性が高いとの返答をいただいた．

Explanation　一般外来において，感冒の患者さんにはどのような処方をしていますか？　優れた感染症に関する本が多数出版されており，以前よりは感冒に対して抗菌薬が処方されることは多少，少なくなったように感じます．感冒に対して，基本的に抗菌薬は必要ありません[1]．

感冒はウイルス性と思われる上気道炎であり，鼻汁，咽頭痛，咳嗽の他に，時に頭痛，発熱，関節痛などの全身症状を伴います．それらの症状を全て緩和してくれる総合感冒薬は，全ての症状がそろっている患者さんに対して処方する場合にはよい選択肢かもしれません．しかし，実際には全ての症状が出ている患者さんばかりではなく，そのような患者さんは一部です．

総合感冒薬の中で代表的な PL 配合顆粒®の成分をみてみましょう．
- サリチル酸アミド（サリチル酸系解熱）
- アセトアミノフェン（解熱）
- メチレンジサリチル酸プロメタジン（抗ヒスタミン）
- カフェイン

サリチル酸アミドはアスピリンなどのグループで解熱鎮痛効果を有します．しかし，インフルエンザや小児には避けた方がよい成分です[2]．

アセトアミノフェンも解熱鎮痛作用を有する成分です．鎮痛作用まで求めるとなるとある一定の投与量（約 10 mg/kg くらい）が効果発現には必要です．解熱作用では 1.5 g/日まで投与が可能です[3]．しかし，PL 配合顆粒®1 g に 150 mg しか含まれていません．副作用の心配はなさそうですが，用量が少なく効果が望め

るか心配なところです．

　第一世代の抗ヒスタミン作用を有するメチレンジサリチル酸プロメタジンは鼻汁に対して有効です．しかし，この成分により眠気や抗コリン作用（目のかすみ，便秘，尿閉）などのリスクがあり，高齢者では問題となることがあります．

　無水カフェインはいわずと知れたカフェインです．恐らく，抗ヒスタミン作用に拮抗して眠気が出ないように含まれているものと推測します．風邪の時は，ゆっくり眠って体を休ませるべきなので，体にとってはあまり好ましい成分ではないと思います．

　このようにさまざまな成分が入っているがゆえ，アレルギーなどの副作用のリスクが高まると思います．我々医療従事者は，各症状に有効な薬剤を知っているので，患者さんから何の症状が辛いのかをしっかり問診して，必要な薬剤のみを処方することが一番よい方法だと思いませんか？　ありきたりな風邪診療も考えながら行うと面白くなりますよ．

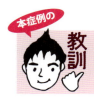

本症例の教訓　感冒に対しては，抗菌薬は絶対に，総合感冒薬はなるべく処方しない．各症状に応じた処方を行う．

● 参考文献

1) Arroll B, Kenealy T. Antibiotics for the common cold. Cochrane Database Syst Rev. 2002; 3: CD000247.
2) Aspirin: Drug information. Up to date. Topic 8907 Version 186.0.
3) 医薬品インタビューフォーム．カロナール原末．2016年1月（改訂第7版）．

98 スタチンは糖尿病のリスクを上げる

Example

往診スタッフ S：N 先生，先生と一緒に訪問診療で伺っている O さんが聞きたいことがあるようです．

Dr.N：何だろう？　病状は落ち着いていると思うんだけど．こんにちは！　O さん，お元気でしたか？

患者 O：先生，いつもありがとうございます．体調はお陰様で特に問題はありません．

Dr.N：それはよかった．それでは，本当に問題がないか診察させてくださいね．

患者 O：先生，一つ聞きたいことがあるのですが．

Dr.N：どうかしましたか？

患者 O：この前，息子から血清コレステロール値を下げるお薬で今飲んでいる薬よりもいい薬があるって聞いたの．今飲んでいる薬は，効果が弱いらしいっていうことを聞いて心配になっちゃって．どうかしら？

Dr.N：なるほど．今飲んでいる，メバロチン®では不安なのですね？　コレステロールを下げるお薬の中でスタチン系という薬を O さんは飲んでいる訳ですが，確かに，スタチン系の中では一番古典的な薬で最新の薬よりも効果は若干落ちるかもしれませんね．

患者 O：先生には考えがあって，この薬にしているのですか？

Dr.N：はい．まず，前回の血液検査では，十分にコレステロールは下がっていますし，薬の副作用も出ていませんので，今の薬でも全く問題ないのですよ．また，最近いわれていることですが，スタチン系のお薬は糖尿病のリスクを上昇させることがいわれています．O さんは糖尿病をおもちなので，一番影響が少ないメバロチン®を選択しています．

患者 O：そうだったのですね！　先生，ありがとうございます．私，今の薬のままでいいです．

Dr.N：そうですね．同じ系統の薬とはいえ，変更したことによって新しい副作用が出てくることもありえます．こちらで定期的にチェックをしていますので，問

題がない限りは今の治療を継続でいいと思いますよ.

患者 O: わかりました．運動と食事にも注意したいと思います．

Explanation

HMG-CoA 還元酵素阻害薬（スタチン）は脂質代謝異常症に使用される薬剤で，血清 LDL コレステロール値を下げるばかりではなく，抗動脈硬化作用により心血管疾患の一次予防や二次予防に使用される薬剤です．副作用も比較的少なく，現在ではジェネリックも多く販売されており，広く処方されている薬剤です．イギリスでは心疾患の予防薬として，50 歳以上の人に使用される傾向にあるようです[1]．

そんなスタチンですが，最近，スタチンの処方を受けていた人では受けていなかった人に比べて 2 型糖尿病を発症するリスクが 46％ も上昇することが判明しました．糖尿病を患っていないフィンランドの男性約 9000 人（45〜73 歳）を 6 年間追跡し，スタチン服用と糖尿病発症の関連について分析したようです．対象患者の 4 人に 1 人が調査開始時にスタチンを服用しており，調査期間中に 625 人の（2 型）糖尿病の発症が確認されています．スタチン服用者では非服用者に比べて，インスリン感受性，分泌能ともに低下するようです[2]．

さらに，認知機能や記憶に対する影響も一時期は報告されておりましたが，スタチン使用と一過性全健忘やアルツハイマー病との関連は否定的な結果が出ました[3]．

糖尿病発症のリスクは，ストロングスタチンといわれている薬剤ほど強いようですが，スタチンの中でもプラバスタチンは糖尿病のリスクが下がるといわれています[4]．よって，目標の血清コレステロール値が達成できるのであれば，プラバスタチンの使用がよいようです．これらの他，高用量の使用で肝細胞がんのリスクも上昇することも報告されています[5]．

今までは，スタチンは少しでも動脈硬化のリスクがあれば使用すればよいという考え方が優勢でした．確かに多数のエビデンスが出ており，そのようなよい側面があることは事実だと思います．しかし，その反面，新たに判明してくるデメリットもあり，使用の際にはバランスよく判断することが重要となってきています．

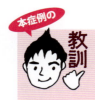

本症例の **教訓**

スタチンの使用は糖尿病のリスクを上げる可能性がある．ストロングスタチンもよい点ばかりではないかもしれない（スタチンの中でコレステロール低下作用が強い薬があり，ストロングスタチンといわれています．ex: クレストール®，リピトール®，リバロ®）．

● 参考文献

1) Ebrahim S, Casas JP. Statins for all by the age of 50 years? Lancet. 2012; 380: 545-7.
2) Cederberg H, Stančáková A, Yaluri N, et al. Increased risk of diabetes with statin treatment is associated with impaired insulin sensitivity and insulin secretion: a 6 year follow-up study of the METSIM cohort. Diabetologia. 2015; 58: 1109-17.
3) Ott BR, Daiello LA, Dahabreh IJ, et al. Do statins impair cognition? A systematic review and meta-analysis of randomized controlled trials. J Gen Intern Med. 2015; 30: 348-58.
4) Freeman DJ, Norrie J, Sattar N, et al. Pravastatin and the development of diabetes mellitus: evidence for a protective treatment effect in the West of Scotland Coronary Prevention Study. Circulation. 2001; 103: 357-62.
5) Newman TB, Hulley SB. Carcinogenicity of lipid-lowering drugs. JAMA. 1996; 275: 55-60.

99 NSAIDsの副作用

Example

往診スタッフS：先生，一件新しい訪問の依頼が来ております．
Dr.N：どのような方ですか？
往診スタッフS：はい，75歳の男性で，既往に心筋梗塞，胃潰瘍，高血圧，腰部脊柱管狭窄症，腎細胞がんがある方です．腰痛で整形外科クリニックをずっと通院していたようですが，最近，認知機能が低下してきたようです．2カ月前に心筋梗塞で入院され，無事に治療が行われたようですが，歩行が難しくなったとのことで訪問診療部へ依頼となりました．
Dr.N：了解です．
往診スタッフS：先生，到着しました．
Dr.N：Iさん，初めまして．医師のNです．
患者I：よろしくお願いします．
家族I：先生，診察の前にご相談したいことがあります．
Dr.N：何かお困りですか？
家族I：実は，ずっと以前から腰痛でロキソニン®というお薬を飲んでいます．これは副作用があるからずっと飲むべき薬ではないということが書いてあって．心配なので，今後も飲んでもいいかまずお聞きしたいと思いました．
Dr.N：ロキソニン®は鎮痛薬としては大変いいお薬だと思います．しかし，すべてのお薬にいえることですが，副作用がありますので，その点を考えて服用すべきかを考える必要があります．最近，腰の痛みはいかがですか？
家族I：最近は落ち着いているようです．しかし，本人が頑固に飲むといって聞かないのです．先生から説明していただけますか？
Dr.N：わかりました．
患者I：先生，やっぱり痛み止めは飲み続けない方がいいですか？
Dr.N：Iさん，ロキソニン®は大変いい薬ですが，Iさんにとっては相性が合わない薬かもしれません．ロキソニン®は，胃潰瘍や心筋梗塞のリスクを上げるといわれています．Iさんは，すでに2つの病にかかっていますね．よって別のお薬に変

えるか，痛みがないのでしたら中止がベストだと思います．
患者 I：なるほど．薬によって心筋梗塞が引き起こされたかもしれないのですね？
Dr.N：その可能性もあるかもしれません．
患者 I：お薬を少し止めてみます．

Explanation

　ロキソニン®をはじめとする非ステロイド系抗炎症薬（NSAIDs）は解熱鎮痛薬として，アセトアミノフェンと二大巨頭といっても過言ではないくらいに存在感のある薬剤です．特に痛みを相手にすることが多い整形外科ではなくてはならない存在であると思います．実際に，訪問診療や外来などで，整形外科を並診している患者さんの多くで，整形外科からNSAIDsの処方がなされています．

　しかし，この解熱鎮痛作用の反面，さまざまな副作用があります．特に消化性潰瘍や腎障害については，有名であるため広く認識されていると思われますが，他にもさまざまなリスクが報告されています　表1．

表1 NSAIDsの臓器別副作用（Solomon DH. Nonselective NSAIDs：Overview of adverse effects[1]）．

心血管	冠血管リスク，心不全
呼吸器	気管支攣縮，好酸球性肺炎
消化器	消化性潰瘍，消化管出血，dyspepsia
肝臓	ごく稀に肝機能障害
腎臓	腎機能障害，高カリウム血症，低ナトリウム血症，浮腫，高血圧
神経	無菌性髄膜炎，認知機能低下，耳鳴り，脳卒中
血液	骨髄機能低下，出血傾向
アレルギー	アナフィラキシー
皮膚	多形滲出性紅斑，スティーブンス・ジョンソン症候群
筋骨格系	骨折リスク，腱，靭帯への損傷の可能性
悪性腫瘍	腎細胞がんのリスクを上げる．直腸がん，前立腺がん，乳がんのリスクを下げる．

　さまざまな副作用の報告がありますが，特筆すべき点は，心血管イベントや認知機能低下，悪性腫瘍のリスクにもなり得るという点です．NSAIDsは日常的に使用されている割には，意外と生命予後やQOLに関わる副作用を有し，注意が必要であると感じております．痛みに対しては根本治療を考慮し，可能であれば

アセトアミノフェンで対応すること，やむなく NSAIDs を使用する際には，必要最小限として，漫然と使用しないことを意識して処方するようにして頂きたいと思います．

NSAIDs の使用は必要最小限に．他の対処法を考える．

● 参考文献
1) Solomon DH. Nonselective NSAIDs: Overview of adverse effects. Up to date. This topic last updated: Sep 20, 2016.

100 ベンゾジアゼピンは賢く処方する

> **Example**
>
> **往診スタッフO**：先生，新しい往診依頼が来ております．
> **Dr.N**：了解しました．どのような患者さんですか？
> **往診スタッフO**：82歳の女性で，認知症，不眠症の既往があり，1カ月前に転倒による右大腿骨頸部骨折で入院された方です．右大腿骨頭置換術が行われたようですが，入院中に誤嚥性肺炎を発症したようです．その間に下肢筋力が低下し，通院が難しくなったとのことで訪問診療の依頼となりました．
> **Dr.N**：転倒は人生を変えますね．転びやすいお部屋だったのでしょうか？
> **往診スタッフO**：契約の時に伺いましたが，特に段差や散らかった様子はありませんでした．
> **Dr.N**：そうですか．では，何か薬剤が悪い影響を及ぼしていなければいいですね．
> **往診スタッフO**：内服は，アリセプト®，デパス®，プロマック®，ビオフェルミン®，マグラックス®です．
> **Dr.N**：デパス®は転倒の原因になる薬剤ですね．ずっと内服しているか確認が必要ですね．
> **往診スタッフO**：はい．先生，到着いたしました．
> **Dr.N**：Tさん，初めまして．医師のNです．
> **患者T**：よろしくお願いします．入院で随分足腰が弱くなってしまって．
> **Dr.N**：自宅でもリハビリができますよ！ リハビリを頑張って，以前のような元気な状態に戻ってくださいね．
> **患者T**：よろしくお願いします．
>
> 一通りの診察を終えて．
>
> **Dr.N**：Tさん，一点，気になることがあります．デパス®という薬なのですが，これは不安を抑えたり，眠くなるお薬ですが，副作用として筋力を低下させて転倒させやすくする薬でもあります．今回，転倒した要因の一つではないかと思っ

ており，他の薬剤への変更が望ましいと思います．
患者T： そうなのですね．もう2度と骨折はごめんなので，変更してほしいと思います．
Dr.N： わかりました．しかし，この薬は長く飲んでいると急に中止しない方がいい薬なので，まずは，2日に1回にして，デパス®を飲まない日は他の薬で代替しましょう．もちろん，飲まないで眠れるのがベストです．
患者T： わかりました．よろしくお願いします．

Explanation

デパス®をはじめとするベンゾジアゼピン系薬は，GABAという鎮静系の神経伝達物質の受容体に似たベンゾジアゼピンの受容体に薬剤が結合することによって効果をもたらせます．不安障害の症状を軽減する作用と眠りに入るまでの時間を短縮する作用が確実であり，また選択的セロトニン再取り込み阻害薬（SSRI）やセロトニン・ノルアドレナリン再取込み阻害薬（SNRI）などの薬剤よりも即効性があるため，非常に幅広く使用されています．

しかし，ベンゾジアゼピン系薬には，常用性と依存性があり，長期の使用では中止することが困難です[1]．急な断薬により強い離脱症状が生じることがあり，長期使用をさせないようにすることが重要です．使用は1カ月以内にとどめるようにすることが理想です[2]．

また，ベンゾジアゼピン系薬の鎮静作用は，高齢者にとって，認知機能や運動機能の低下をもたらすことにより，転倒や骨折のリスクを増加させ，最終的には生命予後を悪化させるという報告があります[3]．高齢者には，なるべくベンゾジアゼピン系薬を使用しないで医学的管理を行えるように努力する必要があります．例えば，不眠に対しては生活改善をアドバイスしたり，不安に対しては，可能な範囲でご家族や周囲の方々に支援していただくようにする努力が大切ではないかと思います．

さらに，日常診療において，ベンゾジアゼピン系薬が複数処方されていることがあります．これは同じ受容体をブロックしているのみであり，効果の増強は期待できないばかりか，副作用のリスクを上昇させてしまうだけの処方であります[4]．このような処方は避けた方がよいと考えられ，日常診療では患者さんやそのご家族とお話ししながら，減量をしていくように心がけています．

同じ先進国のアメリカと比較しても，日本でのベンゾジアゼピン薬の処方量は多く[5]，もしかしたら目にみえない形で患者さんに害を及ぼしている可能性も十

分にあり得ます．ベンゾジアゼピンの処方について，一度立ち止まって考えてみませんか？

ベンゾジアゼピンは，適応を考慮して処方とする．

● 参考文献

1) Ashton H. The treatment of benzodiazepine dependence. Addiction. 1994; 89: 1535-41.
2) Mehdi T. Benzodiazepines Revisited. BJMP. 2012; 5: a501.
3) Piesiur-Strehlow B, Strehlow U, Poser W. Mortality of patients dependent on benzodiazepines. Acta Psychiatr Scand. 1986; 73: 330-5.
4) 高江洲義和．睡眠薬の多剤併用の効果と安全性．Clinician. 2015; 639: 46-53.
5) 村崎光邦．わが国における向精神薬の現状と展望―21世紀を目指して―．臨床精神薬理．2001; 4: 3-27.

Index

あ行

亜急性甲状腺炎	130
亜急性連合性脊髄変性症	150
悪性腫瘍	312
悪性リンパ腫	174
アルカリ血症	206
アルツハイマー病	96
アルドステロン/レニン比	136
アンギオテンシン受容体拮抗薬	300
アンギオテンシン変換酵素阻害薬	300
異型肺炎	33
意識障害	105
胃食道逆流症	81, 93
遺伝性毛細血管拡張症	44
意味性認知症	111
イレウス症状	66
ウイルソン病	141
うつ病	277
壊死性筋膜炎	246
嚥下障害	291

か行

蚊アレルギー	177
化膿性脊椎炎	67
眼瞼結膜の点状出血	15
肝細胞がん	309
感染性硬膜下血腫	114
感染性心内膜炎	15
感染性動脈瘤	30
気管支喘息	56
気管支喘息-COPD オーバーラップ症候群	56
気管短縮	47
偽痛風	140
キャンピロバクター腸炎	72
急性HIV感染症	249
急性心筋炎	18
急性ポルフィリン症	127
虚血性大腸炎	84
巨細胞性動脈炎	225
菌血症	243
劇症1型糖尿病	153
劇症型心筋炎	18
血液培養	243
結核	37
血管内リンパ腫	168
血清コルチゾール	146
結石性腎盂腎炎	194
原発性アルドステロン症	136
高LDH血症	168
高アンモニア血症	143
高カルシウム血症	165, 206
好酸球性食道炎	81
好酸球増多症	180
甲状腺機能異常	141
甲状腺機能亢進症	6
甲状腺機能低下症	156
高体温症	287
後天性血友病	159
硬膜下膿瘍	114
高齢発症関節リウマチ	209
高齢発症全身性エリテマトーデス	215
誤嚥性肺炎	40
誤嚥性肺臓炎	40
骨折	297, 303
骨粗鬆症	293

さ行

細菌性肺炎	53
再発性多発軟骨炎	221
吃逆	283
収縮性心膜炎	12
腫瘍随伴症候群	87

腫瘍熱	162
小腸アニサキス	78
真菌血症	243
神経梅毒	268
心血管イベント	312
深在性真菌感染症	264
心房細動	6
膵がん	133
スーパー抗原	237
スタチン	309
ストロングスタチン	309
成人T細胞性白血病/リンパ腫	165
成人発症Ⅱ型シトルリン血症	143
成人発症関節リウマチ	209
生物学的偽陽性	267
赤痢	75
セルロプラスミン	150
前頭側頭変性症	102
総合感冒薬	306
僧帽弁逸脱症	27

た行

第三世代セフェム系抗菌薬	59
代理ミュンヒハウゼン症候群	280
タコツボ心筋症	9
低髄圧症候群	108
低ナトリウム血症	303
低マグネシウム血症	141
低リン血症	191
デング出血熱	234
デング熱	234
典型的狭心痛	21
転倒	315
銅欠乏	150
動静脈奇形	44
トキシックショック症候群	237
特発性好酸球増多症	181
特発性腎性低尿酸血症	199
ドネペジル	96

な行

ナプロキセン	162
2型糖尿病	133, 309
二次性高血圧症	137
尿膜管遺残	185
尿膜管洞	185
尿膜管のう胞	185
尿膜管瘻	185
認知機能低下	312
猫引っ掻き病	260
脳静脈血栓症	123

は行

肺エコー	3
肺気腫	47
肺塞栓症	24
バイタルサイン	105
梅毒	267, 271
播種性 M. kansasii 感染症	254
長谷川式簡易知能評価スケール	96
パニック障害	274
パリノー眼腺症候群	260
パルボウイルスB19感染症	240
半夏厚朴湯	290
非けいれん性てんかん重積	99
鼻出血	44
非ステロイド系解熱鎮痛薬	300
非ステロイド系抗炎症薬	312
ビスホスホネート	293
微熱	277
副甲状腺機能亢進症	141
副腎不全	146
プラバスタチン	309
フルオロキノロン系抗菌薬	37, 202
プロカルシトニン	231
ブロム中毒	196
ブロムワレリル尿素	196
糞線虫	257
ヘモクロマトーシス	141
ベンゾジアゼピン系薬	315

ベンダプニア	3
放散痛	21
歩行障害	97
保続	96

ま行

マイコプラズマの肺外症状	63
慢性活動性 EB ウイルス感染症	177
慢性好酸球性白血病	181
ミュンヒハウゼン症候群	280
ミルク・アルカリ症候群	206
免疫不全	50
毛細血管拡張	44

や行

薬剤熱	228
薬剤誘発性 SLE	215
薬物過敏	117

ら行

リウマチ性多発筋痛症	87, 209, 218
ループ利尿薬	303
レジオネラ肺炎	33
レビー小体型認知症	117, 120

欧文

ACTH 単独欠損症	146
A line	4
anti-beta 2 glycoprotein-I antibodies	124
anticardiolipin	124
ARR	136
Asian variant	168
ATLL	165
Bartonella hensele	260
bioavailability	59, 202
BL	171
B line	4
Burkitt リンパ腫	171
CEL	181
Clostridium difficile 感染症（CDI）	90
coffee been sign	69
common variable immunodeficiency（CVID）	51
crowned dens syndrome（CDS）	140
deflation cough	93
Diehr の肺炎予測ルール	54
Gull-wing 型	72
Herckerling score	53
HES	181
HMG-CoA 還元酵素阻害薬	309
Hoover 徴候	47
hypereosinophilia	180
IFN-γ	255
Janeway 病変	15
killer sore throat	21
lupus anticoagulant	124
masked hyperthyroidsm	7
Mimic Asthma	56
mixing テスト	159
MRHE	188
MR venography	124
MSM	249
Osler 結節	15
Osler-Weber-Rendu	44
Pick 病	102
PL 配合顆粒	306
PPI-responsive esophageal eosinophilia（PPI-REE）	81
proton pump inhibitor（PPI）	297
Roth 斑	15
RPR 法	267, 271
S 状結腸捻転症	69
SLC25A13 遺伝子	143
straight back 症候群	27
Tietze 症候群	212
TPHA 法	268
TSS-1	237
VDRL	271

著者略歴

根本　隆章（ねもと　たかあき）

川崎幸病院　感染制御科　部長代行
　　　　　臨床研修センター　副センター長

2004年3月	聖マリアンナ医科大学卒業
2004年5月	聖マリアンナ医科大学病院　初期研修医
2006年4月	同　総合診療内科　任期付助教
2010年4月	同　助教
2010年4-9月	沖縄県立中部病院　短期研修医
2015年4月	JCHO東京城東病院　総合内科　医局長
2016年10月	石心会川崎幸病院　感染制御科　医長
2017年3月より現職	

総合診療徹底攻略　100のtips　ⓒ

発　行	2017年5月20日　1版1刷
	2018年7月30日　1版2刷

著　者　根本　隆章

発行者　株式会社　中外医学社
　　　　代表取締役　青木　滋

〒162-0805　東京都新宿区矢来町62
　　　　　　電　話　03-3268-2701（代）
　　　　　　振替口座　00190-1-98814番

印刷・製本／三報社印刷（株）　〈MS・ST〉
ISBN 978-4-498-02076-4　　Printed in Japan

JCOPY　＜（社）出版者著作権管理機構　委託出版物＞

本書の無断複写は著作権法上での例外を除き禁じられています．
複写される場合は，そのつど事前に，（社）出版者著作権管理機構
（電話 03-3513-6969，FAX 03-3513-6979，e-mail: info@jcopy.
or.jp）の許諾を得てください．